科学出版社"十四五"普通高等教育本科规划教材

新工科·食品科学与工程类融合创新型系列教材

丛书主编　朱蓓薇　陈　卫

食品精准营养

主编　朱蓓薇

科学出版社

北 京

内 容 简 介

本书为"新工科·食品科学与工程类融合创新型系列教材"之一。在内容上体现多学科的交叉融合，在编写理念上注重科教产的深度融合。全书首先介绍了食品营养学知识，包括基本营养素的分类与功能、消化与吸收、营养健康作用等，在此基础上引出精准营养的概念与范畴，介绍了不同生命周期、疾病状态和运动人群的精准营养，并引入个性化制造、靶向递送、营养组学等新技术，从食品学科发展前沿与学科交叉融合的角度构建食品精准营养知识体系。全书章后配有思维导图，方便读者知识整合，梳理思路。同时，本书配套精美课件，可供相关授课教师参考。

本书可作为食品类、医学类等相关专业广大师生的参考教材，同时也可作为食品与营养领域科学研究人员和技术人员的参考书及公众的科普读物。

图书在版编目（CIP）数据

食品精准营养 / 朱蓓薇主编. —北京：科学出版社，2024.1
科学出版社"十四五"普通高等教育本科规划教材　新工科·食品科学与工程类融合创新型系列教材 / 朱蓓薇，陈卫主编
ISBN 978-7-03-077616-7

Ⅰ. ①食… Ⅱ. ①朱… Ⅲ. ①食品营养 - 高等学校 - 教材
Ⅳ. ① R151.3

中国国家版本馆CIP数据核字（2024）第013577号

责任编辑：席　慧　韩书云 / 责任校对：严　娜
责任印制：赵　博 / 封面设计：金舵手世纪

科学出版社 出版
北京东黄城根北街 16 号
邮政编码：100717
http://www.sciencep.com

北京富资园科技发展有限公司印刷
科学出版社发行　各地新华书店经销

*

2024年1月第 一 版　开本：787×1092　1/16
2025年1月第三次印刷　印张：18
字数：500 000
定价：79.80元
（如有印装质量问题，我社负责调换）

2023年2月教育部等五部门关于印发《普通高等教育学科专业设置调整优化改革方案》的通知中指出，主动适应产业发展趋势，主动服务制造强国战略，围绕"新的工科专业，工科专业的新要求，交叉融合再出新"，深化新工科建设，加快学科专业结构调整。推动现有工科交叉复合、工科与其他学科交叉融合、应用理科向工科延伸，形成新兴交叉学科专业，培育新的工科领域。

食品产业的发展关系国民经济产业的转型升级，深化新工科建设对食品科学与工程类专业的发展提出了新的要求。面对新工科的新背景、新理念、新内容、新要求，需要我们积极探讨食品科学与工程学科的新增长点，在教育理念、培养要求、教育途径等方面进行改革创新，优化食品类专业课程体系建设，带动食品类专业教育创新发展，培养多元化创新型人才，引领食品行业的发展方向。在这样的大背景下，"新工科·食品科学与工程类融合创新型系列教材"应运而生。本系列教材由科学出版社组织，大连工业大学、江南大学、中国农业大学、南昌大学、南京农业大学、浙江大学、东北农业大学、华南农业大学、华南理工大学等多所高校共同参与编写，旨在以物联网、人工智能、大数据等为突破口，扶强培新，进一步凝练学科领域新方向，以育人为初心，构建科教产深度融合的特色人才培养模式。

本系列教材的编写理念突出将现有的食品科学与工程、生物工程、生物技术、大数据、储运物流、市场营销等学科专业向食品营养、安全和生命科学聚集，实现由传统定性的生物营养研究向精准定量、特定人群营养膳食拓展，由传统的食品加工向食品营养与功能食品拓展，由传统的食品加工装备向人工智能制造装备技术拓展。

本系列教材的出版充分体现了工科优势高校要对工程科技创新和产业创新发挥主体作用，综合性高校要对催生新技术和孕育新产业发挥引领作用的特色，推进产教融合、科教融合和双创融合，推动学科交叉融合和跨界整合，培育新的交叉学科增长点，对深化新工科建设，培养复合型、综合型的人才，进一步推动中国食品学科的发展具有重要意义。

朱蓓薇

中国工程院院士

2023年9月

前　言

　　近些年来，随着我国社会经济发展水平的不断提升，食物供给能力显著增强，人们对于食品的需求已经从基本的"保障供给"向"营养健康"转变，食品的营养性受到了消费市场和产业界越来越多的关注。党的二十大报告指出"把保障人民健康放在优先发展的战略位置"，先后颁布实施了《"健康中国2030"规划纲要》《国民营养计划（2017—2030年）》《健康中国行动（2019—2030年）》，开启了健康中国建设新征程。

　　精准营养关注个体营养需求差异，是促进人体健康、预防疾病的有效干预手段，能够提升人们的健康水平和生命质量。随着经济发展和健康意识的提升，人们对食品的需求开始从"大众化"向"个性化"转变，食品精准营养成为食品与健康产业发展的重要方向。

　　食品精准营养是新兴起的学科领域，目前相关教材等书籍还很少，不能满足人才培养和产业发展的需求，因此我们组织编写了本书。本书首先介绍了食品营养学知识，包括基本营养素的分类与功能、消化与吸收、营养健康作用等，在此基础上引出精准营养的概念与范畴，介绍了不同生命周期、疾病状态和运动人群的精准营养，并引入个性化制造、靶向递送、营养组学等新技术，从食品学科发展前沿与学科交叉融合的角度构建食品精准营养知识体系。本书可以作为相关专业师生的参考教材，也可作为本领域内科学研究人员和技术人员的参考书及公众的科普读物。

　　全书共15章，第一章和第十五章由大连工业大学朱蓓薇编写，第二章由华中农业大学李斌编写，第三章由东北农业大学隋晓楠编写，第四章由福建农林大学张怡编写，第五章由西北农林科技大学王敏编写，第六章由普洱学院田洋编写，第七章由内蒙古农业大学张文羿编写，第八章由大连工业大学吴海涛编写，第九章由大连工业大学宋爽编写，第十章由大连医科大学附属第一医院王子楠编写，第十一章由南京农业大学赵立艳编写，第十二章由天津科技大学王书军编写，第十三章由大连工业大学谭明乾编写，第十四章由江南大学赵伟编写。

　　食品精准营养所涉及内容有较大的跨度和深度，由于编者水平所限，本书内容中难免存在疏漏和不妥之处，恳请读者批评指正。

编　者

2023年9月

目　录

教学课件索取单

凡使用本书作为教材的高校主讲教师，可获赠教学课件一份。欢迎通过以下两种方式之一与我们联系。

科学 EDU

1. 关注微信公众号"科学 EDU"索取教学课件

关注→"教学服务"→"课件申请"

2. 填写教学课件索取单，拍照发送至联系人邮箱

姓名：		职称：		职务：
学校：		院系：		
电话：		QQ：		
电子邮箱（重要）：				
所授课程1：			学生数：	
课程对象：□研究生　□本科（　　年级）□其他			授课专业：	
所授课程2：			学生数：	
课程对象：□研究生　□本科（　　年级）□其他			授课专业：	

使用教材名称/作者/出版社：

食品专业教材
最新书目

联系人：席慧　　咨询电话：010-64000815　　回执邮箱：xihui@mail.sciencep.com

第一章 绪 论

学习目标:

(1) 了解国际和国内食品营养学的发展历程;

(2) 掌握食品营养学的主要发展方向和重要进展;

(3) 理解未来的食品营养问题。

食品营养学是研究食品对机体健康影响的一门科学,是营养学的一个分支。其研究内容包括食品中营养素的消化、吸收、生理功能,人体对营养素的需求,以及提高食品营养价值的措施。随着我国社会经济的发展,食品供给能力显著增强,国民营养健康状况明显改善,但仍存在居民营养不足与过剩并存、营养相关疾病多发等问题。食品营养学的发展将面向国民健康需求,通过食品工业技术解决营养与健康问题,对提升国民健康水平、促进食品工业发展有重要意义。

第一节 食品营养学的发展历程

一、国际食品营养学的发展历程

食品营养学起源于古人对饮食文化、养生学和医学的研究。2000多年前,《黄帝内经》提出"五谷为养,五果为助,五畜为益,五菜为充"的饮食模式,这是古人根据实践经验加以总结而形成的古代朴素的营养学说。而西方医学之父希波克拉底提出了"把你的食物当药物,而不是把你的药物当食物"(Let food be thy medicine and medicine be thy food),也强调了食物营养对健康的作用。

现代营养学起源于18世纪末期,在认识到食物与人体的基本化学元素组成的基础上,逐渐形成了营养学的概念和理论,并且逐步建立了食物成分的化学分析方法和动物实验方法,明确了一些营养缺乏病的病因。1934年美国营养学会成立,营养学正式成为一门学科。从19世纪到20世纪初,研究者分离和鉴定了食物中的主要营养素,该时期是发现营养素的鼎盛时期,也是营养学发展的黄金时期。在开展宏观营养研究的同时,营养学逐渐向微观方向发展,营养素的消化、吸收、分布、代谢及生理功能活性和作用机制的研究成为营养学研究的重点。人类对营养素生理作用的认识经历了由整个机体水平向器官、组织、亚细胞结构及分子水平这样一个逐渐深入的过程。分子生物学技术和理论向各学科的逐渐渗透,特别是1985年分子营养学概念的提出,标志着营养学研究进入分子时代。分子营养学从更加微观的角度研究营养与基因之间的相互作用及其对人类健康的影响。

食品营养学是基于营养学、食品科学,乃至医学、生物化学、化学、农学等学科的发展而形成的。当前的食品营养研究主要集中在不断开发新方法、新技术,探索食物成分结构与健康的关系及其作用机制,研发保持和提升食品营养性的技术,提供有益健康的营养食品。

二、我国食品营养学的发展历程

我国古代就已开始研究食物的功效性质,神农尝百草的传说就是我国古代人民勇敢探索食物功效的真实写照。约在20世纪初我国建立了现代营养学，并于1913年首次发布了我国食物营养成分分析和一些人群营养状况调查报告，在此基础上第一次提出了营养素供给量建议。1945年中国营养学会成立，1952年出版了我国第一本《食物成分表》，1955年提出了新中国成立后第一个每日膳食中营养素供给量（recommended dietary allowance，RDA），1956年《营养学报》创刊，1959年开展了我国历史上第一次全国性营养调查，1989年提出了我国第一个膳食指南建议。近些年来，我国在食品营养学领域开展了较多工作，特别是中国居民膳食指南修订、膳食营养素参考摄入量标准的制定、中国居民营养与健康监测，这些工作为提升我国居民健康水平做出了重要贡献。

为了进一步提升国民健康水平，我国国务院办公厅印发了《国民营养计划（2017—2030年）》，提出加强营养能力建设、强化营养和食品安全监测与评估、发展食物营养健康产业、大力发展传统食养服务、加强营养健康基础数据共享利用等实施计划。党的二十大报告指出："人民健康是民族昌盛和国家强盛的重要标志。把保障人民健康放在优先发展的战略位置，完善人民健康促进政策。"这些发展规划对我国食品营养学的发展提出了新的要求，也指引了我国食品营养学未来的发展方向。

第二节　食品营养学的发展方向与重要进展

经过近现代营养学的积累，食品营养学已经逐渐发展成为一门成熟的分支学科，形成了大量的观点、学说和理论。特别是分子生物技术、仪器分析技术等现代科技的飞速发展，助推了食品营养学成果的积累。对于食品营养学的发展方向与重要进展，总结起来主要有如下几方面。

一、食品营养成分分析

食品营养价值体现在其所含营养素、健康相关成分分布及含量水平、其与体内代谢及组学变化间的关系、其对人体健康的影响及量效关系等。食品的营养成分主要包括碳水化合物、蛋白质、酶类、油脂、矿物质、维生素类及膳食纤维等，营养素成分在食物物质中的分子结构和成分含量不同，作为食物进入人体的消化吸收机制和提供的功能活性也不尽相同。对食物营养成分的分析将为制定改善食品营养价值措施提供依据，不仅是对营养学理论的支撑，也有利于食品工业发展。除营养素之外，食物中的非营养素成分（包括功效成分）也是研究食物中化学物质的关键。食品营养成分分析的工作内容包括利用化学、色谱、光谱、酶学、显微技术等开展适用于食品的成分分析方法研究，有计划、有系统地深入开展食品成分分析、食品营养素质量分析，逐步建立多组分在线分析或快检、活性成分筛选等。目前人类在食品营养成分分析方面已经取得了丰硕的成果，特别是随着分析技术和数据共享等方面的不断进步，人类对食品营养成分组成有了较为全面深入的了解。

二、食品成分健康效应及作用机制研究

针对食品成分的健康效应评价，以及食品营养成分化学结构与营养功能之间的关系（构效关系）是食品营养学的重要研究方向，其中的科学问题包括营养成分结构的阐明、营养功能及其作用机制的探究，以及结构与功能之间关系的诠释等。除了营养素维持生存和生长发

育的作用，营养素对健康，甚至保健的作用也受到了关注。例如，膳食纤维在预防肠炎、结肠癌、降血脂、调节血糖方面的作用被多项研究证实，已经作为第七大营养素被认可。对 n-3 多不饱和脂肪酸在促进大脑和神经系统发育、降低心血管疾病风险等方面的作用也被研究证实，推动了 n-3 多不饱和脂肪酸在婴儿配方奶粉等食品中的应用。目前对食品营养成分的研究已经推进到分子水平，人类对食品成分的健康效应机制的了解在不断加深。值得注意的是，近些年来，肠道菌群在维持人体健康中的作用成为研究热点，有研究表明很多营养素和活性成分通过调控肠道菌群而影响人体的生理甚至心理状态，但具体的作用机制还有待进一步探究。

三、食品营养与疾病的关系

摄入食物的营养组成对癌症、心脑血管疾病、肥胖、糖尿病等疾病的发生和发展都有重要影响，也是食品营养学的重要研究方向。已经有大量研究证明，钠摄入过多会增加高血压的发病率；脂肪摄入过多会增加心脑血管疾病风险，且与乳腺癌、前列腺癌、结肠癌的发病率呈正相关；游离糖摄入过多易导致肥胖和超重；叶酸、维生素 B_{12}、维生素 B_6 摄入不足会引起体内同型半胱氨酸堆积，增加患冠心病风险。这些研究与发现对慢性病的防控有重要意义，也引导了食品工业的发展。

同时，对患病人群营养需求的研究工作也在持续开展。对于一些进食受限、消化吸收障碍、代谢紊乱或者特定疾病状态人群，普通食品难以满足他们的营养需求，因此，各类特殊医学用途配方食品经研发诞生。特殊医学用途配方食品的应用能够改善患者营养状况，促进患者康复。近些年来，特殊医学用途配方食品受到了越来越多的关注，全球产业已经进入快速发展期。

四、食品营养与加工技术

由于食品加工业的快速发展，以及人们对食品营养属性的日益重视，一些在减少营养损失、提升营养价值方面具有优势的食品加工新技术发展迅速，如冷杀菌技术、真空冷冻干燥技术、微波技术、膜分离技术、超临界流体萃取技术、微胶囊技术等。冷杀菌技术，又称非加热杀菌技术，包括放射线辐照杀菌、超声波杀菌、放电杀菌、高压杀菌、紫外线杀菌、磁场杀菌、静电杀菌、感应电子杀菌和强光脉冲杀菌等，它们的特点是不对物料进行加热，利用其他灭菌机制杀灭微生物，从而避免了食品营养成分因热而被破坏。微波技术相较于传统的烘干或蒸煮方式加热速度更快，因此其对维生素等营养物质的损耗较小，能够较好地保存热敏维生素。微胶囊技术可以对一些食品功能因子进行包裹，防止食品内源性/外源性成分的降解、挥发、氧化、变性和变质等，提高了功能因子的稳态化。为了推动食品的营养品质提升，研究加工技术对食品营养的影响及其机制也是食品营养学的一个重要方向。

第三节 未来的食品营养问题

随着社会和经济的变化发展，人们对食品营养的需求也在不断发生着变化。未来全球营养供给的保障仍是食品营养的重要问题，而同时需要关注的是，人们对食品的营养要求越来越高、个性化越来越突出。科学技术发展是解决未来食品问题的关键，人们对食品营养的诉求将进一步推动多学科交叉融合发展，食品科技创新迭代加速。面向未来的食品营养问题，"大食物观"、"人工智能"、"生物技术"、"大数据"、"植物基食品"、"精准营养"、"免疫健康"、"肠道健康"、"nutrient"（营养素）、"gut microbiota"（肠道微生物群）、"sustainability"（可持续性）、"omics"（组学）等备受关注（图1-1）。

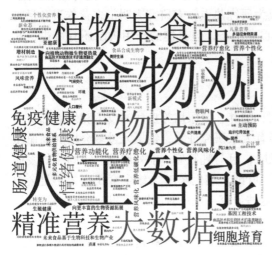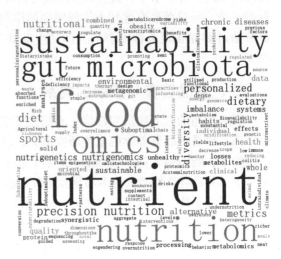

图1-1　未来食品营养的词云图

一、保障营养供给

到2050年全球人口预计将达到97亿，这是对全球营养供给的一个巨大挑战。《2022年世界粮食安全和营养状况》显示，2021年全球受饥饿影响的人数已达7.02亿～8.28亿，约有4500万五岁以下儿童出现消瘦，这是最为致命的营养不良形式，将导致儿童死亡风险提高12倍。人口增加、地缘冲突、极端气候和经济冲击是造成国际粮食安全问题和居民营养不良的主要因素。另外，由于全球碳排放压力的增加，营养素生产方式也逐渐受到重视。畜禽养殖方式获取动物蛋白资源占用较多，环境影响较大，而植物蛋白和微生物蛋白具有较好的减碳效果，具有更高的资源和环境效益。因此，基于植物工厂、藻类工厂、细胞工厂、人工合成等新型食物生产方式也将是未来重要发展方向，以实现高效生产粮食、蔬菜、肉、淀粉、油脂、蛋白质和功能性营养素等食品和组分，解决人类未来的营养供给问题。

二、健康诉求升级

随着农业技术（包括生物技术）的发展，全球食品供给显著提升，人类营养状况不断改善。但是，农业产值的增加并不能保证饮食健康。高糖、高盐、高热量、低营养的过度加工食品在全球范围内的消费以年均20%～90%的速度增加，而这些过度加工食品的摄入与成人的超重/肥胖、癌症、代谢综合征、心血管疾病、抑郁症等多种慢性非传染性疾病的风险增加相关。《柳叶刀》报道，2017年饮食因素造成了全球1100万成人死亡，占全球总死亡人口的22%。随着健康意识的逐步觉醒，尤其是经历新冠肺炎疫情后，人们对健康的诉求不断升级，健康观念开始由"被动治疗"转变为"主动预防"，对食品营养与功能性愈加重视。

三、个性化需求凸显

随着经济与社会的发展，人们更加重视自我需求的实现，追求消费体验感，提升自身生活质量，随之而来的是，人们的营养消费理念也逐渐从"大众化"向"个性化"转变，个性化食品是未来食品发展的大趋势，个性化营养将成为大健康产业的重要新兴领域。个性化营养对孕妇、围手术期患者、运动员、学龄儿童等群体的试验应用都呈现出了显著积极的效果，向更多人群推广将有助于人们的健康水平提升。基于食物营养、人体健康、食品制造大数据、靶向生产的精准营养食品更能满足消费者对营养与健康的个性化需求。随着食品相关技术不断发展，大数据、云计算、物联网、基因工程技术、人工智能、生物技术等深度交叉融合，将为个性化营养的开展提供条件，催生一批新产业、新模式、新业态。我国科技部"面向2035愿景规划"食品战略总体组提出的中国食品科技的发展愿景中，已将"精准营养"列为催生的四大新业态之一。

思 考 题

1. 食品营养学的发展方向主要有哪几个？
2. 你认为未来人们在食品营养方面会有哪些需求？

参 考 文 献

陈坚. 2022. 未来食品：任务与挑战. 中国食物与营养，28（7）：5-6.

冯悦红，杨月欣. 2002. 食物成分研究的发展与未来方向. 卫生研究，31（4）：121-123.

黄珍茹，娜迪拉·巴吾尔江，高润颖，等. 2017. 个性化营养干预对改善学龄儿童消瘦肥胖的效果评估. 中国学校卫生，38（11）：1618-1620，1625.

姜莹，丁辉. 2016. 个性化营养指导对孕期健康及妊娠结局的影响效果评价. 中国妇幼健康研究，5：600-602.

廖小军，赵婧，饶雷，等. 2022. 未来食品：热点领域分析与展望. 食品科学技术学报，40（2）：1-14，44.

宁俊，张茜，王新明，等. 2018. 国内外特殊医学用途配方食品发展概况. 生物产业技术，6：68-74.

孙长颢. 2008. 现代营养学的发展历程、现状及展望. 中华预防医学杂志，42（z1）：26-28.

夏婷婷. 2019. 探究个性化营养方案联合快速康复外科在结直肠癌围术期中的应用. 特别健康，16：42.

周俭. 2008. 中国传统营养学的起源和发展. 营养学报，4：341-344.

周文婷. 2022. 运动营养组学：探索优秀运动员个性化营养方案的必由之路. 中国体育科技，58（7）：27-34.

Afshin A, Sur P J, Fay K A, et al. 2019. Health effects of dietary risks in 195 countries, 1990-2017: a systematic analysis for the Global Burden of Disease Study 2017. The Lancet, 393 (10184): 1958-1972.

FAO, IFAD, UNICEF, et al. 2022. The state of food security and nutrition in the world. https://www.fao.org/publications/sofi[2023-08-20].

Kennedy E, Raiten D, Finley J A. 2020. View to the future: Opportunities and challenges for food and nutrition sustainability. Curr Dev Nutr, 4 (4): 1-3.

Mullen A. 2020. Ultra-processed food and chronic disease. Nat Food, 1: 771.

本章思维导图

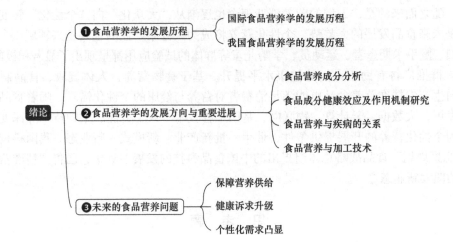

绪论
- ❶食品营养学的发展历程
  - 国际食品营养学的发展历程
  - 我国食品营养学的发展历程
- ❷食品营养学的发展方向与重要进展
  - 食品营养成分分析
  - 食品成分健康效应及作用机制研究
  - 食品营养与疾病的关系
  - 食品营养与加工技术
- ❸未来的食品营养问题
  - 保障营养供给
  - 健康诉求升级
  - 个性化需求凸显

第二章 碳水化合物

学习目标：
（1）熟悉碳水化合物的分类规则；
（2）识记食品中常见的单糖、低聚糖和多糖的结构及功能；
（3）理解并解释碳水化合物在人体内的代谢和吸收路径；
（4）了解碳水化合物在营养健康中发挥的作用。

碳水化合物广泛存在于食品中，这些复杂的碳水化合物占据人们日常饮食摄入的主要部分，参与人体各个代谢过程，其摄入情况与人体健康具有很大的相关性。在过去的几十年里，营养指南试图使用"健康食物"和"不健康食物"的推荐来解决流行病问题，然而个体体质及饮食和生活方式具有巨大差异，适合所有人的饮食方案是无效的。因此，精准营养开始取代传统"一刀切"的方法，在个体层面提供公共卫生干预，在临床饮食实践中，营养基因组数据可以纳入临床评估过程和饮食干预的评估，以分别制订饮食治疗方案。

碳水化合物的摄入不足将引发人体发育滞缓、供能不足，但摄入过多或不当又会引发肥胖及血糖升高过快，因此碳水化合物摄入的精准营养推广迫在眉睫。

本章从碳水化合物的分类与功能、消化与吸收及碳水化合物的营养健康功效几个层面介绍，希望有助于碳水化合物在摄入种类、数量、方式方法等层面的精准营养设计。

第一节 碳水化合物的分类与功能

碳水化合物也称为糖类，是由碳、氢、氧三种元素组成的一类有机物。碳水化合物是机体维持生命活动所需能量的主要来源，其提供的能量占食物总能量的45%～80%。此外，碳水化合物也是合成其他化合物的基本原料，如糖蛋白、核糖等。

一、自然界中碳水化合物的存在形式

根据不同的分类原则，可将碳水化合物分为诸多种类。例如，按糖类存在形式分类，可分为游离糖与结合糖；按聚合度分类，可分为单糖、寡糖和聚糖；按消化特性分类，可分为可消化糖与难消化糖。单糖、双糖、部分多糖可被人体消化，而纤维素、抗性淀粉等不能被人体消化。在饮食中，可消化和不可消化的碳水化合物在机体中均起着极其重要的作用。具体的分类及典型糖结构如下所述。

（一）游离糖

游离型碳水化合物常根据聚合度（degree of polymerization，DP）进行分类，可分为单糖、寡（低聚）糖和聚（多）糖三类，见表2-1。

表2-1 膳食中主要的游离型碳水化合物

分类	亚组	组成
单糖	单糖	葡萄糖、果糖、半乳糖、阿拉伯糖
	糖醇	山梨醇、甘露糖醇、木糖醇、麦芽糖醇
	双糖	蔗糖、麦芽糖、乳糖、海藻糖
寡糖（2~10）	低聚寡糖	麦芽糊精、大豆低聚糖
聚糖（>10）	淀粉	直链淀粉、支链淀粉、变性淀粉
	非淀粉多糖	纤维素、半纤维素、果胶、亲水物质

1. 单糖 单糖（monosaccharide）是最简单的、不能进一步被水解的糖单位。自然界中存在的单糖有200多种，但生物体内常见的单糖仅20种左右，主要有葡萄糖、半乳糖和果糖。有些单独参加糖代谢，有些则构成糖复合物的骨架链。

1）分子结构特点 结构中含有5个碳原子的单糖称为戊糖，含有6个碳原子的单糖称为己糖。单糖可以形成缩醛和缩酮，糖分子的羰基可以与糖分子本身的一个醇基反应，形成半缩醛或半缩酮，分子内的半缩醛或半缩酮形成五元呋喃糖环或更稳定的六元吡喃糖环。食物中最重要的单糖是己糖，包括葡萄糖（glucose）、果糖（fructose）和半乳糖（galactose）。它们的化学式相同，均为$C_6H_{12}O_6$，具体见图2-1。

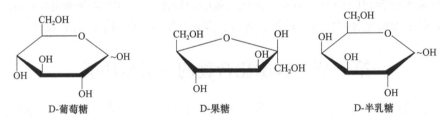

D-葡萄糖　　　　　　D-果糖　　　　　　D-半乳糖

图2-1 D-葡萄糖、D-果糖和D-半乳糖的结构式（~OH表示半缩醛羟基）

尽管己糖可能具有相同的化学式，但官能团位置的细微差异会引起功能性质的显著差异，如甜度和溶解度等。葡萄糖以六元环结构存在，主要由淀粉水解而来，是构成多种寡糖和聚糖的基本单位。果糖以五元环结构存在，其甜度高于葡萄糖，更易溶解，主要存在于水果、蔬菜、蜂蜜（约50%果糖和50%葡萄糖）和高果糖玉米糖浆中。吸收时部分果糖被肠黏膜细胞转变成葡萄糖和乳酸。肝是实际利用果糖的唯一器官，可将果糖迅速转化，故而在整个血液循环系统中果糖含量很低。半乳糖是乳糖的重要组成部分，很少以单糖的形式存在于食品中，大多以结合形式存在，被人体吸收后转变为葡萄糖进而被机体利用。

2）异头结构 葡萄糖分子的C5羟基和C1羟基反应形成环状结构，C5旋转180°使氧原子位于环的主平面，而C6处于平面的上方。当葡萄糖分子的C1成为半缩醛结构时，它连接4个不同的基团，即C1是手性碳原子，形成立体构型不同的α和β两种异头物，见图2-2。

3）镜像构象 天然葡萄糖属于D异构系列，它还有一个镜像分子L异构系列。α-D-型中异头碳原子C1连接的氧原子与葡萄糖手性碳原子C5的氧原子在分子的同侧，而β-D-型中C1连接的氧原子与C5的氧原子处在分子的异侧。如果用哈沃斯（Haworth）环结构表示，α-

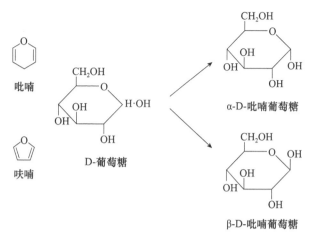

图2-2　D-葡萄糖的异头结构

吡喃葡萄糖异头碳原子的氧和C6在异侧，而β-吡喃葡萄糖的异头碳原子的氧和哈沃斯环的羟甲基C6在同侧。

4）糖苷键　　单糖与单糖、单糖与其他化合物可通过形成糖苷键共价结合起来，糖苷键的连接方式见图2-3。醛糖或酮糖均可形成糖苷。例如，D-甘露糖可形成缩醛，D-果糖（酮糖）可形成缩酮。按照半缩醛羟基是α-或β-，糖苷键可分为α-糖苷键或β-糖苷键。氧糖苷连接的O-糖苷在中性和碱性pH环境中是稳定的，而在酸性条件下易水解。除O-糖苷外，还有S-糖苷、N-糖苷和氰糖苷等糖苷类型。N-糖苷不如O-糖苷的稳定性好，它在水中容易溶解。但有些N-糖苷是相当稳定的，特别是N-葡基酰胺、一些N-葡基嘌呤和N-葡基嘧啶，如肌苷及鸟苷的5′-单磷酸盐，它们都是风味增效剂。S-糖苷的糖基和配基之间存在一个硫原子，这类化合物是芥子和辣根中天然存在的成分，称为硫葡糖苷。近来发现S-糖苷及其分解产物是食品中的天然毒素。

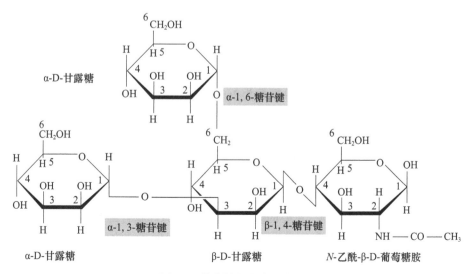

图2-3　糖苷键的几种连接方式

2. 寡糖

1）分子结构特点　　寡糖是含有2～10个单糖单元的复杂碳水化合物，又称为低聚糖。寡糖存在于多种天然食物中，以植物类食品较多，如果蔬、谷物、豆科等。自然界中最常见的寡糖是二糖，如蔗糖、乳糖、麦芽糖、海藻糖等。蔗糖与麦芽糖的结构式见图2-4。另外，还有其他的三糖、四糖、五糖等简单寡糖。被糖苷键连接的两个碳原子常用括号内经箭头连接的两个序号来表示，如（1→4）表示第一个单糖单位的C1与第二个单糖单位的C4相连接。如果有第三个单糖单位，可用同一惯例描述第二个糖苷键，依次类推。

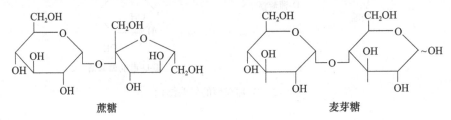

图2-4　蔗糖与麦芽糖的结构式

2）常见寡糖　　许多低聚糖具有显著的生理功能，目前应用较为广泛的功能性低聚糖主要有低聚木糖、低聚果糖、低聚半乳糖、低聚异麦芽糖和大豆低聚糖等。

（1）低聚木糖（xylooligosaccharide，XOS）是指由2～7个木糖分子以α-1,4-糖苷键结合而成的理化性质稳定且耐酸耐热的低聚糖。

（2）低聚果糖（fructo-oligosaccharide，FOS）又称果糖低聚糖或寡果糖，是在蔗糖分子的果糖残基上通过β-2,1-糖苷键结合1～3个果糖的寡糖，甜度为蔗糖的30%～60%，其黏度、保湿性及在中性条件下的热稳定性接近于蔗糖。低聚果糖在低pH条件下稳定，但由于吸收较差，食用后可能发生胃肠胀气。低聚果糖除具有一般功能性低聚糖的物理化学性质外，最重要的生理特性是能明显改善肠道内微生物种群比例，是肠道内双歧杆菌的活化增殖因子，能够增强人体免疫力，在国内外的食品、保健品中应用广泛。

（3）低聚半乳糖（galato-oligosaccharide，GOS）是在乳糖酶的水解过程中合成的，其以乳糖为原料，经β-半乳糖苷酶水解制得，属于葡萄糖和半乳糖组成的杂低聚糖。其对酸和热有较好的稳定性，有较强的双歧杆菌增殖活性。

（4）低聚异麦芽糖（isomalto-oligosaccharide，IMO）又称分支低聚糖，是指葡萄糖之间至少有1个α-1,6-糖苷键结合且单糖数为2～5的低聚糖，如异麦芽三糖、四糖、五糖等。随着聚合度的降低，其甜味降低甚至消失。

（5）大豆低聚糖（soybean oligosaccharide，SBOS）是大豆中可溶性糖的总称。两种具有重要营养价值的大豆低聚糖是棉籽糖和水苏糖。大豆低聚糖未经消化就进入大肠，能够被细菌代谢，产生气体和其他副产物，可能导致胃肠胀气。

3. 聚（多）糖　　聚糖是复杂的碳水化合物，是由10个以上的单糖分子通过糖苷键彼此连接而成的高分子聚合物。重要的多糖有淀粉、糖原和膳食纤维等。

1）淀粉　　淀粉是由葡萄糖分子聚合而成的，根据其结构可分为直链淀粉和支链淀粉两类。直链淀粉为无分支的螺旋结构，是D-葡萄糖残基以α-1,4-糖苷键连接而成的线性分子，具有水溶性及溶胀性差的特性。支链淀粉中葡萄糖分子除以α-1,4-糖苷键相连外，还可以

α-1,6-糖苷键连接，其分子中含有多个非还原性末端，而仅有一个还原性末端，故不显现还原性。支链淀粉遇碘呈紫红色，在冷水中不溶，与热水作用溶胀成糊状，糊化后的淀粉消化吸收率显著提高。

2）糖原　糖原的结构类似于支链淀粉，分支有8～12个葡萄糖单位，也称动物淀粉，是动物体内储存葡萄糖的一种形式，主要在肝和肌肉中合成并贮存。肝中贮存的糖原称为肝糖原，可维持正常的血糖浓度；肌肉中的糖原称为肌糖原，可提供机体运动所需的能量，尤其是提供高强度和持久运动时所需的能量。糖原较多的分支可提供较多的酶作用位点，以便能快速地分解和提供葡萄糖，其所具有的生理功能对机体极为重要。

3）膳食纤维　膳食纤维存在于植物的各种组织中，包括纤维素、半纤维素、木质素和果胶等成分。膳食纤维由于其特殊的生理作用，又称作"第七大营养素"。

（1）纤维素。纤维素是植物细胞壁的主要结构成分，是由数千个葡萄糖单位以β-1,4-糖苷键连接而成的。因人体内的消化酶只能水解α-1,4-糖苷键而不能水解β-1,4-糖苷键，故纤维素不能被人体消化酶分解，其到达大肠后可被细菌分解，代谢为低分子量脂肪酸、乳酸和气体等。纤维素具有亲水但不溶于水的特性，在肠道内能吸收水分，进而增加食物体积。半纤维素的分子量比纤维素小，同样不能被人体消化酶分解，但在到达结肠后要比纤维素更易被细菌发酵分解。水溶性半纤维素具有黏稠性，可以降低血清中胆固醇的水平。

（2）果胶。果胶广泛存在于植物体内，是由α-(1→4)-D-吡喃半乳糖醛酸单位组成的线性聚合物，主链上还存在α-L-鼠李糖残基，其伸长侧链还包括少量半乳聚糖和阿拉伯聚糖。各种果胶的主要差别在于其甲氧基含量或酯化度不同，原果胶是未成熟的果实、蔬菜中高度甲酯化且不溶于水的果胶，使果实和蔬菜具有较硬的质地；果胶酯酸是甲酯化程度不太高的果胶，原果胶在原果胶酶和果胶甲酯酶的作用下转变成果胶酯酸，果胶酯酸在果胶甲酯酶的持续作用下，甲酯基可全部脱去进一步形成果胶酸。

（3）树胶和黏胶。树胶和黏胶存在于海藻、植物渗出液和种子中，其主要成分是由葡糖醛酸、半乳糖、阿拉伯糖和甘露糖组成的一类多糖。树胶和黏胶在水中较为黏稠，呈凝胶状，该特性使它们常用于增稠果酱、果冻、酸奶等食品。

（4）抗性淀粉。抗性淀粉（resistant starch，RS）是指在人类小肠内不能吸收、在大肠内被发酵的淀粉及其分解产物。RS可以分为以下4类：①RS1（物理包埋淀粉），这类淀粉的颗粒被食物的一些成分包裹着，影响消化酶直接接触，消化较慢，如全谷粒、种子和豆粒中的淀粉。②RS2（抗性淀粉颗粒），如马铃薯和青香蕉中所含的淀粉颗粒，由于淀粉颗粒结构排列规律，晶体结构表面致密，只有糊化后才可被α-淀粉酶消化。③RS3（回生淀粉），是直链淀粉和支链淀粉在经过烹煮和糊化处理时变性而成的，也不能被α-淀粉酶消化。④RS4（化学改性淀粉），是通过化学改性（酯化、醚化、交联作用）或基因改良而引起淀粉分子结构发生变化而不利于淀粉酶作用的淀粉，如交联淀粉。目前研究数据显示，抗性淀粉具有许多对健康有利的生理功能，如降血糖、预防结肠癌、抑制脂肪堆积和促进益生菌生长等。

（二）结合糖

结合糖是指糖类与蛋白质（多肽）或脂类共价结合的复合物，如糖蛋白（glycoprotein）、蛋白聚糖（proteoglycan）和糖脂（glycolipid）。

1. 糖蛋白 糖蛋白由糖与蛋白质通过共价键连接形成。糖蛋白分子中糖含量差异很大（1%~85%）。糖蛋白分布广泛，许多膜蛋白、分泌蛋白及细胞外基质（extracellular matrix）中的一些结构蛋白都是糖蛋白。血浆中的蛋白质大部分是糖蛋白，但白蛋白除外。糖蛋白以多种方式，如酶、载体、激素、抗体、受体和血型抗原等发挥其生物学功能。根据糖与蛋白质连接的结构性质，糖蛋白可分为 N-连接糖蛋白、O-连接糖蛋白、糖基化磷脂酰肌醇锚定蛋白三类。

2. 蛋白聚糖 蛋白聚糖是一类由一条或多条糖胺聚糖和一个核心蛋白共价连接而成的糖复合物，是细胞膜、基底膜，特别是细胞外基质的重要组分，与组织细胞的结构和功能息息相关。其含糖量可高达95%以上，因而化学性质更类似于多糖而不是蛋白质，实际为含蛋白质的多糖。

3. 糖脂 根据国际纯粹与应用化学联合会（IUPAC）和国际生物化学联合会（IUB）命名，糖脂是指糖类通过其还原末端以糖苷键与脂类连接的化合物，包括鞘糖脂（glycosphingolipid）、甘油糖脂（glycoglycerolipid），磷酸多萜醇衍生物糖脂（dolichol phosphate derivative glycolipid），类固醇衍生物糖脂（steroid derivative glycolipid）。

二、碳水化合物的功能

（一）供能

葡萄糖的主要功能是作为人体细胞的能量来源，每克葡萄糖可产生16.7kJ热能（相当于4kcal能量）。成人每天需要约130g的可消化碳水化合物，才能为大脑和中枢神经系统提供足够的葡萄糖，而不必依靠酮体替代葡萄糖来供能。脑部组织只能利用葡萄糖作为能源物质，所以当血糖过低时，脑组织将得不到足够的能量，其功能就会被抑制或出现障碍。只有当碳水化合物的摄入满足能量需求，构成膳食蛋白质的氨基酸才被用来构建身体组织和执行其他重要生理功能。如果没有足够的碳水化合物来供能，身体就会被迫通过糖异生作用分解肌肉组织和其他器官中的氨基酸来产生葡萄糖。因此，充足的膳食碳水化合物可节省或减轻机体中蛋白质及其他成分的消耗。此外，摄入充足的糖可以增加肝糖原储备，增强肝细胞的再生，促进肝的代谢和解毒作用，因此适量摄取糖有保肝作用。

脂肪在氧化过程中必须消耗碳水化合物（50~100g/d）才能彻底生成二氧化碳和水。当碳水化合物摄入量低于这个水平时，胰岛素的释放减少，导致脂肪组织释放大量脂肪酸为身体细胞提供能量。这些脂肪酸通过血液进入肝，随后在肝中被不完全分解，形成酮体或酮酸等酸性化合物。如果这些酸性化合物达到一定浓度，便会出现酮症或酮症酸中毒。而足量的碳水化合物可防止脂肪代谢不完全而产生酮体，进一步避免酸中毒，这种作用就称为碳水化合物的抗生酮作用。

（二）构成机体、直接参与代谢

碳水化合物是构成机体的重要物质，可参与细胞的多种生命活动。糖可与脂类结合形成糖脂，是构成神经组织和细胞膜的重要成分；糖与蛋白质结合形成糖蛋白，是某些抗体、酶和激素的组成部分；黏多糖可与蛋白质结合成黏蛋白，是构成结缔组织的基质；核糖与脱氧核糖参与核酸的组成，是遗传物质的重要组分。

1. 糖蛋白 糖蛋白在维持糖蛋白分子构象、影响新生肽链正确折叠和亚基聚合、免疫屏障、酶催化和细胞黏附等方面具有重要作用。例如，内质网上的钙连蛋白为凝集素样蛋白，可以识别单葡萄糖十二糖基糖链，并与之结合，引导肽链正确折叠。运铁蛋白（transferrin）受体蛋白肽链的Asn-251、317和727分别为3条 N-糖链，但是其功能各不相同。Asn-251为三天线复杂型，它的缺失使运铁蛋白受体不能形成二聚体，影响受体的投递和功能。Asn-727是高甘露糖型，带磷酸基，在肽链折叠和运送中起重要作用。免疫球蛋白IgG的 N-糖链末端缺乏半乳糖时，与类风湿性关节炎等自身免疫病有关。脂蛋白脂酶 N-寡糖链的五糖核心是其催化活性所必需的，糖链可改变酶分子的疏水性、电荷性质、溶解度和黏性等，进而影响酶蛋白分子的构象及其稳定性。此外，某些蛋白质或激素的生物学活性也与其糖链结构关系密切。

2. 糖脂 糖脂是构成细胞质膜的一种主要成分，除提供膜结构的稳定性和强度外，它的生物学功能还包括细胞表面标记和抗原及免疫学功能，参与细胞-细胞之间相互作用和识别，参与细胞生长调节、癌变和信息传递等。例如，鞘糖脂分子容易相互聚集，因所含的脂肪酸链较长且饱和度高而相对伸展，并使局部细胞膜增厚，形成膜上微结构域（microdomain），称为脂筏。脂筏直径约70nm，富含胆固醇。脂筏的形成有利于功能相关的蛋白质之间结合及功能的发挥。此外，一些肿瘤特异性抗体是针对糖脂糖链决定簇（glycolipid sugar chain determinant）的，因此，以糖脂为抗原制备的抗体可用于肿瘤的诊断和治疗。

（三）其他健康功效

1. 促进肠道健康 膳食纤维吸水膨胀，其容积作用可刺激肠道蠕动。影响大肠功能的作用包括：缩短消化残渣在大肠的通过时间，增加粪便体积及排便次数，稀释大肠内容物，为大肠内正常存在的菌群提供可发酵的底物，这些作用有助于预防结肠癌。膳食纤维在肠道中结合的胆盐和脂肪在结肠发酵时释放出来，也可刺激乙状结肠和直肠的蠕动，加速排便，起到预防便秘的作用。此外，膳食纤维的细菌发酵可以促进有益菌的生长，诱发好氧菌繁殖，从而抑制肠道有害菌的生长，改善肠道菌群，发挥免疫作用。

2. 加强血糖控制 推荐摄入量的可溶性膳食纤维会减缓小肠对葡萄糖的吸收，减少胰腺释放胰岛素，这有助于更好地调节血糖，益于糖尿病的治疗。有研究表明，高纤维饮食和更多全谷物摄入比低纤维饮食或低全谷物摄入而言，会相对降低成人患糖尿病概率。另外，可溶性膳食纤维可减少对糖的吸收，使血糖不会因进食而升高过快，减少体内胰岛素的释放。同时，膳食纤维可以结合胆固醇，从而抑制机体对胆固醇的吸收。果胶、瓜尔豆胶、魔芋葡甘聚糖，以及富含可溶性纤维的食物，如燕麦麸、大麦、荚豆类和蔬菜等，均可使人体的血浆胆固醇降低5%～10%，尤其是血浆中低密度脂蛋白胆固醇含量。

3. 降低肥胖风险 高膳食纤维的饮食有助于控制体重，减少体内脂肪积累，降低肥胖的风险。高纤维食物体积庞大的特性使我们既能填饱肚子，同时又可产生较少能量。同时，高纤维性食物也会吸收水分，并在胃肠道中扩张，增强饱腹感。

4. 降低胆固醇吸收 摄入足量的可溶性膳食纤维可以抑制胆固醇的吸收和胆汁酸的小肠重吸收，从而降低心血管疾病和胆结石的风险。大肠中细菌降解可溶性纤维所产生的短链脂肪酸会降低肝中胆固醇的合成。总的来说，摄食富含膳食纤维的饮食（包括水果、蔬菜、豆类、全谷物等）可作为一种降低心血管疾病风险的策略。最近的研究表明，增加全麦摄入量与降低死于心血管疾病的风险有关。

第二节　碳水化合物的消化与吸收

《柳叶刀》公共卫生杂志上发表的一项新研究表明，有节制地摄入碳水化合物似乎是健康和长寿的最佳选择。此前的随机试验也已经证明，低碳水化合物饮食有利于短期体重减轻并降低心血管疾病患病风险。然而，碳水化合物限制对死亡率的长期影响存在争议。膳食纤维摄入的不足是共性问题。美国、英国和亚洲学者推荐的成人总膳食纤维摄入量为20～35g/d。此推荐摄入量的下限是保持纤维对肠功能起到作用的量，而上限为不致因纤维摄入过多而引起有害作用的量。膳食纤维主要来源于谷物、薯类、豆类及蔬菜、水果等植物性食品。植物的成熟度越高，其纤维含量也越多。值得注意的是，随着人们生活水平的提高，作为主食的谷类物质加工越来越精细，使得其膳食纤维含量显著降低。为此，西方国家提倡吃黑面包（全麦面包），并多吃谷类食物和富含膳食纤维的蔬菜与水果等，以此来预防某些慢性非传染性疾病的发生。

一、碳水化合物的消化

碳水化合物消化的目的是将大分子的糖分解成足够小的糖单元，使其能够被吸收。烹饪可以软化蔬菜、水果和谷物的坚硬纤维组织，因此可以看作是碳水化合物消化的开始。加热淀粉时，淀粉颗粒吸水后膨胀，使其更易消化。烹饪通常会使这些食物在消化过程中更易咀嚼、吞咽和分解。碳水化合物的体内消化吸收有两种主要形式：小肠消化和结肠发酵。消化吸收主要在小肠完成。单糖直接在小肠中被吸收，双糖经酶水解后被吸收，一部分寡糖和多糖需水解成葡萄糖后再被吸收。在小肠中不能被消化的部分，到达结肠后经细菌发酵后再吸收。

碳水化合物的消化主要指多糖和双糖在消化道内被水解形成单糖，通过肠黏膜进入体内的过程。消化首先从口腔开始。食物进入口腔后，咀嚼可以促进唾液分泌，唾液中的唾液淀粉酶在咀嚼食物时会与淀粉混合，并将淀粉分解成较小的多糖（称为糊精）和二糖。食物在口腔中停留的时间较短，故而消化的这一阶段只是整个消化过程的一小部分。当食物到达胃后，唾液中的酶会因胃中的酸性环境而失活。此时碳水化合物的消化停止，直至进入小肠。在小肠中，口腔中部分消化的多糖被胰淀粉酶、α-糊精酶等通过分工协作进一步消化。食物中的单糖（通常为葡萄糖或果糖）不需要在小肠中进一步消化。碳水化合物消化过程涉及的酶、底物和产物见表2-2。

不可消化的碳水化合物（全谷物和一些水果中的膳食纤维和抗性淀粉等）不能被小肠的消化酶分解，它们会进入大肠，被细菌发酵成酸和气体，或从粪便中排出。肠道疾病会干扰碳水化合物（如乳糖）的消化，并阻止其分解和吸收。当未吸收的碳水化合物到达大肠时，大肠细菌分解这部分碳水化合物而产生副产物酸和气体，会引起腹部不适。从肠道疾病（如腹泻）中恢复的人群，可能会由于暂时性的乳糖消化不良和吸收不良而需要避免食用乳糖或含有乳糖的食物，从而使小肠恢复，以产生足够的乳糖酶消化乳糖。

表2-2　碳水化合物消化过程涉及的酶、底物和产物

消化器官	分泌腺	消化酶或物质	作用底物	消化产物
口	唾液腺	唾液淀粉酶	淀粉、糊精、糖原	低聚糖、糊精和少量麦芽糖
胃	胃腺	盐酸	蔗糖、淀粉	葡萄糖和果糖、少量低聚糖
肠道	胰腺	胰淀粉酶	淀粉、低聚糖、糊精	麦芽糖、葡萄糖
		蔗糖酶	蔗糖	葡萄糖、果糖
	小肠绒毛黏膜细胞	麦芽糖酶	麦芽糖	葡萄糖
		乳糖酶	乳糖	葡萄糖、半乳糖

二、碳水化合物的吸收

经消化的碳水化合物以单糖的形式在小肠上部被吸收，主要通过主动运输进入小肠细胞，进而进入血液运送至肝进行相应的代谢，或运送至其他器官直接被利用。不同单糖吸收的方式有所不同，人体可以直接吸收葡萄糖。如图2-5所示，在肠腔内葡萄糖浓度相对较低（小于30mmol/L）时，葡萄糖（及半乳糖）通过转运体SGLT1介导的主动运输穿过肠细胞的顶膜，而其进入血流的出口则由位于基底外侧膜的转运体GLUT2介导的易化扩散完成。在葡萄糖浓度大于30mmol/L时，葡萄糖的主动运输趋于饱和，其他机制可能与小肠对葡萄糖的吸收有关。据推测，其中一种机制可能涉及利用吸收的水流通过紧密连接的细胞旁转运途径（"溶剂拖曳"机制）。另一种假设认为在高碳水化合物负荷下，GLUT2转运体可以快速融入肠细胞的刷状缘膜，并参与促进葡萄糖跨膜扩散。

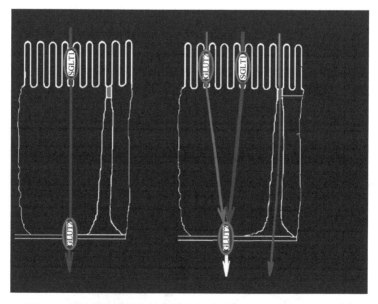

图2-5　小肠葡萄糖吸收的分子途径（引自Gromova et al.，2021）

果糖在小肠中通过被动扩散吸收，吸收后转运至肝转变成葡萄糖供人体利用，也有一部分转变为糖原、乳酸和脂肪。半乳糖吸收后进入肝，在肝转变为葡萄糖，或进一步代谢合成

糖原。尽管肝储存糖原的能力有限，但其仍为维持血糖水平和细胞功能提供了重要的能量储备。当大量消化碳水化合物时，通常会超过肝的糖原储存能力，此时肝将多余的葡萄糖转化为脂肪，存储在脂肪组织中。

三、血糖浓度的恒定控制、血糖生成指数与血糖负荷

（一）血糖浓度的恒定控制

将血糖水平维持在正常范围内不仅可为机体正常功能提供足够的葡萄糖，同时可以预防与血糖水平异常相关的疾病。血糖调节异常可导致高血糖或低血糖，高血糖相较低血糖的患病率高，其中最常见的是糖尿病和糖代谢综合征。

在禁食条件下（至少进食后数小时），血糖通常在3.8～5.5mmol/L变化。如果空腹血糖水平等于或高于7.0mmol/L，常被诊断为糖尿病。糖尿病的症状包括饥饿、口渴、尿频和体重减轻。当血糖低于2.7mmol/L时，称为低血糖。低血糖患者由于可利用的能量下降，可能会出现饥饿、颤抖、易怒、虚弱和头痛等症状。肝在控制血糖水平方面发挥重要作用。肝作为筛选小肠吸收糖的第一个器官，能够帮助确定餐后进入血液的葡萄糖的量及储存为糖原的量。同时胰腺在控制血糖方面也极为重要。当开始进食时，胰腺会释放少量的胰岛素，随着碳水化合物的消化和吸收，血糖水平上升，这时胰腺释放大量的胰岛素。胰岛素促进肌肉和脂肪细胞对葡萄糖的吸收。此外，胰岛素不仅可以促进葡萄糖的利用，还可以将多余的葡萄糖储存为糖原。通过这些途径，机体在摄食后几小时内的血糖将会维持在正常范围。当血糖下降时，机体分泌的胰高血糖素（glucagon）能抵消胰岛素的作用。它能促进肝糖原分解和糖异生作用，使葡萄糖释放到血液中，维持血糖水平正常化（图2-6）。此外，来自肾上腺的肾上腺素（epinephrine）和去甲肾上腺素（norepinephrine）也会触发肝糖原的分解，导致葡萄糖被释放至血液。同时皮质醇（cortisol）和生长激素（growth hormone）也可以通过减少肌肉对葡萄糖的消耗来帮助调节血糖。本质上，胰岛素对血糖的调节作用是与胰高血糖素、肾上腺素、去甲肾上腺素、皮质醇和生长激素平衡的结果。如果激素平衡不能维持，如胰岛素或胰高血糖素生产过剩或不足，血糖浓度就会发生显著变化。正是由于这种制衡关系，血糖才能维持在一定的范围内。

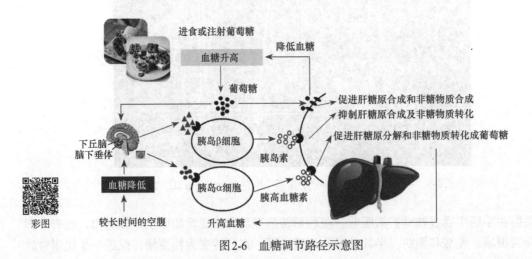

图2-6　血糖调节路径示意图

对于糖尿病患者来说，如果注射太多胰岛素或是运动时没有摄入额外的碳水化合物，就可能出现低血糖症状。在非糖尿病患者中，存在两种类型的低血糖，分别是反应性低血糖和空腹低血糖。反应性（餐后）低血糖是由进食后胰岛素反应过度引起的。饭后2～5h，尤其是吃高糖食物后，可能出现易怒、出汗、焦虑、虚弱、头痛和精神错乱等症状。空腹低血糖是空腹8h或以上后出现低血糖的情况。空腹低血糖通常是由于机体潜在的某些基础性疾病（如癌症、肝病或肾病）引起的，而不是由简单的禁食引起。

诊断患有低血糖需要同时满足血糖浓度2.7mmol/L以下及出现典型的低血糖症状。虽然健康的机体长时间不进食也会出现一些低血糖症状，但这通常不属于真正的低血糖疾病。此类人群也可参考医生给低血糖患者的营养建议。一般而言，日常饮食应包括均衡的蛋白质、脂肪、碳水化合物，加上充足的膳食纤维，并在一天中均衡碳水化合物的摄入量。此外，限制咖啡因和乙醇的摄入也有助于预防低血糖。

（二）血糖生成指数

根据世界卫生组织（WHO）或联合国粮食及农业组织（FAO）的定义，血糖生成指数（glycemic index，GI）是指人体进食含50g碳水化合物的待测食物后血糖应答曲线下的面积与食用含等量碳水化合物标准参考物（通常是葡萄糖或面包）后血糖应答曲线下的面积之比。血糖生成指数受食物的淀粉结构（直链淀粉或支链淀粉）、纤维含量、食品加工方式、物理结构（小表面积或大表面积）、温度及一餐中蛋白质和脂肪量的影响。血糖生成指数的高低与各种食物的消化吸收和代谢情况相关。通常而言，血糖生成指数较高的食物有土豆、面包、米饭、蜂蜜等。

按照食物对血糖的影响和食物血糖生成指数，将富含碳水化合物的食物分为三个等级：低GI食物，GI<55%；中GI食物，55%≤GI≤70%；高GI食物，GI>70%。三种等级食物区分的关键在于吸收率：高GI食物，进入胃肠道后消化快、吸收完全，葡萄糖迅速进入血液，血糖峰值高，但下降速度也快；低GI食物，在胃中停留的时间长，释放缓慢，葡萄糖进入血液后峰值降低，下降速度较慢，餐后血糖反应较小。该指数在为糖尿病患者配餐时很有价值，即通过选择血糖生成指数低的食物，使得饮食对血糖的影响尽可能低。GI这一概念的提出，让人们从一个全新的角度，深入认识到摄入碳水化合物与疾病之间的关系，为更加科学地选择食物、倡导平衡饮食、遏制慢性疾病的增长提供了理论依据。

（三）血糖负荷

上述GI实际上仅仅反映碳水化合物的"质"，并未反映出实际摄入碳水化合物的"量"，脱离碳水化合物含量及食物总体积、含水量等因素，仅看GI意义不大。1997年，美国哈佛大学学者萨尔梅龙（Salmerón）等将摄入碳水化合物的"质"和"量"结合起来，提出了一个新的概念，即血糖负荷（glycemic load，GL）。它指的是单位食物中可利用碳水化合物质量与食物血糖生成指数（GI）的乘积，将摄入糖类的数量和质量联系起来，以估算膳食总的血糖效应。其计算公式为

$$GL＝（食品中碳水化合物的质量 \times GI）/100$$

例如，香草威化饼的血糖生成指数为77，一份5块钱的威化饼含有15g碳水化合物。这产生了大约12的血糖负荷：（15×77）/100≈12，所以即使香草威化饼的血糖生成指数被认为很

高，但血糖负荷计算表明，这种食物对血糖水平的影响相当低。

我国膳食以粮谷类食品为主，碳水化合物的摄入量较西方膳食多，约92%的膳食GL由粮谷类食品提供，因此，在中国糖尿病患者饮食教育中引入GL的概念具有实际意义，其效果应该优于GI。GL可作为糖尿病患者选择食品的依据。同时，对于冠心病、糖尿病等疾病患者，专家建议低膳食GL饮食。

第三节 碳水化合物与营养健康

碳水化合物是机体维持生命活动所需能量的主要来源，也是合成其他化合物的基本原料，因此在膳食中必须保障碳水化合物的充足摄入。然而血糖水平调节紊乱导致的高血糖是肥胖、代谢综合征和2型糖尿病等代谢疾病病理生理学的核心问题。

一、碳水化合物与生长发育

（一）婴幼儿时期

婴儿对糖的同化和分解都较成人旺盛，需要量也多于成人。糖为婴儿机体脏腑、神经、肌肉等内外部器官的发育及活动提供强大动力。婴儿大脑细胞的迅速增殖和整个神经系统的发育，都需要大量的葡萄糖。周岁以内婴儿每日每千克体重需热能1kcal，由碳水化合物供给婴儿机体的热量，约占膳食总热量的50%。若碳水化合物供给不足，易导致婴儿血糖偏低或蛋白质缺乏症。但若婴儿食用糖类食物过多，又易引起腹泻或不正常地积存脂肪，使肌肉虚胖或水肿，对今后的发育以至成年后的健康都会带来不利影响。婴儿的食物来源主要为母乳或奶粉。成熟母乳所含的碳水化合物中84%是乳糖，其余是低聚糖类，不含淀粉。婴儿除从乳类中获得碳水化合物外，还可以选用谷物制品，如米汤、米糊；根茎类制品，如土豆泥、藕粉等；水果类，如苹果泥、香蕉泥等。

幼儿期是人的一生中体格和智力发育的关键时期。尽管幼儿胃的容量已从婴儿时的200mL增加到300mL，但由于幼儿期受牙齿不齐全、胃肠消化液不足等因素的制约，其在成长过程中膳食和营养的搭配相对较为复杂。在幼儿期，营养物质的获得需从以母乳为主逐步过渡和转变为以谷物和其他各种食品为主。活动量大的幼儿，因身体消耗的能量多，对碳水化合物的需要量也多。2岁以后，要逐渐增加来自淀粉类食物的能量，其供能为所需总能量的50%～55%，但是蔗糖等纯糖摄取后被迅速吸收，以脂肪的形式储存，易引起肥胖、龋齿和行为问题，因此，幼儿不宜过多摄入糖，一般每日最多10g。

（二）儿童时期

儿童脑细胞的迅速增殖和整个神经系统正常发育都需要大量的葡萄糖。对学龄前儿童而言，碳水化合物的摄入量在总能量中占比应为55%～65%。摄入适量的碳水化合物不仅能够预防脂肪的过量摄入，同时增加膳食纤维及有健康功效的低聚糖摄入量，有助于预防肥胖。对于2岁以上的孩子，每日膳食纤维的推荐摄入量为（年龄＋5）g，安全范围为（年龄＋5）至（年龄＋10）g。但大多数儿童每天摄入的膳食纤维还达不到推荐的摄入量。

（三）青少年时期

青少年时期是生长发育的第二个高峰，也是生长发育最旺盛的时期，是由儿童向性成熟期过渡的重要阶段。青少年碳水化合物、蛋白质、脂肪三者摄入量的合适比例为6.5∶1∶0.7。这样在体内经过生理燃烧后分别给机体提供的热量，碳水化合物占60%～70%。当膳食中碳水化合物摄入量过多时，热量比例会增高，破坏三者平衡，过快增加体重，增加消化系统和肾负担，减少摄入其他营养素的机会。相反，当碳水化合物热量供给不足时，就会削弱对蛋白质的保护作用。三者之间是互相影响的，一旦出现不平衡，将会影响身体的健康。

（四）老年时期

老年人记忆力下降、思维迟钝，脑细胞对需要的热能来源要求较高，只有在碳水化合物供应充足的情况下，脑细胞才不使用蛋白质或脂肪来充当"燃料"。蛋白质与脂肪代谢不完全的，会残余一些胺类物质在大脑内，损伤其功能。因此，老年人更需摄入足够的碳水化合物。然而老年人在消化吸收功能方面，味觉功能减退，消化酶分泌减少，消化功能降低，易便秘或腹泻；在体征和体表方面，牙龈萎缩，牙齿松动、脱落，影响食物咀嚼效率；在内分泌功能方面，老年人腺体逐渐萎缩，内分泌功能也相应减弱。因此，每日所需要的营养素及热能，要求量少而质精，其碳水化合物宜占膳食总能量的50%～60%。老年人糖耐受量低，易引起高血糖，故不宜多食用蔗糖。

二、碳水化合物与疾病预防

（一）肥胖

碳水化合物作为日常膳食中主要的能量来源，对于体重的影响不可忽视。研究表明，与均衡膳食结构组相比，高碳水化合物膳食组和低碳水化合物膳食组均可增加肥胖的患病风险。

1. 膳食纤维与肥胖 膳食纤维对于预防肥胖具有积极作用。中国健康与营养调查项目组观测了4357名18～65岁的人群膳食纤维摄入与体重和体重指数（BMI）之间的关系，结果发现男性增加膳食纤维摄入能显著减轻体重和降低BMI。2021年，刘小凤等对中南大学湘雅医院临床营养科门诊的40例超重/肥胖者进行为期8周的高膳食纤维的限制能量膳食干预，受试者体重、体脂率均有明显下降，且胆固醇、高密度脂蛋白、低密度脂蛋白、甘油三酯、肌酐、尿酸等指标有明显改善，膳食纤维总摄入量与体重增加之间存在显著的负相关关系。

此外，膳食纤维通过调节肠道菌群，改善糖脂代谢紊乱，可减少肥胖的发生。肥胖人群中厚壁菌门（Firmicutes）和拟杆菌门（Bacteroidetes）的组成多因高脂饮食和久坐生活方式而变化，可能会导致胰岛素抵抗、糖尿病、动脉粥样硬化和非酒精性脂肪性肝病等多种肥胖相关疾病的发生。膳食纤维控制肥胖的作用机制主要是通过重组肠道菌群，增加有益菌群丰度，促进肠道短链脂肪酸（SCFA）产生，保护肠道黏膜免受损伤，从而缓解上述疾病的发展。

2. 游离糖与肥胖 WHO认为游离糖增加了膳食整体的能量密度和总能量摄入，过多摄入易导致肥胖和超重。由于胰岛素反应缺乏，过高的果糖摄入将增加能量摄入，如持续23周每日额外摄入50～60g果糖，会导致体重增加。丁彩翠等经统计发现每天增加12盎司[①]含糖

[①] 1盎司=28.349 523g

饮料摄入，可使儿童BMI在1年内增加0.03，成人的体重在4年内增加2.01kg。因此在膳食中应减少果糖等游离糖的摄入，预防肥胖和超重。

3. 稀有糖与肥胖　稀有糖（rare sugar）是自然界中存在含量极少的一类单糖和糖醇，常见的稀有糖包括阿洛酮糖（PSI）、D-山梨糖（SOR）和稀有糖浆（RSS）。有22项动物实验研究结果表明，稀有糖作为饮食的一部分或掺入饮用水中喂食4周或更长时间，可显著降低体重。临床试验也显示出类似的结果，即在两项试验中以健康成人作为受试者，持续12周定期饮用含有PSI或RSS的饮料，受试者的BMI和体脂百分比（BFP）均有所降低。

（二）2型糖尿病

控制碳水化合物的膳食摄入可以对2型糖尿病（T2DM）的治疗和控制起到较好的作用。《中国2型糖尿病防治指南（2020年版）》对于T2DM患者的碳水化合物控制也提出了几点建议。首先，建议大多数糖尿病患者膳食中碳水化合物所提供的能量占总能量的50%～65%。其次，在控制碳水化合物总量的同时应选择低血糖生成指数碳水化合物，可适当增加非淀粉类蔬菜、水果、全谷类食物，减少精加工谷类的摄入。再次，增加膳食纤维的摄入量。成人每天膳食纤维摄入量应大于14g或大于1000kcal。最后，严格控制蔗糖、果糖制品的摄入。喜好甜食的糖尿病患者可适当摄入糖醇和非营养性甜味剂。

个性化设计碳水化合物可对T2DM的治疗和控制起到较好的作用。T2MD风险的降低似乎取决于膳食纤维的类型和剂量。在动物实验中，可溶性膳食纤维可降低T2MD相关生物标志物。例如，将10%的车前草和甘蔗纤维添加到小鼠高脂饮食12周，会降低其空腹血糖和空腹血浆胰岛素。与不溶性纤维素相比，β-葡聚糖以2%和4%的水平添加到小鼠高脂饮食中还能改善小鼠的糖耐量，降低血清胰岛素水平。然而，喂食不溶性膳食纤维的糖尿病犬的最高血糖浓度和平均血糖浓度较低。对于人类而言，富含β-葡聚糖和抗性淀粉的松饼比含量低或中等β-葡聚糖/抗性淀粉的松饼更能有效降低餐后血糖和胰岛素水平。此外，碳水化合物将促进肠道细菌发酵，产生短链脂肪酸，为结肠细胞提供能量底物、减轻炎症、调节饱腹感等。通过增加可发酵碳水化合物的可用性能选择性地促进产乙酸酯和丁酸的细菌菌株增殖。这些积极的应答在肠道微生物区系和人类宿主之间建立了一种良性的关系；促进SCFA产生，且维持了一个将有害细菌挡在门外的肠道环境。

（三）心血管疾病

果糖和蔗糖被认为是增加心脏代谢风险的危险因子，蔗糖的摄入可快速诱导脂肪从头合成。研究表明，采用低GI的饮食替代高GI的饮食可减少动脉粥样硬化的风险，进而降低心血管疾病的发生率。此外，研究人员发现优质碳水化合物可用于替代饱和脂肪以降低冠心病风险。这说明碳水化合物摄入的质量与心血管疾病的发生可能存在相关性，同时低GI的食物对于此种心血管疾病的预防更有益。此外，肠道菌群与动脉粥样硬化心血管疾病也存在关联性。利用微生物宏基因组的细菌基因差异对人类肠道微生物群进行筛选，并根据关键细菌丰度进一步把人类肠道菌群划分为三类：1型（主要是拟杆菌属）、2型（主要是普雷沃菌属）和3型（主要是瘤胃球菌属、拟杆菌属、玫瑰菌属和蓝杆菌属）。受试者肠道菌群种类与正常人肠道菌群相比发生了显著变化，动脉粥样硬化患者的肠道菌群主要为3型。此外，肠道菌群产生的短链脂肪酸经肠道吸收后参与机体代谢，如丙酸可减少细胞因子诱导的黏附分子，如血管细胞黏附分子1和细胞间黏附分子1，内皮细胞通过抑制NF-κB降低血糖和胆固醇，调节脂质代谢，抑制胆固醇的合成，降低患心血管疾病的风险。

（四）非酒精性脂肪性肝病

非酒精性脂肪性肝病（non-alcoholic fatty liver disease，NAFLD）不仅是引起肝病残疾和死亡的早期病变之一，还与代谢综合征、2型糖尿病、动脉粥样硬化及结直肠肿瘤的发生密切相关。系列证据均表明功能性碳水化合物对NAFLD有治疗作用。极低碳水化合物饮食联合生酮饮食干预不但显著降低了患者的体重和BMI，而且显著降低了肝脂肪变性程度。徐军辉等针对58例NAFLD患者使用中等（27人）和低碳水化合物饮食（31人）比较发现，6周的饮食干预，两组之间腰围和体重没有显著差异，但是低碳水化合物干预显著降低了其谷草转氨酶、谷丙转氨酶、低密度脂蛋白、血脂水平，改善了肝功能。另一些研究显示，限制热量的低碳水化合物饮食显著降低了NAFLD患者（9女/5男）的体重和BMI。饮食干预显著降低了患者内脏脂肪、身体脂肪和腰围等指标。对肥胖的NAFLD患者热量限制饮食联合运动干预3个月发现，不论是男性还是女性，极低碳水化合物饮食干预显著降低了其腰围、臀围、腰臀比和内脏脂肪及体脂含量。

（五）呼吸系统疾病

慢性阻塞性肺病（chronic obstructive pulmonary disease，COPD）是一种以进行性气流限制为特征的炎症性肺部疾病。碳水化合物摄入后经过一系列代谢，最终以CO_2的形式排出体外，低碳水化合物、高脂饮食通过呼吸商来影响肺功能。一方面，在相同氧气输入量的条件下，高碳水化合物饮食会使CO_2的生成量更高，而摄入高脂肪的低碳水化合物饮食会导致呼吸商和肺功能降低；另一方面，生酮饮食可能通过产生β-羟基丁酸盐，影响肺部炎症。生酮饮食会导致消耗大量的脂肪，大大减少葡萄糖的消耗，产生含量高于二氧化碳值的酮体，酮体的高产量与抑制核苷酸结合寡聚化结构域样受体蛋白3有关。哈尼（Hanieh）等研究了伊朗成人对低碳水化合物膳食的依从性及其与COPD之间的关系，结果表明低碳水化合物膳食的依从性与COPD的发生概率呈负相关。在一项随机、双盲研究中对COPD患者进行低、中和高碳水化合物饮食喂养，以确定此饮食方式对代谢和通气值的影响，经过15d的饮食干预发现，低碳水化合物膳食人群的强迫呼吸量，1秒钟呼气值较基线均有所提升，而CO_2量下降。一项双盲随机交叉实验表明服用富含碳水化合物饮料的患者在经过一定时间的身体运动后，O_2消耗量、CO_2释放量等多项指标显著增加。因此，膳食中的碳水化合物的变化可以对COPD患者二氧化碳释放量、运动耐量和呼吸困难产生明显影响。

三、碳水化合物与疾病治疗

（一）碳水化合物药物

碳水化合物在药物筛选中具有成本低、含量丰富、官能团密度高、分子结构多样等优点。例如，乳果糖（lactulose）是一种双糖，它在胃肠道的吸收极少，被糖分解细菌分解成有机酸，从而促进肠腔内气体的形成并促进排便，它已被用于治疗慢性便秘。肝素（heparin）是一种从动物器官中分离出来的硫酸多糖，几十年来，它一直被临床用作静脉注射的抗血栓剂。

然而，它是一个高度异质性的多糖混合物，并与严重的副作用相关。在使用合成低聚糖技术建立肝素的结构-功能关系后，开发了一些具有明确单一结构的抗血栓制剂。在中国，甘露特钠GV-971是一种获批用于轻度至中度阿尔茨海默病治疗的药物。甘露特钠是以海洋褐藻提取物为原料，制备获得的低分子酸性寡糖化合物。通过靶向"脑-肠轴"的这一独特作用机制，降低大脑中Aβ淀粉样蛋白沉积和Tau蛋白过度磷酸化，从而改善认知功能障碍。

（二）基于碳水化合物的疫苗

几乎所有类型的恶性细胞和多种病变组织细胞表面的碳水化合物都表现出糖基化模式的改变，这些碳水化合物变化信息为预防和治疗癌症提供了新方法。癌细胞表面的糖基化模式的改变通常是糖基转移酶和糖苷酶活性变化的结果。碳水化合物疫苗发挥作用的基本原理是碳水化合物可以作为抗原决定簇被免疫系统特异性识别。糖基化后产生的异常的寡糖或多糖，被称为肿瘤相关碳水化合物抗原，与肿瘤细胞的转移密切相关。

（三）基于碳水化合物的靶向治疗

碳水化合物与细胞毒素或抗癌治疗剂结合，基于葡萄糖转运蛋白和糖酵解酶在癌组织中的过度表达，将其作为抗癌药物的治疗靶点。例如，去唾液酸糖蛋白受体是一种在肝实质细胞表面高度表达的受体，它可以特异性识别和结合末端带有半乳糖或 N-乙酰基半乳糖胺残基的分子，因此用唾液酸修饰抗癌药物或载体可实现特异性靶向治疗。

四、碳水化合物与术前口服

临床上对拟实施择期手术的患者术前口服碳水化合物，让患者由禁食状态转变为进食状态，缩短术前禁食禁饮时间，可改善患者口渴、饥饿和烦躁等主观不适感，并减少术后胰岛素抵抗，改善分解代谢状态，缩短住院时间，促进术后康复。

（一）孕产妇

孕产妇由于体内激素水平的变化及增大的子宫压迫胃部，其反流误吸风险较其他患者明显增加。临床研究显示，择期行剖宫产手术患者术前口服400mL碳水化合物溶液可2h内正常排空。此外，术前口服碳水化合物溶液可能会改善孕产妇术中体温及术后的泌乳情况。苏雅漩等的研究表明，碳水组孕产妇的术后催乳素水平升高，术后首次泌乳时间及24h内喂乳次数均有所改善。通过舒适状况量表进行评分，结果显示碳水化合物溶液可缓解产妇生理和心理的负面影响，改善术中口干等不适，有效提升护理舒适度。

（二）老年患者

老年患者因代谢减慢，胃肠动力下降，被认为是不适合术前口服碳水化合物的人群之一。但郑宰勇（Jae Yong Jeong）的研究表明，老年患者术前口服200mL碳水化合物溶液，胃容量虽有所增加，但反流误吸风险并未相应增加。术前分次口服碳水化合物溶液（术前一晚口服400mL、术前2h口服200mL）可显著降低手术期胰岛素抵抗，减轻手术应激反应，减少恶心、呕吐等症状，改善术后排便、排气等胃肠道功能的恢复。在无痛结肠镜检查前，口服一定量碳水化合物溶液可减少检查过程中血压、心率的波动，缩短患者苏醒时间，缓解饥饿感，减轻术后疲劳程度。对于行腹腔镜结直肠癌手术的老年患者，术前口服碳水化合物可减少肠黏膜屏障损伤，促进胃肠功能康复。

（三）胃癌患者

胃癌手术公认的最易于实施和有效的处理方案之一就是术前口服碳水化合物，将其应用于胃癌手术患者能有效降低术后胰岛素抵抗，促进快速康复，缩短住院时间，提高生活质量及预后效果，是术后加速康复的重要组成部分。

（四）直肠癌患者

目前根治性手术是直肠癌的主要治疗措施。有研究针对直肠癌术后3d口服碳水化合物患者各项生活质量指标进行测定，其结果均优于对照组，且差异有统计学意义（$P<0.05$），实验组术后应激反应指标均低于对照值（$P<0.05$）。因此，口服碳水化合物在直肠癌的手术治疗中，可以加快患者术后恢复，减少住院时间与费用。

思 考 题

1. 碳水化合物的分类与结构基础是什么？
2. 碳水化合物的功能有哪些？
3. 碳水化合物摄入不足时，存在哪些健康风险？

参 考 文 献

丁彩翠，郭海军，宋超，等. 2015. 含糖饮料消费与肥胖及体重改变关系的Meta分析. 中国慢性病预防与控制，23（7）：6.

刘霞，翟文虎，陈盼盼，等. 2019. 术前2h饮用碳水化合物对老年胃肠道手术患者胃容量及反流误吸风险的影响：前瞻性随机对照研究. 协和医学杂志，10（6）：5.

刘小凤，全娇，朱瑶，等. 2021. 高膳食纤维限制能量平衡膳食干预超重、肥胖的效果. 慢性病学杂志，（8）：1164-1168.

庞杰. 2021. 食品化学（工程版）. 郑州：郑州大学出版社.

苏雅漩，陈娜芬，苏艺娟，等. 2018. 术前2h口服碳水化合物对择期剖宫产术后早期母乳喂养的影响. 国际病理科学与临床杂志，38（6）：1261-1266.

王莉. 2006. 食品营养学. 北京：化学工业出版社.

谢笔钧. 2011. 食品化学. 3版. 北京：科学出版社.

徐家明，汤东，王道荣，等. 2019. 加速康复外科理念下经自然腔道取标本手术治疗结直肠癌围手术期疗效. 中华普外科手术学杂志（电子版），13（1）：4.

徐军辉，丁佑铭，汪斌，等. 2013. 低碳水化合物饮食对非酒精性脂肪肝临床指标的影响. 中华临床营养杂志，21（5）：5.

Aleixandre A, Miguel M. 2016. Dietary fiber and blood pressure control. Food & Function, 7 (4): 1864-1871.

Alessa H B, Bhupathiraju S N, Malik V S, et al. 2015. Carbohydrate quality and quantity and risk of type 2 diabetes in US women. The American Journal of Clinical Nutrition, 102 (6): 1543-1553.

Bilal M, Hafiz M N I, Hu H, et al. 2018. Metabolic engineering pathways for rare sugars biosynthesis, physiological functionalities, and applications—a review. Critical Reviews in Food Science and Nutrition, 58 (16): 2768-2778.

Capuano E. 2017. The behavior of dietary fiber in the gastrointestinal tract determines its physiological effect. Critical Reviews in Food Science and Nutrition, 57 (16): 3543-3564.

Fuller S, Beck E, Salman H, et al. 2016. New horizons for the study of dietary fiber and health: a review. Plant Foods for Human Nutrition, 71 (1): 1-12.

Gromova L V, Fetissov S O, Gruzdkov A A, et al. 2021. Mechanisms of glucose absorption in the small intestine in health and metabolic diseases and their role in appetite regulation. Nutrients, 13 (7): 2474.

Javadi L, Ghavami M, Khoshbaten M, et al. 2017. The effect of probiotic and/or prebiotic on liver function tests in patients with non-alcoholic fatty liver disease: a double blind randomized clinical trial. Iranian Red Crescent Medical Journal, 19 (4): e46017.

Jeong J Y, Ahn J H, Shim J G, et al. 2021. Gastric emptying of preoperative carbohydrate in elderly assessed using gastric ultrasonography: A randomized controlled study. Medicine (Baltimore), 100 (37): e27242.

Kaczmarczyk M M, Miller M J, Freund G G. 2012. The health benefits of dietary fiber: beyond the usual suspects of type 2 diabetes mellitus, cardiovascular disease and colon cancer. Metabolism, 61 (8): 1058-1066.

Malmir H, Onvani S, Ardestani M E, et al. 2021. Adherence to low carbohydrate diet in relation to chronic obstructive pulmonary disease. Frontiers in Nutrition, 8: 690880.

Oduah E I, Linhardt R J, Sharfstein S T. 2016. Heparin: past, present, and future. Pharmaceuticals (Basel), 9 (3): 38.

Satija A, Hu F B. 2012. Cardiovascular benefits of dietary fiber. Current Atherosclerosis Reports, 14 (6): 505-514.

Soliman G A. 2019. Dietary fiber, atherosclerosis, and cardiovascular disease. Nutrients, 11 (5): 1155.

Turner N D, Lupton J R. 2011. Dietary fiber. Advances in Nutrition, 2 (2): 151-152.

Wang X, Sun G, Feng T, et al. 2019. Sodium oligomannate therapeutically remodels gut microbiota and suppresses gut bacterial amino acids-shaped neuroinflammation to inhibit Alzheimer's disease progression. Cell Research, 29 (10): 787-803.

Zhao L, Zhang F, Ding X, et al. 2018. Gut bacteria selectively promoted by dietary fibers alleviate type 2 diabetes. Science, 359 (6380): 1151-1156.

本章思维导图

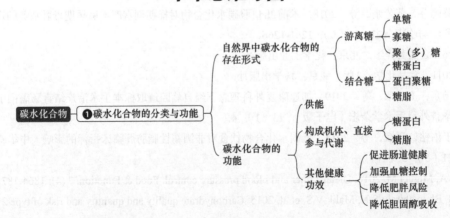

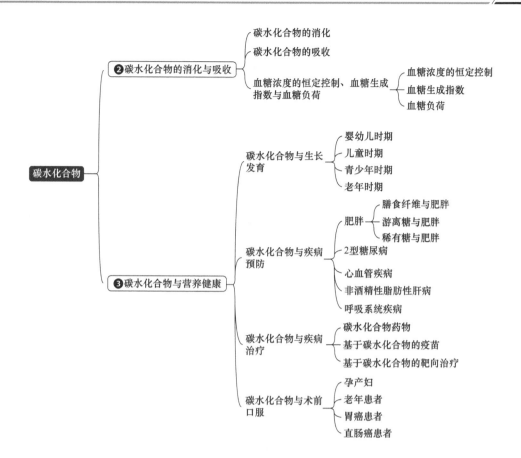

第三章 脂 类

学习目标:
(1) 了解脂类的化学元素组成及分类;
(2) 理解各脂类成分的结构和生理功能之间的关系;
(3) 掌握脂类物质消化吸收的场所及过程;
(4) 掌握脂类的营养评价指标及各脂类成分对人体健康的影响。

脂类,又称脂质,包括脂肪(真脂)和类脂。不溶或难溶于水,溶于乙醚、丙酮、氯仿等有机溶剂。脂肪是由甘油和脂肪酸组成的三酰甘油(又称甘油三酯或中性脂肪)。类脂包括磷脂、糖脂、固醇类、脂蛋白等,是天然存在的疏水性生物分子,主要由碳、氢和氧元素组成,个别物质结构中也包括磷、氮、硫等其他元素。脂类通常可以定义为一种非均相的、不溶于水、可溶于非极性有机溶剂的天然化合物,包括油、脂肪、脂肪酸、蜡、某些维生素、甾醇、类固醇和磷脂等物质。根据主要组成成分,可以将脂类分为简单脂类、复合脂类、衍生脂类和不皂化脂类大类;根据不饱和程度,可以将脂类分为饱和脂肪酸和不饱和脂肪酸两类。

食物中的脂类物质是一种相对复杂的有机物,它具有很大的分子量,在人体内很难被直接吸收利用,需要先将其分解成细小的颗粒,再运送到机体中的各个部位发挥作用。脂类物质的消化首先从口腔开始,然后在胃脂肪酶的作用下,发生微弱的消化,接着进入小肠,在小肠液及胰腺和肝细胞分泌的胰液和胆汁的作用下,进行主要的消化反应。脂类被消化道消化并转化为甘油、脂肪酸等其他小分子物质后被消化道黏膜的上皮细胞吸收,脂类的吸收部位以十二指肠下端及空肠上端为主。小分子物质被身体吸收后,通过血液循环到达身体的不同组织,以供人体各个组织利用。

脂类在生物学功能方面同样扮演着至关重要的角色:①它们是生物有机体的结构组成部分,对生物膜如细胞膜和线粒体膜的形成至关重要;②它们是细胞内成分(脂蛋白)的基本结构,参与胆盐、类固醇激素、脂溶性维生素等组分的新陈代谢;③它们由于沉积在皮下和器官周围而形成绝缘体,因此具有隔热保温的作用;④它们也是能量的主要来源,氧化分解所产生的能量是碳水化合物和蛋白质产生能量的两倍。

第一节 脂类的分类与功能

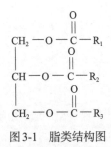

图3-1 脂类结构图

脂类是指可溶于非极性有机溶剂的生物大分子。它们被广义地定义为疏水或两亲性分子,主要包括脂肪、油脂、蜡、脂肪酸、甘油三酯、脂溶性维生素、固醇、类固醇和磷脂等。脂类结构如图3-1所示。脂类是细胞膜的重要组成部分,对细胞的外部环境起着机械屏障的作用,并在信号传递方面发挥着重要作用。脂类是能量的主要来源,每克脂肪燃烧大约可以提供9kcal的能量。对于生活在寒冷气候中的哺乳动物来说,皮下脂肪可以起到保温的作用。另外，脂类还会与蛋白质结合形成脂蛋白，脂蛋白也是细胞膜的重要组成部分，用来运输脂质。

人类从动物或植物中获取大部分脂类。脂类在人体内的水解合成可以通过多种途径实现。然而，有些脂肪酸（FA）不能由机体自身合成，必须从食物中摄取，是人体必需的脂肪酸，如亚油酸和亚麻酸。除此之外，二十二碳六烯酸（DHA）、二十碳五烯酸（EPA）、共轭亚油酸（CLA）、植物甾醇和许多中短链脂肪酸被认为具有功能特性。乙酸、丙酸、丁酸等短链脂肪酸在维持肠道内稳态中起着重要作用。

一、脂类的分类

脂类是生物体内一类重要的化合物，其种类非常丰富，分类方式也多种多样，本章主要介绍其中两种分类方式。

（一）根据主要组成成分分类

1. 简单脂类　简单脂类被定义为脂肪酸与各种不同醇类形成的酯，主要包括酰基甘油酯（acylglycerol）和蜡（wax）。

1）酰基甘油酯　又称脂肪，是一种以甘油为主链的脂肪酸酯。三酰基甘油酯的化学结构中包含三个羟基，且都被脂肪酸酯化，所以又称作甘油三酯。

2）蜡　是不溶于水的固体，是高级脂肪酸和长链一羟基脂醇、甾醇所形成的酯，常见的有真蜡、固醇蜡等。

2. 复合脂类　复合脂类（complex lipids）是指除脂肪酸和醇组成的脂类外，分子中还含有其他非脂成分（如磷酸、胆碱、糖等）的脂类，主要包括磷脂（phospholipid）和糖脂（glycolipid）。

1）磷脂　是生物膜的重要组成部分。磷脂在水解之后会产生脂肪酸和磷脂的混合物，主要包括磷酸甘油酯和鞘磷脂两大类。

2）糖脂　属于脂类化合物，广泛存在于各种生物体中。自然界中的糖脂按其组分可分为两大类：糖基酰基甘油和糖鞘脂。

3. 衍生脂类　衍生脂类是指由简单脂类和复合脂类衍生而来或与之关系密切，但也具有脂质一般性质的物质。衍生脂类主要包括脂肪酸、脂肪酸衍生物、前列腺素、长链脂肪醇（如鲸蜡醇）等。

4. 不皂化脂类　不皂化脂类属于不含脂肪酸的脂类，主要包括类萜和类固醇两大类。天然的类固醇分子种类繁多，其中取代基的类型、数目和位置、环与环之间的构型都各不相同。

（二）根据脂质分类系统分类

1. 脂肪酸类　脂肪酸是构成脂质生物大分子最基本的单位，所以它常被用来构建更复杂的脂质，或被当作复杂脂质的中间体。饱和或不饱和化合物的碳链长度一般为4~24个碳，其中也包括连接其他含有氧、卤素、氮或硫的官能基。若脂肪酸中含有双键，则会有顺式和反式的顺反异构体，这对脂质分子组态有很大的影响。顺式的双键会使碳链弯曲，若分子中有多个双键，反应会更明显。18个碳的亚麻酸中有三个双键，是植物的类囊体膜中最丰富的脂肪酸酰基链，因此在低温环境中时，仍可以使类囊体膜有高度的流动性。

2. 甘油酯类　甘油酯中包括单酸、二酸和三酸甘油酯，分别由甘油和一、二、三个脂肪酸复合而成，其中被人们所熟知的是三酸甘油酯，由甘油的三个羟基都与脂肪酸发生反应生成，并且多半会是三种不同的脂肪酸。动物会将这些脂质储存在脂肪组织中以储存能量。在代谢脂肪时，三酸甘油酯的酯键会断裂，分解为甘油和脂肪酸。

3. 甘油磷脂类　甘油磷脂一般简称为磷脂，是含有磷酸的脂类，出现在自然界及细胞的磷脂双分子层中，与新陈代谢及细胞信号转导有关。神经组织（包括大脑）含有大量的磷脂，其成分的改变意味着有可能有神经的病变。

4. 鞘脂类　鞘脂是一组复杂化合物的统称，有共同的鞘氨醇碱（sphingoid base）骨架，以丝氨酸和具有长脂肪链的酰基辅酶A通过从头合成途径得到，之后再进一步转化为神经酰胺、糖鞘脂、磷鞘脂及其他化合物。哺乳动物的鞘氨醇碱一般是指鞘氨醇，常见的鞘氨醇碱衍生物是神经酰胺，属于连接酰胺基的脂肪酸。

5. 固醇类　固醇主要包括胆固醇及其衍生物，和甘油磷脂、鞘磷脂同为生物膜的重要组成成分。固醇都有相同的四环结构，可以参与机体中激素的合成及细胞的信号转导。固醇中碳的数目不等，常见的18碳固醇主要是雌激素，19碳固醇主要是雄激素，21碳固醇主要有孕激素、盐皮质激素、糖皮质激素等。

6. 异戊烯醇脂类　异戊烯醇脂是由五碳异戊烯基二磷酸及二甲基烯丙基二磷酸合成的，简单的类异戊二烯是由C_5单元的连续加成所形成的，依照萜烯的数量来分类，超过40个碳的萜称为多萜。类胡萝卜素是重要的简单类异戊二烯，是抗氧化剂，也是维生素A的前体。

7. 糖脂类　糖脂是指脂肪酸直接连接到糖的骨架，产生和双层脂膜相容的结构。由单糖取代了甘油酯和磷脂中甘油的骨架角色。最常见的糖脂是脂质A的前体，是革兰氏阴性菌中脂多糖的成分之一。典型的脂质A分子为葡萄糖胺双糖，是添加了7个脂肪酸链的衍生物。

8. 聚酮类　聚酮是由乙酰基及丙酰辅酶A的子单位组成的，是经典的酶聚合的产物。其中包括大量动物、植物、细菌、真菌及海洋生物的次级代谢产物及天然产物，在结构上有很大的不同。许多聚酮是有环的分子，其主结构经糖基化、甲基化、羟基化、氧化或是其他化学反应形成。许多常用的抗菌药、抗寄生物药及抗癌药物是聚酮或其衍生物，如红霉素、四环素类抗生素。

二、脂类的功能

脂类分子在生物体生命活动中发挥着重要作用。首先，磷脂分子是生物膜骨架的重要组成成分，细胞膜的骨架基本模型为磷脂双分子层，如图3-2所示；其次，脂类还可以为机体生命活动提供能量，因为脂类是机体能量储存和代谢的重要载体；再次，脂质还可以起到对机体的保护作用，当机体受到机械损伤时，脂质可以起到缓冲作用；最后，脂类作为细胞的表面物质，与细胞识别、组织免疫等也具有密不可分的联系。

（一）生物膜骨架

甘油磷脂是细胞膜和细胞器膜等生物膜的主要成分。在结构上，甘油磷脂含有一个甘油核心，通过酯键与两个脂肪酸和一个磷酸盐连接。这种脂质分子具有两亲性，因为它同时具有疏水和亲水区域。甘油磷脂膜在物理上将细胞内部与外部环境分开。除了磷脂，生物膜中也含有糖脂、鞘脂和胆固醇。

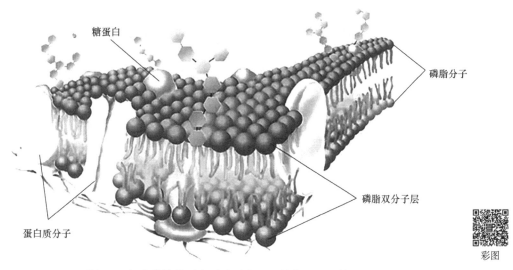

图 3-2 细胞膜结构示意图（引自人民教育出版社等，2019）

彩图

（二）信号转导

通过脂类进行信号转导是细胞进行基本信息传递的重要组成部分。脂类进行信号转导是由蛋白偶联受体或核受体启动，而且有很多不同种类的脂类都可以作为信号分子或作为第二信使的一部分。例如，鞘氨醇是一种神经酰胺的衍生物，在生物体钙离子调节，细胞生长、衰老、凋亡等过程中起信号转导作用；前列腺素是一种脂肪酸衍生的类二十烷酸，与炎症和免疫有关；甾体荷尔蒙包括雌激素、睾酮及皮质醇，具有调节生殖、代谢及血压等机能。

（三）能量储存

脂类特别是三酰甘油是动物能量的主要储存物质。1g 脂肪完全氧化大约能够提供 9kcal 的能量，而 1g 碳水化合物或蛋白质完全氧化仅能提供 4kcal 的能量，故脂肪完全氧化是同等质量下碳水化合物和蛋白质完全氧化所提供能量的 2 倍多。在饥饿状态下，它能够不断分解为机体各个组织提供能量并为大脑活动储备糖原。

（四）防震和隔热保温作用

生物体内的脂肪可以减少内脏器官之间的摩擦，具有缓冲外界压力的作用。同时动物体内的脂肪还具有保温作用。

（五）其他功能

除了以上生物学功能，脂类还具有促进体内维生素吸收的功能，脂溶性维生素（如维生素 A、维生素 D、维生素 E、维生素 K 等）属于萜烯类脂类，是人体必需的营养物质之一，储存在生物体的脂肪组织中。肉碱和脂肪酸的运输及代谢过程都与线粒体密切相关，脂酰 CoA 在线粒体基质中进行 β- 氧化，分解脂肪酸释放能量。在运输寡糖进出细胞膜的过程中，聚异戊二烯和其磷酸化的衍生物也起到重要的作用。

第二节　脂类的消化与吸收

生物体必须不断地从外界吸收各种营养物质，才能发挥正常的生理功能。食物中的脂类物质是一种相对复杂的有机物，它具有很大的分子量，通常不会被身体直接吸收，必须在消化道消化后转化为甘油、脂肪酸等其他小分子物质才能被消化道黏膜的上皮细胞吸收，然后通过血液循环到达身体的不同组织，以供人体各个组织利用。

一、脂肪的消化与吸收

（一）脂肪的消化

脂肪即甘油三酯，它是由一分子甘油与三分子脂肪酸通过酯键结合而形成的。甘油三酯占总膳食脂质的90%～95%，是储存在身体组织中的主要脂质。当食物进入口腔时，唾液腺分泌的舌脂肪酶能够分解食物中的部分脂肪，脂肪开始在口腔中消化。在口腔中未被消化的脂肪会被输送到胃中继续消化，但因胃液中的胃脂肪酶含量很低且胃液中的pH并不是胃脂肪酶发挥最大活性的最佳条件，因此脂肪在胃里的消化作用很微弱。胃脂肪酶主要攻击三酰甘油Sn-3位置上的短链和中链脂肪酸键，而不是长链脂肪酸键，释放出来的中链脂肪酸可以直接在胃中被吸收。脂肪酶水解脂肪的步骤如图3-3所示。

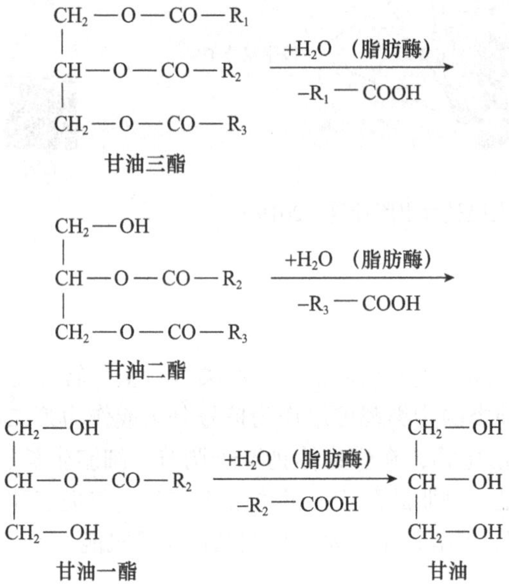

图3-3　脂肪酶水解脂肪示意图

小肠是脂肪的主要消化部位。小肠由丰富的肠绒毛组成，每根肠绒毛都包含上皮细胞层，并且小肠中含有小肠液，以及胰腺和肝细胞分泌的胰液和胆汁。胰液中含有胰脂肪酶，胰脂肪酶是参与甘油三酯消化的主要酶，负责高达70%的水解，它主要水解甘油三酯分子中C1和C3的外酯键，将脂肪分解为甘油和脂肪酸。此外，胃脂肪酶和舌脂肪酶在小肠中也保持活性，因此具有协同作用。正如上文所提到的，在消化时，胃液中含有少量的脂肪酶，但是由于胃液环境中pH较低，不利于胃脂肪酶乳化脂肪，因此，食物直接从胃进入十二指肠，从而释放胆囊收缩素（cholecystokinin，CCK），CCK刺激胰液和胆汁的合成和分泌。肝细胞分泌胆汁后，可提高肠道内容物的pH，胆汁也有表面活化剂的作用，两者都有利于脂肪酶发挥作用。胆汁中含有胆汁酸，胆汁酸是一种很好的乳化剂，它可以把不溶解的脂肪乳化成微小的脂肪颗粒，从而增加甘油三酯的表面积，进而促进胰脂肪酶和肠脂肪酶的活性。除需要胆汁酸乳化外，胰脂肪酶还需要胰腺分泌的一种辅助因子，即大肠杆菌酶的作用，大肠杆菌酶与胆汁盐（由胆汁酸组成的钠盐）和脂肪酶形成一个三元复合物，其中大肠杆菌酶能将脂肪酶锚定在胆汁盐包裹的界面上，使脂肪酶可以作用于其底物甘油三酯，脂肪酶可以将甘油-脂肪酸的酯键水解为游离脂肪酸和甘油单酯（有时完全水解为甘油和脂肪酸）。要注意的是，脂肪的水解是不恒定的，大约有50%可完全水解，生成相应的脂肪酸与甘油，而其余的大部分可分解为具有很强乳化作用的单酰甘油酯，另一小部分则分解为二酰甘油酯，它们与胆汁中的胆酸盐及脂肪酸一起形成混合性胶粒，与肠黏膜微绒毛接触，以利于吸收。

（二）脂肪的吸收

脂肪的吸收部位以十二指肠下端及空肠上端为主，机体吸收脂肪的方式有一些明显的特点。首先，所有脂肪在进入肠上皮细胞之前都在腔内被消化，在肠细胞内，消化后的产物被重新酯化成复杂的脂质分子；其次，大多数细胞内脂肪被组装成脂蛋白，主要是乳糜微粒（chylomicron），它们在体内运输脂肪，细胞内脂肪的其他存在形式是脂肪酸被氧化或形成细胞质脂滴；最后，携带大部分脂肪的乳糜微粒首先分泌到细胞间隙，然后进入固有层，之后形成乳糜乳，进入淋巴系统。在十二指肠内，食物中脂肪所占比例的大小决定了消化产物进入十二指肠的速度，比例越大，在胃中的停留时间越长，比例越小，进入十二指肠的速度越快。在十二指肠内，脂肪会与胆汁及胰脂肪酶发生反应，形成2-单甘油酯。酶解速率取决于脂肪链的长短，不饱和脂肪酸比饱和脂肪酸的分解速率更高。

在健康状况下，成人的胃肠道摄入脂肪的吸收率为95%，婴幼儿为85%～90%（母乳中的脂肪），其余部分通过粪便排出。成人的脂肪吸收率小于95%时会导致吸收不良，在更严重的情况下临床表现为脂肪过少。在相对较大摄入量范围内，成人脂肪吸收率都维持在较高水平，不饱和脂肪酸吸收率比饱和脂肪酸的吸收率要高一些。脂肪的吸收通常可分为两种情况：①由短链脂肪酸和中链脂肪酸形成的甘油三酯，经乳化和吸收后，在肠黏膜内质网上被分解成各种脂肪酸及甘油，并经过门静脉流入血流循环系统；②由少量中链和长链脂肪酸组成的甘油三酯，在肠道中分解为长链脂肪酸和甘油单酯，再经机体消化吸收后，流入小肠黏膜的内质网中重新形成甘油三酯（TG），并与胆固醇和特殊的蛋白质结合，产生乳糜微粒，然后再经过淋巴系统流入人体血液循环系统。吸收后的部分脂肪酸通过某些必要的代谢过程转化为人体脂肪并贮存在脂肪组织内，被吸收后进入人体中的甘油会被迅速氧化、分解，从而为机体各组织提供能量。

二、类脂的消化与吸收

类脂（lipoid）主要包括磷脂、糖脂、固醇类、脂蛋白等。

（一）磷脂的消化与吸收

磷脂是构成动物细胞的必要成分，多以与糖或蛋白质结合的状态存在并积极参与物质代谢。当人体摄入磷脂后主要在小肠中进行消化吸收，由于小肠内含有多种可以水解磷脂的酶类物质，在酶的作用下，大部分磷脂在肠腔内可以完全水解成脂肪酸、甘油、磷酸盐等成分后被吸收到体内，而一小部分磷脂被乳胶颗粒吸收而不被水解。

（二）甘油磷脂的消化与吸收

食品中的甘油磷脂在磷脂酶的催化作用下水解为甘油、脂肪酸、磷酸和含氮化合物。大部分的磷脂酶A，经Ca^{2+}、胆汁酸盐和胰蛋白酶激活后，将磷脂分解为溶血磷脂，被肠黏膜吸收后在肠壁重新合成完整的磷脂分子，参与乳糜微粒的形成并进入血液循环。小部分的磷脂在胆汁酸盐的协助下不经消化而直接被吸收。溶血磷脂是一种强有力的乳化剂，可进一步乳化脂肪，所以甘油磷脂的水解非常有利于脂肪的消化吸收。此外，甘油通过糖酵解或糖异生途径代谢，脂肪酸通过β-氧化或再合成脂肪，磷酸通过糖代谢或钙磷代谢，而含氮化合物通过氨基酸代谢或再合成新的磷脂。

（三）胆固醇的消化与吸收

食品中的胆固醇多以游离胆固醇为主。游离胆固醇在胆盐的参与下可以与磷脂、甘油、脂肪酸等脂肪消化产物结合，形成胆汁酸混合微团，促进小肠黏膜对胆固醇的吸收。胆固醇的消化和吸收主要受以下因素的影响：①在肝中合成、分泌的胆汁酸盐能促进脂类乳化和胆固醇酯的消化，并形成胆汁酸混合微团的必要成分，这样有利于胆固醇的吸收；②植物固醇可以抑制胆固醇的吸收；③纤维素可以刺激肠道蠕动，果胶或其他药物（如胆胺）可以与胆汁酸盐结合影响脂质的吸收，从而促进胆固醇从粪便中排出；④胆固醇在肠道中的吸收率也会随着食物中胆固醇含量的增加而降低，但其绝对吸收率仍会随着食物中胆固醇含量的增加而逐渐增加。

胆固醇在体内虽然不能被彻底氧化生成CO_2和H_2O，也不能提供能量，但可以转化成多种重要的生理活性物质，发挥参与或调节物质在体内代谢的作用：①转化为胆汁酸。胆固醇在肝细胞中氧化生成胆汁酸，然后随胆汁排入十二指肠。胆汁酸协助脂类的消化吸收，并抑制胆固醇从胆汁中释放。②转化为类固醇激素。胆固醇在体内某些内分泌腺中可以合成类固醇激素。例如，肾上腺的皮质细胞可以分别合成雄性激素、氢化可的松及睾酮。③转化为7-脱氢胆固醇。7-脱氢胆固醇是维生素D_3的前体，可通过紫外线照射转变为维生素D_3，也称胆钙化醇。

三、脂类运输

脂类通过血浆由一种组织被运输到另一种组织的过程称为脂类运输。甘油三酯的形成主要通过单酰基甘油途径，肠道中吸收的脂质消化产物与游离脂肪酸结合蛋白一起运输到内质网，脂肪酸被酰基辅酶A活化为辅酶A衍生物后转化为甘油三酯。在单酰基甘油途径中，游离脂肪酸先与2-单酰基甘油酯化，形成二酰基甘油后再转化为甘油三酯。脂肪酸转化为甘油三酯的过程受到滑面内质网中的酰基酶CoA合成酶、单酰基甘油转酰酶和二酰基甘油转酰酶的催化作用。另一个途径是游离脂肪酸在粗面内质网内活化为酰基酶，它可以将糖降解过程中产生的甘油-3-磷酸或二羟丙酮逐步酰化为磷脂酸，磷脂酸水解为1,2-二酰基甘油，并进一步酰化为甘油三酯。新合成的甘油三酯从肠道中运输出来后通过淋巴管进入血液，但由于脂质不溶于血液的水环境，必须与蛋白质结合形成可溶于水介质的血浆脂蛋白后，才可以在血液循环中发挥作用。

脂蛋白具有微团结构，其中非极性脂类包含在疏水的核心内，亲水脂类和蛋白质围绕在疏水核心的周围，亲水蛋白质和脂类成分携带着非极性脂类可溶于水中。肝将由肠道运输到体内的甘油三酯、内源性脂类和蛋白质等组成极低密度脂蛋白（very low density lipoprotein，VLDL），并随血液循环输送到各个部位，以满足身体对甘油三酯的需求。随着甘油三酯的减少，血浆中的胆固醇不断积累并产生甘油三酯少而胆固醇较多的低密度脂蛋白（low density lipoprotein，LDL）。LDL通过结合LDL受体进入细胞内部，适当调节血液中胆固醇的浓度。

在人体需要进行能量补充时，储存在脂肪组织中的甘油三酯和脂肪酸，就需要被运输到正处于代谢状态的组织以供给能量。高密度脂蛋白（high density lipoprotein，HDL）在代谢过程中，肝组织外的胆固醇在血浆中被卵磷脂胆固醇脂酰转移酶转化为胆固醇酯，再由血浆中的胆固醇酯转运蛋白转运，最终进入肝代谢，这一将胆固醇从肝外运输的过程称为反向运输胆固醇。该机制对清除血管壁和外周组织衰老膜中多余的胆固醇，防止心脑血管组织脂质沉积和动脉粥样硬化具有重要作用。

第三节 脂类与营养健康

脂类是我们日常饮食的主要组成成分，具有重要的营养功能。脂类物质包括磷脂、脂肪酸、胆固醇等，这些脂质在提供必需脂肪酸、储存和运输代谢燃料、保护生物体表面、构成细胞膜，以及涉及细胞识别和免疫、保护人体健康等方面发挥着重要的生物学作用。但是脂质的摄入必须限定在一定范围内，脂质严重缺乏可能会导致儿童生长延缓、生殖障碍、肝功能紊乱和神经系统障碍等；脂质摄入过量会增加患肥胖、心脑血管疾病等慢性病的概率。

一、脂类的营养性评价指标

脂类的营养性评价指标主要有脂肪的消化率、必需脂肪酸含量和脂溶性维生素的含量。

（一）脂肪的消化率

脂肪的消化率是评价脂类营养价值的重要指标之一，脂肪的消化率与脂肪酸的种类和含量有关，植物油含有更多的不饱和脂肪酸，熔点更低，更易被消化。例如，花生油的熔点为3~5℃，消化率一般可达100%。动物脂肪含饱和脂肪酸较多，相对不易被消化。例如，牛油、羊油等熔点高于40℃，消化率只有80%~90%。生活中常见的油脂中脂肪酸含量、比例及消化率见表3-1。

表3-1 常用油脂的脂肪酸含量、比例及消化率

脂肪种类	脂肪酸种类及含量/%				P/S值	消化率/%
	多不饱和	饱和	亚油酸	亚麻酸		
菜籽油	21.5	4.5	14.2	7.3	4.78	99.0
大豆油	62.8	14.8	52.2	10.6	4.24	97.5
芝麻油	46.6	12.5	43.7	2.9	3.73	—
玉米油	48.3	15.2	47.8	0.5	3.18	96.8
棉籽油	55.6	27.9	55.6	—	3.11	97.2
花生油	37.6	19.9	37.6	—	1.89	98.3
米糠油	35.2	20.8	34.0	1.2	1.67	—
棕榈油	9.0	53.0	9.0	—	0.16	98.0
椰子油	8.5	91.5	6.0	2.0	0.06	97.9

续表

脂肪种类	脂肪酸种类及含量/%				P/S值	消化率/%
	多不饱和	饱和	亚油酸	亚麻酸		
猪油	8.5	42.7	8.3	0.2	0.2	97.0
牛油	6.3	51.6	3.9	1.3	0.12	87.0
黄油	5.8	58.3	3.6	1.3	0.1	98.0
羊油	3.4	62.6	2.0	0.8	0.05	88.0

资料来源：邓泽元，2009

（二）必需脂肪酸含量

必需脂肪酸是指人体自身不能合成，必须从外界食物中获取的脂肪酸。必需脂肪酸如亚油酸、亚麻酸等多不饱和脂肪酸在人体中扮演着很重要的作用，因而必需脂肪酸的含量被认为是评价油脂营养价值的重要指标之一。表3-2列出了几种油脂中的脂肪酸含量。

表3-2　几种油脂中的脂肪酸含量

油脂名称	饱和脂肪酸/%	单不饱和脂肪酸/%	多不饱和脂肪酸/%	P/S值
猪油	42.3	45.1	8.4	0.19
牛油	51.4	41.6	6.2	0.12
鸡油	25.6	45.3	25.7	1.00
豆油	14.8	20.9	62.8	4.20
玉米胚油	15.2	36.5	48.3	3.18
花生油	16.2	42.5	41.3	2.55
芝麻油	12.5	40.9	46.6	3.73
棉籽油	27.9	16.5	55.6	1.99
菜籽油	4.5	74.0	21.5	4.78

资料来源：薛建平和盛玮，2009

（三）脂溶性维生素的含量

脂溶性维生素包括维生素A、维生素D、维生素E、维生素K，在人体中发挥着各种各样的生理功能。一般认为，脂肪中含有的脂溶性维生素含量越高，其营养价值就越高。

除以上三项指标能够评价脂肪的营养价值之外，脂肪酸的种类、含量及平衡性和油脂本身的稳定性也经常被作为衡量脂肪营养价值的指标。

二、常用油脂的营养评价

（一）花生油

花生油中的不饱和脂肪酸含量占总脂肪酸的80%，其中必需脂肪酸亚麻酸含量为26%，营养价值较高。此外，花生油中还含有丰富的维生素和矿物质，如B族维生素、生育酚及锌、硒，有助于增加人体的免疫力。

（二）大豆油

大豆油的不饱和脂肪酸含量高达85%，其中亚油酸约占50%，亚麻酸占10%，营养价值非常高。

（三）菜籽油

菜籽油在我国的历史非常悠久。但菜籽油中含有芥酸，人体摄入后难以被消化吸收，所以营养价值不高。

（四）橄榄油

橄榄油富含多不饱和脂肪酸，研究显示，经常食用橄榄油能够有效降低血浆胆固醇水平。

近年来，很多营养学专家针对食用油进行了创新研究，目前国际市场上食用油的消费方向逐渐朝着配制调和油发展。从理论上来看，多种植物油中的混合营养素之间可以互相补充，有利于人体健康，但是在实际生产中却不是这样，很多生产企业为了降低成本，增大价格低廉油脂的比例，降低优质油脂的比例，因此，对于调和油的生产必须要有国家标准，才能走得更为长远。

延伸阅读

调和油到底是啥油？

食用调和植物油由两种或更多种精制油制成。调和油可以提供比单一植物油更广泛的必需脂肪酸，有助于支持良好的营养。当前，市场上"调和油"种类繁多，"乱花渐欲迷人眼"，调和油市场出现一系列问题，如标签标识不规范、各种油脂的比例差别较大等。

有消费者表示，不同种类油的价格相差很大，如花生油价格是大豆油和棕榈油的2～3倍，如果生产上为了压缩成本，故意将价格高的油脂比例调低，这将大大降低调和油的品级。

不过值得高兴的是，食用调和油的国家标准已于2022年6月开始生效，国家标准规定了食用调和油的术语、标签标识、检测方法等，并且要求可在标签标识大于2%脂肪酸的名称和含量，这样可更有效地帮助消费者判断调和油质量的优劣。

资源3-1

参见《食用调和油》（GB/T 40851—2021）（资源3-1）。

三、脂类缺乏和过量摄入对人体健康的影响

脂肪在人体中具有非常重要的生理功能，如提供必需脂肪酸、构成人体组织等。严重缺乏脂肪可能会导致儿童生长延缓、生殖障碍、皮肤损害、肝功能紊乱，以及神经系统障碍等。在现代社会中，脂肪摄入量普遍超过身体正常代谢的需要，尤其是摄入了过多的饱和脂肪酸和胆固醇，因而患心脑血管疾病的人越来越多。由于饱和脂肪酸主要来自猪肉、牛肉、羊肉、人造黄油、油炸食品、高脂焙烤食品等，因此减少此类食物的食用可以降低饱和脂肪酸的摄

入量，从而降低患心脏类疾病的风险。脂肪摄入过多与一些癌症的发生有关，如有临床证据表明，脂肪摄入过多与乳腺癌、前列腺癌、结肠癌的发病呈正相关；脂肪含量与机体的免疫功能呈负相关，人体中的脂肪含量越高，机体免疫功能越低。

四、高脂饮食与人体健康

长期不合理的膳食结构会使居民过度肥胖，增加高血压、糖尿病等各种慢性疾病的发病率，严重危害了我国城乡居民的身体健康。

（一）肥胖

目前，肥胖已达到流行程度。它是由能量平衡失衡发展而来的，显著增加了全球疾病负担，使个体易患慢性疾病，如2型糖尿病（T2DM）、心血管疾病（CVD）和某些类型的癌症。过度食用高脂饮食（HFD）无疑加剧了肥胖流行和肥胖相关代谢障碍的发展。研究表明，中等程度肥胖的死亡率明显上升。因此，居民要膳食合理，不要过多摄入高脂食品，多吃蔬菜、水果和高蛋白食品，以降低脂肪的摄入量和生成量。

（二）胆固醇与心脑血管疾病

最常见的心脑血管疾病包括动脉粥样硬化、心脏病、高血压和脑卒中等。心脑血管疾病的发生与胆固醇的摄入量有关。人体中的胆固醇，一部分来自动物性食物，如肉类、蛋类及水产类；一部分是由肝制造的。在血液内流动的胆固醇，约占体内胆固醇总量的70%。所以在血内类脂量增多时，胆固醇才能增加。这些多余的胆固醇和脂肪（主要是甘油三酯）就沉积在血管壁上，久而久之会使动脉血管变窄，血液不畅，就会有患心脑血管疾病的风险。

（三）肠道疾病

高脂饮食引起的肠道炎症不仅会导致全身低度炎症，还会导致局部组织功能障碍。一直以来，人类的研究都表明高脂饮食摄入会增加功能性肠道症状的风险，如炎症性肠病。先前的研究表明，高脂饮食增加了肠道通透性，导致肠道黏膜的失调，并改变了微生物群的组成。其特征是促炎性厚壁菌和变形菌的扩张，以及类杆菌等保护性细菌的减少。

（四）骨质疏松症

流行病学证据表明，高脂饮食会导致肥胖，这与较低的骨密度和较高的骨质疏松性骨折风险密切相关。人类和动物研究表明，由于机械负荷增加，高脂饮食诱导更高的骨密度。最近有报道称，短期服用高脂物质（8周）会通过增加机械负荷而增加骨量；然而，长期食用高脂物质（16周和24周）会对骨量产生负面影响。因此，高脂物质最初由于机械需求的增加而增加骨沉积，但最终由于代谢失调而损害骨形成和转换的可能性增加了。总之，高脂饮食通过促炎细胞因子和脂肪因子（瘦素）部分调节骨代谢并导致骨质疏松。

（五）癌症

研究表明，高脂饮食与多种癌症，如肝癌、肾癌、乳腺癌、肠癌、胃癌的发生呈正相关。

五、脂肪酸与人体健康

脂肪酸是一种生物活性物质，可以为人体提供能量、营养和预防疾病。从碳链的长度来看，短链脂肪酸（SCFA）主要在肠道发挥保护作用，不仅可以增加结肠黏膜的完整性，还可以防止肠绒毛萎缩，从而降低腹泻的发生率。此外，SCFA还可能参与微生物区系的肠道免疫调节。在预防心血管疾病方面，适当减少乙酸盐（C_2）的摄入，增加丙酸的摄入，可以降低血脂，预防心血管疾病；中链脂肪酸（MCFA）可以减少脂肪组织并预防肥胖。MCFA具有抗菌、抗病毒和抗球虫功能。此外，MCFA对2型糖尿病、心血管疾病、癌症和创伤性脑损伤有潜在的治疗作用，但需要更多的证据来证明。多不饱和长链脂肪酸（LCFA）参与神经和视网膜的形成。重要的ω-3脂肪酸是二十碳五烯酸（EPA）、二十二碳六烯酸（DHA）和丙氨酸。丙氨酸是一种必需脂肪酸，具有抗炎、抗癌、抗氧化、改善皮肤、保护心血管、预防高血压等作用，还可以通过转化为DHA来发挥保护神经的作用。

六、反式脂肪酸的危害

反式脂肪酸（TFA）为不饱和脂肪酸，是顺式不饱和脂肪酸部分氢化的化学过程的最终产物，但其化学结构与饱和脂肪酸的化学结构相似，在其反式构型中至少含有一个双键。

（一）反式脂肪酸来源

反式脂肪酸一般有4种来源途径：①通过植物油部分氢化工业生产的反式脂肪酸；②在热处理过程中生产的反式脂肪酸；③反刍动物源中天然存在的反式脂肪酸；④合成用作膳食补充剂的反式脂肪酸。

（二）反式脂肪酸对人体健康的影响

1. 反式脂肪酸与肥胖　　肥胖被认为是一种慢性或非传染性疾病，是一个重要的公共卫生问题，因为它的共病，如血脂异常、高血压和胰岛素抵抗，在这种情况下会经常发生。众所周知，高脂饮食会导致肥胖，尤其是在富含饱和脂肪酸的饮食中。很多研究表明，肠道微生物群直接受饮食成分的影响，在慢性疾病中发挥着关键作用。过度消费反式脂肪酸与肠道菌群改变引起的肥胖有关。

2. 反式脂肪酸与胰岛素抵抗　　胰岛素抵抗是指身体无法对循环胰岛素做出适当反应，导致包括脂肪组织、肝和肌肉在内的多个组织的葡萄糖清除和摄取受损。过多摄入反式脂肪酸通常会导致胰岛素抵抗和胰岛β细胞功能障碍。高脂饮食和高饱和脂肪酸摄入与2型糖尿病风险增加有关。类似地，一些证据表明，摄入大量反式脂肪酸会导致胰岛素抵抗增加。包括健康人、超重者或糖尿病患者在内的临床试验表明，反式脂肪酸会加重超重者或糖尿病患者（那些先前存在胰岛素抵抗的患者）的胰岛素抵抗，但对年轻瘦人的影响可能较小。与菜籽油或大豆油饮食相比，先前存在胰岛素抵抗的患者在棕榈油和部分氢化大豆油饮食的情况下具有更高的空腹胰岛素和胰岛素抵抗。

3. 反式脂肪酸与心血管疾病　　心血管疾病包括心脏和血管疾病，通常与动脉粥样硬化有关，动脉粥样硬化是由动脉内的脂肪沉积引起的，并将高脂血症确定为一个风险因素。有许多研究证明反式脂肪酸会增加冠心病的患病风险。有人指出，反式脂肪酸的摄入扰乱了身体代谢必需脂肪酸（包括ω-3脂肪酸）的能力，导致主动脉中磷脂脂肪酸组成的变化，从而增加心血管疾病患病风险。另外，更多的研究表明反式脂肪酸的摄入与心脏病患病风险之间存在显著的正相关。

4. 反式脂肪酸与炎症　　近年来，全身慢性炎症与多种疾病有关，已经证明，反式脂肪酸的摄入会影响多种风险因素，包括全身炎症增加。对人类的研究通常表明反式脂肪酸与较高水平的炎症标记物之间存在关系。反式脂肪酸的高消耗量是包括炎症性肠病在内的几种炎症性疾病的风险因素。据报道，反式脂肪酸通过促进血管内皮细胞的凋亡和炎症来促进血管疾病。

思 考 题

1. 脂类的分类方式有哪些？分别分为哪几类？
2. 简述脂类在生物体生命活动中的功能。
3. 胆汁在脂肪代谢过程中有什么样的作用？
4. 脂肪消化的主要部位和产物是什么？
5. 胆固醇吸收主要受哪些因素的影响？
6. 胆固醇可以转化为哪些重要的生物活性物质，从而发挥参与或调节物质在体内代谢的作用？
7. 脂类的营养性评价指标有哪些？
8. 反式脂肪酸来源及对人体的危害有哪些？

参 考 文 献

蔡教英，欧阳克蕙，上官新晨，等. 2011. 脂质代谢组学的研究进展. 动物营养学报，23（11）：1870-1876.

陈宇欢，李静，范亚苇，等. 2014. 脂质组学及其在营养与健康研究中的应用研究进展. 食品科学，35（15）：272-276.

邓泽元. 2009. 食品营养学. 北京：中国农业出版社.

亥克尔. 1985. 食品化学与营养学. 牛胜田译. 北京：人民卫生出版社.

胡燕，陈忠杰. 2011. 不饱和脂肪酸与人体健康关系探讨. 肉类研究，（1）：4.

李思涵，李晓林. 2022. 健康饮食，离不开优质脂类. 中医健康养生，8（2）：2.

马沛勤. 2005. 脂类营养与人体健康. 运城高等专科学校学报，（6）：80-81.

人民教育出版社，课程教材研究所，生物课程教材研究开发中心. 2019. 生物学必修1. 北京：人民教育出版社.

孙艳艳. 2016. 反式脂肪酸对人体健康的影响. 食品安全导刊，159（36）：85.

陶宁萍，王锡昌. 2005. 食品营养与健康. 北京：中国轻工业出版社.

王钏，刘小龙，舒婷，等. 2018. 浅谈膳食营养与健康. 饮食保健，5（52）：303.

王莉. 2006. 食品营养学. 北京：化学工业出版社.

王霞. 2009. 营养与健康. 当代医学，（4）：155-156.

夏雨. 2009. 调和油到底是啥油. 质量探索，（8）：1.

徐淑玲，魏芳，董绪燕，等. 2017. 脂质组学在脂质膳食营养与健康研究中的应用. 中国食物与营养，23（11）：5-10.

薛建平，盛玮. 2009. 食物营养与健康. 合肥：中国科学技术大学出版社.

张席锦，陈元方. 1997. 糖、蛋白质和脂类的消化和吸收. 中华消化杂志，17（2）：3.

Bray G A. 2004. Medical consequences of obesity. The Journal of Clinical Endocrinology & Metabolism, 89 (6): 2583-2589.

Chang E B, Martinez-Guryn K. 2019. Small intestinal microbiota: the neglected stepchild needed for fat digestion and absorption. Gut Microbes, 10 (2): 235-240.

Domínguez R, Pateiro M, Purriños L, et al. 2022. Introduction and classification of lipids. *In*: Akoh C C, Min D B. Food Lipids. New York: Academic Press: 1-16.

European Food Safety Authority (EFSA). 2004. Opinion of the scientific panel on dietetic products, nutrition and allergies [NDA] related to the presence of *trans* fatty acids in foods and the effect on human health of the consumption of *trans* fatty acids. EFSA Journal, 2 (8): 81.

Goodman B E. 2010. Insights into digestion and absorption of major nutrients in humans. Advances in Physiology Education, 34 (2): 44-53.

Hofmann A F, Borgström B. 1964. The intraluminal phase of fat digestion in man: the lipid content of the micellar and oil phases of intestinal content obtained during fat digestion and absorption. The Journal of Clinical Investigation, 43 (2): 247-257.

Hua Y, Fan R, Zhao L, et al. 2020. *Trans*-fatty acids alter the gut microbiota in high-fat-diet-induced obese rats. British Journal of Nutrition, 124 (12): 1251-1263.

Ko C W, Qu J, Black D D, et al. 2020. Regulation of intestinal lipid metabolism: current concepts and relevance to disease. Nature Reviews Gastroenterology & Hepatology, 17 (3): 169-183.

Kummerow F A, Zhou Q, Mahfouz M M, et al. 2004. *Trans* fatty acids in hydrogenated fat inhibited the synthesis of the polyunsaturated fatty acids in the phospholipid of arterial cells. Life Sciences, 74 (22): 2707-2723.

Lindquist S, Hernell O. 2010. Lipid digestion and absorption in early life: an update. Current Opinion in Clinical Nutrition & Metabolic Care, 13 (3): 314-320.

Mattson F H, Volpenhein R A. 1964. The digestion and absorption of triglycerides. Journal of Biological Chemistry, 239 (9): 2772-2777.

Micha R, Mozaffarian D. 2008. *Trans* fatty acids: effects on cardiometabolic health and implications for policy. Prostaglandins, Leukotrienes and Essential Fatty Acids, 79 (3-5): 147-152.

Miyazawa T. 2021. Lipid hydroperoxides in nutrition, health, and diseases. Proceedings of the Japan Academy, Series B, 97 (4): 161-196.

Mozaffarian D, Rimm E B, King I B, et al. 2004. *Trans* fatty acids and systemic inflammation in heart failure. The American Journal of Clinical Nutrition, 80 (6): 1521-1525.

Ratnayake W M N, Galli C. 2009. Fat and fatty acid terminology, methods of analysis and fat digestion and metabolism. Annals of Nutrition & Metabolism, 55 (1/3): 8-43.

Revin V V, Gromova N V, Revina E S, et al. 2016. Role of membrane lipids in the regulation of erythrocytic oxygen-transport function in cardiovascular diseases. Biomed Research International, 21: 1-11.

Risérus U. 2006. *Trans* fatty acids, insulin sensitivity and type 2 diabetes. Scandinavian Journal of Food and Nutrition, 50 (4): 161-165.

Zhang Y, Zhang T, Liang Y, et al. 2021. Dietary bioactive lipids: A review on absorption, metabolism, and health properties. Journal of Agricultural and Food Chemistry, 69 (32): 8929.

本章思维导图

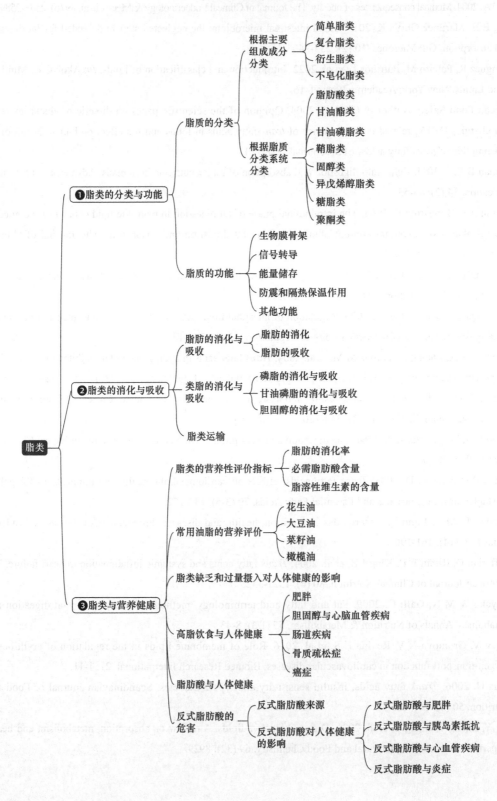

第四章 蛋白质

学习目标:

(1) 识记并分类蛋白质与氨基酸的种类;

(2) 理解并解释蛋白质的生理功能;

(3) 解释蛋白质的消化与吸收机制;

(4) 熟记蛋白质的供给量及食物来源;

(5) 解释并比较不同人群的蛋白质营养需求。

蛋白质是一切生命的物质基础,没有蛋白质就没有生命。蛋白质不但为人体生长发育和维持健康提供所需的能量和营养物质,而且在预防人体疾病特别是慢性病方面起着重要作用。随着营养均衡靶向设计与健康干预定向调控及精准营养型食品应用的持续推进,根据不同人群在蛋白质摄取、吸收和利用能力方面的差异,能够制定出不同的膳食指南,最终形成理想的健康表现。研究基于食品精准营养的蛋白质科学对我国居民营养状况的改善、疾病的预防控制、国民整体健康水平的提高等方面具有重要意义。

第一节 蛋白质和氨基酸的分类与功能

一、蛋白质的分类与功能

（一）蛋白质的分类

1. 按分子形状分类

1）纤维状蛋白 是指具有纤维形状的蛋白质,其中肽链朝长度方向延伸或螺旋盘绕。在这种蛋白质中,肽链内部和肽链间主要靠氢键维系在一起,并形成薄片或纤维状。纤维状蛋白大多数为结构蛋白,如皮肤、肌腱、软骨及骨组织中的胶原蛋白;主动脉壁、韧带及结缔组织中的弹性蛋白;毛发、指甲中的角蛋白。大多数纤维状蛋白由几条多肽链绞合而成,长度很长,有一定的坚韧性。纤维状蛋白的主要功能是构成机体的支架,连接各组织、细胞及脏器。

2）球状蛋白 蛋白质分子互相垂直的两个轴（长轴和短轴）相近,其比值<10,外观是圆形或椭圆形者,称为球状蛋白。生物界多数蛋白属球蛋白,其特点主要是由含极性R侧链或离子化R侧链的氨基酸组成,具有亲水性且溶于水,能结晶。球状蛋白多具有特异的生物活性,如酶、免疫球蛋白等。

2. 按营养价值分类

1）完全蛋白质 是指含有人体必需而在人体内不能合成的8种氨基酸的蛋白质,且所含种类齐全、数量充足、比例合适,不仅能维持人的生命与健康,还能促进儿童生长发育。属于这类蛋白质的,有肉类中的白蛋白和肌蛋白,奶类中的酪蛋白、乳白蛋白,蛋类中的卵白蛋白及卵磷蛋白,大豆的大豆球蛋白等。

2）半完全蛋白质　　这类蛋白质所含氨基酸虽然种类齐全，但其中某些氨基酸的数量不能满足人体的需要。它们可以维持生命，但不能促进生长发育。例如，小麦中的麦胶蛋白便是半完全蛋白质，含赖氨酸很少。

3）不完全蛋白质　　所含人体必需氨基酸的种类不全，用作唯一蛋白质来源时，既不能促进生长发育，也不能维持生命。例如，玉米中的玉米胶蛋白、豌豆中的豆球蛋白、动物结缔组织和肉皮中的胶质蛋白等。

延伸阅读 4-1

某些蛋白质在机体内的代谢速度相对较快，一般只需30min就被消化吸收到血液中，能够快速提升血液中氨基酸水平，约在1h内完成蛋白质的合成和氧化，这类蛋白质被营养学家称为"快蛋白"，最具代表性的为乳清蛋白。《中国居民膳食指南科学研究报告（2021）》指出为适应老年人蛋白质合成能力降低、蛋白质利用率低的情况，应选用优质蛋白质。而乳清蛋白是适合老年人的极佳蛋白质来源，其为牛奶中可溶的蛋白质成分，富含人体所需要的所有必需氨基酸，而且各种氨基酸比例适当，极易被消化吸收。2021年，国家卫生健康委员会、全国老龄工作委员会办公室会同国家中医药管理局联合印发了《关于全面加强老年健康服务工作的通知》，要求"提升医疗卫生服务体系的适老化水平，建立完善老年健康服务体系，推进老年健康预防关口前移，持续扩大优质老年健康服务的覆盖面，向内在能力不同的老年人提供精准健康服务，促进'以疾病为中心'向'以健康为中心'转变"，构建"预防、治疗、照护"三位一体的老年健康服务模式。因此，老年人除保证充足的睡眠，注意平衡膳食、合理营养，适当增加运动量及保持乐观的心态外，适当补充乳清蛋白或含有乳清蛋白的食品，更有利于促进全面的身体健康。

（二）蛋白质的功能多样性

1. 构成人体和生命的重要物质基础　　蛋白质是一切生命的物质基础，机体的组织和器官均由蛋白质构成。例如，酶的催化，人体新陈代谢的全部化学反应离不开酶的催化作用；激素调节，如生长激素、性激素和肾上腺素等；抗体的免疫，抗体是具有防御功能的免疫球蛋白。人体内的这些酶、激素、抗体等多种具有重要生理功能的物质大多是由蛋白质组成的。

2. 修复更新人体组织　　蛋白质是人体最重要的"建筑材料"，人体中的每一个细胞和所有重要组织器官都需要有蛋白质参与构成。人体蛋白质每天都处于不断分解与合成的动态平衡之中，正常人体内含16%～19%的蛋白质，每天约有300g蛋白质分解用于修复组织，约有75g肌肉更新，肠黏膜每4～6天就更新一次，每天要合成70g以上的蛋白质才能满足机体的需要，否则体重就会减轻，儿童则生长发育停滞。

3. 提供人体所需能量　　人体会先利用碳水化合物和脂质作为主要的能量来源，而保留蛋白质进行体内组织细胞的代谢与更新，提供能量是蛋白质的次要功能。但在热量摄取不足或身体受到压力时，蛋白质可被代谢分解，释放出能量，每克蛋白质在体内氧化供能约产生4kcal热量。例如，剧烈运动、大规模感染或是发炎等，则肌肉中的蛋白质就会分解，提供能量。

二、氨基酸的分类与功能

（一）氨基酸的分类

按人体营养需求，氨基酸可分为必需氨基酸、半必需氨基酸和非必需氨基酸。

1）必需氨基酸　必需氨基酸指的是人体自身不能合成或合成速度不能满足人体需要，必须从食物中摄取的氨基酸。它是人体必不可少，而体内又不能合成的，必须从膳食中补充的一类氨基酸。对成人而言，必需氨基酸共有8种：赖氨酸、色氨酸、苯丙氨酸、甲硫氨酸、苏氨酸、异亮氨酸、亮氨酸、缬氨酸。如果饮食中长期缺乏上述氨基酸，会影响健康。同时，精氨酸、胱氨酸、酪氨酸、牛磺酸对早产儿起着重要的作用，组氨酸是小儿生长发育期间的必需氨基酸。

2）半必需氨基酸　人体合成氨基酸的能力不足以满足自身的需要，需要从膳食中摄取一部分，这类氨基酸称为半必需氨基酸。例如，半胱氨酸和酪氨酸在体内能分别由甲硫氨酸和苯丙氨酸合成，如果膳食中能够直接提供这两种氨基酸，则人体对甲硫氨酸和苯丙氨酸的需要量将减少30%和50%，因此，半胱氨酸和酪氨酸称为半必需氨基酸或条件必需氨基酸。

3）非必需氨基酸　人体可依靠自身合成或从其他氨基酸转化而来，不需从膳食中摄取就能够满足自身需要的这类氨基酸称为非必需氨基酸，这类氨基酸种类较多，如甘氨酸、丙氨酸、脯氨酸、丝氨酸、天冬氨酸、谷氨酸等。

（二）氨基酸模式定义

蛋白质中的各种必需氨基酸间的相互比例，即必需氨基酸构成比或相互比值，称为氨基酸模式。这种氨基酸模式是将某种蛋白质中的色氨酸含量定为1，分别计算出其他必需氨基酸的相应比值，这一系列的比值就是该种蛋白质氨基酸模式。当食物蛋白质氨基酸模式与人体蛋白质氨基酸模式越接近时，必需氨基酸被机体利用的程度就越高，食物蛋白质的营养价值也就相对越高。联合国粮食及农业组织（FAO）和世界卫生组织（WHO）提出的建议人体每日必需氨基酸需要量估算值和氨基酸模式见表4-1。

表4-1　人体每日必需氨基酸需要量估算值和氨基酸模式及比值（引自姚应水，2011）

必需氨基酸	需要量/[mg/(kg·d)]				氨基酸模式/(mg/g)	比值（以色氨酸为1）
	3~4个月婴儿	2岁幼儿	10~12岁儿童	成人		
缬氨酸	93	38	33	10	50	5
亮氨酸	161	73	45	14	70	7
异亮氨酸	70	31	30	10	40	4
苏氨酸	87	37	35	7	40	4
苯丙氨酸+酪氨酸	125	69	27	14	60	6
色氨酸	17	12.5	4	3.5	10	1
甲硫氨酸+胱氨酸	58	27	27	13	35	3.5
赖氨酸	103	64	60	12	55	5.5
组氨酸	28	—	—	8~12	—	
总计（组氨酸不计）	714	352	261	84	360	

（三）蛋白质互补作用

蛋白质的互补作用是指当两种或两种以上的食物蛋白质混合食用时，其所含有的氨基酸之间可相互补充，使混合后的蛋白质的必需氨基酸组成比例更加符合人体的需求，以提高食物蛋白质的营养价值。若将食物蛋白质必需氨基酸含量及比值与人体必需氨基酸模式进行比较，就能发现动物性蛋白质的必需氨基酸总量一般均高于模式含量，其氨基酸比值也接近模式，如动物性蛋白质中的蛋、奶、肉、鱼等及大豆蛋白，通常被称为优质蛋白质。其中，鸡蛋的氨基酸构成很接近人体需要模式，通常将鸡蛋蛋白质的氨基酸模式作为食物蛋白质营养价值评价的参考标准，被称为参考蛋白质。参考蛋白质是指可用来测定其他蛋白质质量的标准蛋白。面粉、大米的赖氨酸无论绝对值和相对比值均低于氨基酸模式。若以其中任何一种作为蛋白质唯一来源供人食用，其利用率均不及动物性蛋白质。若面粉或大米与大豆混食，可以发挥蛋白质的互补作用，从而提高其利用率。若同时给予适当动物性蛋白质可以达到更好的效果。

反之，食物蛋白质中一种或几种必需氨基酸相对含量较低，导致其他的必需氨基酸在体内不能被充分利用而浪费，造成其蛋白质营养价值降低，这些含量相对较低的必需氨基酸被称为限制氨基酸。其中含量最低的称为第一限制氨基酸，其他以此类推。植物蛋白质中，赖氨酸、色氨酸、苏氨酸和甲硫氨酸含量相对较低，为植物蛋白质的限制氨基酸。例如，谷类食物的赖氨酸含量最低，为谷类食物的第一限制氨基酸。

第二节　蛋白质的消化与吸收

一、蛋白质的消化

食物蛋白质是人体氨基酸的主要来源。食物蛋白质不能直接进入组织细胞，必须在消化道内经蛋白酶水解成氨基酸或寡肽才能被机体吸收、利用。食物蛋白质的消化在胃中开始，但主要在小肠中进行。

食物蛋白质需要在多种酶的共同作用下才能被完全水解。根据对蛋白质水解位点的不同，胃肠道中的蛋白酶可分为内肽酶和外肽酶。内肽酶催化断裂肽链内部肽键，如胃蛋白酶、胰蛋白酶、胰凝乳蛋白酶等；外肽酶则特异性地水解肽链末端的肽键，如羧肽酶（carboxypeptidase，CP）和氨肽酶（aminopeptidase，AP）分别催化断裂C端（羧基端）和N端（氨基端）的肽键。

（一）胃消化

食物中的蛋白质进入胃后刺激胃黏膜分泌胃泌素（gastrin），进而刺激胃壁细胞分泌盐酸、胃腺主细胞分泌胃蛋白酶原。胃蛋白酶原经胃酸作用或自身催化，去除N端42个氨基酸残基后，转变成有活性的胃蛋白酶。食物蛋白质在胃酸作用下变性，使肽键暴露出来，更容易被胃蛋白酶水解。胃蛋白酶主要水解由芳香族氨基酸、甲硫氨酸或亮氨酸等残基形成的肽键，将长肽链切成小肽段的混合物。蛋白质在胃中的消化是不完全的。胃蛋白酶消化占蛋白质消化的10%～15%。它们在消化的第一个小时最活跃，且仅在pH 1.8～3.5的酸性条件下才能发挥消化作用。胃中蛋白质的消化产物及一部分未被消化的蛋白质连同胃液进入小肠。

（二）小肠消化

当经胃初步消化后的蛋白质、多肽混合物进入小肠后，低pH会触发小肠分泌促胰液素，刺激胰腺小导管管壁细胞分泌碳酸氢根离子，中和胃酸，使肠道环境pH达到7左右。混合物到达小肠上半部分的十二指肠时，引起缩胆囊素被释放到血液中，刺激胰腺的外分泌细胞合成胰蛋白酶原、胰凝乳蛋白酶原、羧肽酶原A和羧肽酶原B。胰蛋白酶原被小肠细胞分泌的肠激酶转化成具有活性的胰蛋白酶。胰蛋白酶活化其他酶原，产生有活性的胰凝乳蛋白酶、羧肽酶A和羧肽酶B。此外，小肠中还含有弹性蛋白酶及氨肽酶等蛋白酶。食物来源的蛋白质经过上述消化道内各种酶的协同作用，最后被降解为游离氨基酸及寡肽。寡肽被小肠黏膜细胞吸收后，会被小肠黏膜细胞中存在的氨肽酶、二肽酶等寡肽酶最终水解为氨基酸。

二、蛋白质的吸收

食物蛋白质消化水解出的氨基酸和寡肽，主要在小肠中通过主动转运的机制被吸收，转运的方式有以下两种。

（一）氨基酸转运载体

需要载体、耗能的主动吸收是小肠黏膜细胞主要的吸收方式。在小肠黏膜细胞的细胞膜上存在转运氨基酸的载体蛋白，它们能与氨基酸及Na^+形成三联体，将氨基酸及Na^+转运入细胞，Na^+则借钠泵作用并消耗ATP排出细胞。由于氨基酸结构的不同，氨基酸的转运载体具有许多差异。目前已知的参与氨基酸、小肽吸收的载体主要有中性氨基酸载体、碱性氨基酸载体、酸性氨基酸载体、亚氨基酸及甘氨酸载体等。中性氨基酸载体可转运芳香族氨基酸、脂肪族氨基酸、含硫氨基酸、组氨酸、谷氨酰胺、天冬酰胺等氨基酸；碱性氨基酸载体可转运赖氨酸、精氨酸等氨基酸；酸性氨基酸载体可转运谷氨酸、天冬氨酸等氨基酸；亚氨基酸及甘氨酸载体可转运脯氨酸、羟脯氨酸、甘氨酸等氨基酸。上述氨基酸的主动转运不仅存在于小肠黏膜细胞，类似的作用也可能存在于肾小管细胞、肌细胞等细胞膜上，这对于细胞聚集氨基酸具有重要意义。

（二）γ-谷氨酰基循环

20世纪60年代，迈斯特（Meister）提出了氨基酸转运吸收的γ-谷氨酰基循环（γ-glutamyl cycle）机制，也称迈斯特（Meister）循环。该机制是通过谷胱甘肽的合成与分解，实现对氨基酸的耗能转运，由此构成一个循环（图4-1）。首先是细胞外的氨基酸在细胞膜上γ-谷氨酰转移酶的催化下与细胞内谷胱甘肽的γ-谷氨酰基作用生成γ-谷氨酰氨基酸并转运至胞内，在γ-谷氨酰环化转移酶的催化下将氨基酸释放出来，生成5-氧脯氨酸，然后经过酶催化生成谷氨酸，谷氨酸重新合成谷胱甘肽，进入下一个转运氨基酸的过程。每转运1分子氨基酸需消耗3分子ATP，均用于谷胱甘肽的再合成。

三、氮平衡作用

人体从食物中摄取的蛋白质与代谢中排出的蛋白质有一定的平衡关系。蛋白质在体内分

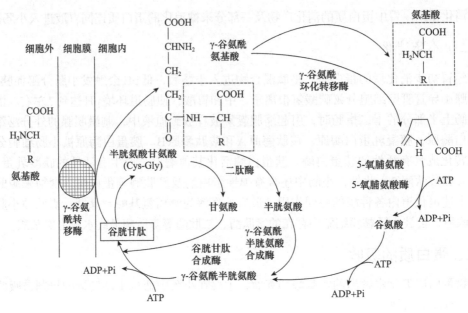

图4-1　γ-谷氨酰基循环（引自李秀凉等，2018）

解代谢所产生的含氮物质主要由尿、粪排出，通过测定每日食物中的含氮量（摄入氮）及尿和粪便中的含氮量（排出氮）就可以了解氮平衡的状态。在营养学上，把摄入蛋白质的量与排出蛋白质的量之间的关系称为氮平衡。氮平衡可分为以下几种情况。

（一）正氮平衡

摄入氮的量大于排出氮的量称为正氮平衡，这表明体内蛋白质的合成量大于分解量。处于生长发育阶段的青少年、孕妇和恢复期的伤病员等应该食用含蛋白质丰富的食物来保持适当的正氮平衡。

（二）负氮平衡

摄入氮的量小于排出氮的量称为负氮平衡，这表明体内蛋白质的合成量小于分解量。当蛋白质摄入不足时，就会导致身体消瘦，对疾病的抵抗力降低，患者的伤口难以愈合。因此，这类人群应注意尽可能减轻或改变负氮平衡，以促进健康、疾病康复和延缓衰老。

（三）氮的零平衡

摄入氮的量与排出氮的量相等称为氮的零平衡。这种情况常见于成人。正常情况下机体应保持氮的零平衡状态。为了更安全可靠，实际上，摄入氮的量应较排出氮量多5%，才可认为机体确实处于氮平衡状态。

四、蛋白质的营养评价

（一）食物中蛋白质的含量

食物中蛋白质的含量是评价蛋白质营养价值的一个重要方面。蛋白质的含量是蛋白质发挥其营养价值的物质基础，食物蛋白质如果没有一定的数量，蛋白质的营养价值也会受到限制。食物蛋白质含量的测定通常用微量凯氏定氮法测定其含氮量，然后再换算成蛋白质含量。一般来说，食物蛋白质平均含氮量为16%，其倒数即6.25，粗蛋白含量常以含氮量乘以系数6.25进行计算。若要准确计算则可以用不同食物蛋白质的换算系数求得。常见食物蛋白质的换算系数见表4-2。

表4-2 常见食物蛋白质的换算系数（引自吴朝霞和张建友，2020）

食物	蛋白质换算系数	食物	蛋白质换算系数
全麦	5.83	花生	5.46
面粉（中或低出粉率）	5.70	黄豆	5.71
通心粉、面条、面糊	5.70	杏	5.18
麦麸	6.31	椰子、栗子	5.30
大米（各种大米）	5.95	种子：芝麻、红花、向日葵	5.30
裸麦、大麦和燕麦	5.83	乳类（各种乳类）与干酪	6.38

（二）蛋白质的消化率

人体每天必须从食物中摄取一定量的蛋白质，用以维持生命和生长，以及维持高度的健康水平和工作能力的需要。由于直接测定食物中所含蛋白质和体内消耗的蛋白质较为困难，因此常通过测定人体摄入氮和排出氮的量来衡量蛋白质的动态平衡，以氮平衡的方法来反映蛋白质合成和分解之间的平衡状态。此外，机体还存在一部分氮损失，称为必要氮损失。必要氮损失是指在无氮膳食的情况下，机体不可避免地消耗氮量，包括粪代谢氮、尿内源氮、皮肤中排出的氮、毛发及其他途径排出的氮。健康成人当给予无氮膳食时，每日必要氮损失约为57mg/kg体重，成人体重按照60kg计算，则每人每日必要氮损失总量为3.42g，相当于21.38g蛋白质。

"影响蛋白质消化率的因素"可扫码阅读资源4-1。

资源4-1

蛋白质的消化率反映了食物蛋白质被分解、吸收的程度，可以用吸收的氮量与摄入的总氮量的比值来表示。蛋白质的消化率越高，则被机体利用的可能性就越大。根据是否考虑内源粪代谢氮因素，可以分为表观消化率和真消化率。蛋白质表观消化率即不计内源粪代谢氮的蛋白质消化率。通常以动物或人体为实验对象，在实验期内，测定实验对象摄入的食物氮（摄入氮）和从粪便中排出的氮（粪氮），按下式计算蛋白质表观消化率。

$$蛋白质表观消化率=\frac{食物氮-粪氮}{食物氮}\times100\%$$

蛋白质真消化率是考虑内源粪代谢氮的消化率。粪中排出的氮来源于未被消化吸收的食物蛋白质氮和粪代谢氮（即脱落的肠黏膜细胞及肠道细菌等所含的氮）。通常以动物或人体为实验对象，设置无氮膳食期，即在实验期内给予无氮膳食，测定该时期的粪氮，即粪代谢氮，按下式计算蛋白质真消化率。

$$蛋白质真消化率=\frac{食物氮-（粪氮-粪代谢氮）}{食物氮}\times100\%$$

表观消化率在实际应用中往往不考虑粪代谢氮，这样不仅试验方法简单，而且因所测得的结果比真消化率要低，具有一定的安全性。

（三）蛋白质的利用率

蛋白质的利用率是指食物蛋白质被消化、吸收后在体内被利用的程度。测定食物蛋白质利用率的指标和方法很多，各指标分别从不同角度反映蛋白质被利用的程度，主要包括以下几项指标。

1. 生物价　蛋白质的生物价（BV）是指由食物摄入的氮在体内的贮留量与吸收量之间的比值，反映了食物蛋白质消化吸收后被机体利用的程度。计算公式如下。

$$生物价 = \frac{贮留氮}{吸收氮} \times 100\% = \frac{食物氮-（尿氮-尿内源性氮）}{食物氮-（粪氮-粪代谢氮）} \times 100\%$$

生物价对指导肝、肾患者的膳食很有意义。生物价高，表明食物蛋白质中的氨基酸主要用来合成人体蛋白质，极少有过多的氨基酸经肝、肾代谢而释放能量或由尿排出多余的氮，从而大大减轻了肝、肾的负担。生物价的高低取决于氨基酸模式。氨基酸模式越接近人体蛋白质的组成，生物价越高。

2. 蛋白质净利用率　蛋白质净利用率（NPU）反映的是食物中蛋白质被利用的程度。它包括了食物蛋白质的消化和利用两个方面，因此更为全面。计算公式如下。

$$蛋白质净利用率 = 消化率 \times 生物价 = \frac{贮留氮}{食物氮} \times 100\%$$

3. 蛋白质功效比值　蛋白质功效比值（PER）是用处于生长阶段中的幼年动物，如刚断奶的雄性大白鼠，在实验期内体重增加和摄入蛋白质的量的比值来反映蛋白质的营养价值。由于所测蛋白质主要被用来满足生长的需要，因此该指标被广泛用来评价婴幼儿食品中蛋白质的质量。实验时，饲料中被测蛋白质是唯一蛋白质来源，占饲料的10%，实验期为28d。

$$蛋白质功效比值 = \frac{动物体重增加量}{摄入食物蛋白质质量}$$

同一种食物的蛋白质在不同的实验条件下所测得的功效比值重复性不佳，因此通常以酪蛋白为参考蛋白设置对照组，以其PER值2.5作为参考标准来校正被测蛋白质的PER。所以被测蛋白质的功效比值按下式计算。

$$被测蛋白质PER = \frac{实验组蛋白质PER}{对照组蛋白质PER} \times 2.5$$

（四）氨基酸评分

氨基酸评分（amino acid score，AAS）是目前被广泛采用的蛋白质营养价值评价方法，又称为蛋白质的化学评分。氨基酸评分反映了被测食物蛋白质中氨基酸的构成和利用率，既适用于单一食物蛋白质的评价，也可用于混合食物。氨基酸评分分值为食物蛋白质中的必需氨基酸和参考蛋白或理想模式中相应的必需氨基酸的比值。

$$氨基酸评分 = \frac{每克待评蛋白质中某种必需氨基酸量（mg）}{每克参考蛋白质中某种必需氨基酸量（mg）}$$

例如，某小麦粉的蛋白质含量为10.9%，其中100g小麦粉中各种氨基酸含量如表4-3所示。根据小麦粉的蛋白质含量可计算出小麦粉每克蛋白质中氨基酸含量，与FAO/WHO评分标准模式必需氨基酸含量相除可进一步求出氨基酸比值。根据氨基酸比值可知，小麦蛋白质的限制氨基酸为异亮氨酸、赖氨酸、苏氨酸和缬氨酸，其中赖氨酸的比值最低，为第一限制氨基酸，故小麦蛋白质的氨基酸评分为0.47。

表4-3　小麦粉的氨基酸评分计算（引自肖功年，2021）

氨基酸	每100g小麦粉中氨基酸含量/mg	每克蛋白质中氨基酸含量/mg	FAO/WHO评分标准模式必需氨基酸含量/（mg/g蛋白）	氨基酸比值	氨基酸评分
异亮氨酸	403	36.97	40	0.92	0.47
亮氨酸	768	70.46	70	1.01	
赖氨酸	280	25.69	55	0.47	
甲硫氨酸＋半胱氨酸	394	36.15	35	1.03	
苯丙氨酸＋酪氨酸	854	78.35	60	1.31	
苏氨酸	309	28.35	40	0.71	
缬氨酸	514	47.16	50	0.94	
色氨酸	135	12.39	10	1.24	

氨基酸评分的方法较为简单，但未考虑食物蛋白质的消化率。为此，美国食品药品监督管理局（FDA）通过了一种新的方法，即经消化率校正的氨基酸评分（PDCAAS）。这种方法可替代蛋白质功效比值，对除孕妇和1岁以下婴儿以外的所有人群的食物蛋白质进行评价（表4-4）。其计算公式如下。

$$PDCAAS＝AAS×蛋白质真消化率$$

表4-4　几种食物蛋白质经消化率修正的氨基酸评分（引自杨滨，2014）

食物蛋白质	PDCAAS	食物蛋白质	PDCAAS
酪蛋白	1.00	菜豆	0.68
鸡蛋蛋白	1.00	燕麦粉	0.57
大豆分离蛋白	0.99	花生粉	0.52
牛肉	0.92	小扁豆	0.52
豌豆粉	0.69	全麦	0.40

第三节　蛋白质与营养健康

一、蛋白质的营养价值

（一）食物来源

蛋白质广泛存在于动植物体中，人体主要通过食物摄取来获得自身所需的蛋白质。根据来源可分为动物性蛋白质和植物性蛋白质。国家统计局发布的《中国统计年鉴2021》显示，从

资源4-2

2014年到2020年，虽然我国居民人均摄入的主要食品配比日趋平衡，但蛋、奶等摄入不足问题依然突出。优质蛋白质主要存在于动物性食品（蛋、奶、肉、鱼）和豆类及其制品中。综合蛋白质含量和氨基酸评分两方面的数据，鸡蛋、牛奶、鱼肉、虾肉、鸡肉、鸭肉、牛肉、羊肉、猪肉和大豆已于2020年被中国营养学会列为"优质蛋白质十佳食物"（表4-5）。同时，在食物过敏中，蛋白质也是最主要的过敏原，绝大多数国家要求在食品标签中标识麸质、鱼类、甲壳类、花生、大豆、蛋品、牛奶及坚果等八大类食物过敏原。

扫码进一步了解"食物蛋白质过敏"（资源4-2）。

表4-5　常见动植物食物蛋白质含量表（引自杨月欣，2018）

食物名称	蛋白质含量/（g/100g）	食物名称	蛋白质含量/（g/100g）
鸡蛋	13.3	大豆（黄豆）	35.0
牛奶（液态）	3.0	蚕豆（去皮）	25.4
鱼肉	18.0	绿豆（干）	21.6
虾肉	16.8	豌豆（干）	20.3
鸡肉	19.3	芸豆（干）	22.4
鸭肉	15.5	赤小豆（干）	20.2
牛肉（瘦）	20.2	扁豆（干）	25.3
羊肉（瘦）	20.5	黄花菜	19.4
猪肉（瘦）	20.3	小麦粉（标准粉）	11.2

1. 动物性蛋白质　动物性蛋白质中的各种必需氨基酸种类齐全，其组成比例符合人体需求，更易被人体吸收，蛋白质利用率可高达85%～90%。奶类、蛋类、肉类、水产品等动物性食物来源的蛋白质，必需氨基酸种类齐全，数量充足，比例合适，营养价值较高，但主要的缺陷是饱和脂肪酸和胆固醇含量也较高。因此，有必要将多种食物进行合理搭配，发挥蛋白质互补作用。

2. 植物性蛋白质　我国居民每日摄入的谷类数量相对较大，因此谷物食品是日常摄取蛋白质的主要来源。谷类中蛋白质的各种必需氨基酸种类同样齐全，但由于比例不合适，属于氨基酸组成不平衡的蛋白质。目前，大豆蛋白对健康的益处越来越被认可，大豆含有35%～40%的总蛋白质，其氨基酸组成均衡，除含硫氨基酸偏低外，其他几乎与动物性蛋白质相似，而且富含谷类蛋白质缺乏的赖氨酸，是与谷类蛋白质互补的天然理想食品。

为了缓解膳食蛋白质的供求问题，除生产大量传统的动植物蛋白制品外，人们开始发展基于科技创新的植物工厂和藻类工厂等，以追求高效生产新型食品植物蛋白质资源。食用菌中的蛋白质含量丰富，显著高于蔬菜、粮食。食用菌中所含的必需氨基酸的数量和比例与人体每日所需相当吻合，是一种较理想的蛋白质来源。此外，来源于藻类和水产副产物中的蛋白质开发与高值化利用也逐渐成为当下的研究热点。可食用的藻类含有人体必需的8种氨基酸，对高血压、糖尿病、癌症等多种疾病有辅助治疗作用，藻类蛋白有望超越大豆蛋白，成为未来蛋白食品的重要原料。

（二）推荐摄入量

随着我国经济社会的发展，居民的健康状况和营养水平不断改善，膳食模式正在悄然发生着变化。近年来，我国居民营养状况持续改善，居民膳食能量和宏量营养素摄入充足，优质蛋白摄入不断增加。但城乡居民的平均蛋白质摄入量（每人每日）仍低于《中国居民膳食指南（2022）》中的推荐摄入量。依据中国的饮食习惯、膳食结构及各年龄段人群的蛋白质代谢特点，蛋白质摄入量可依照年龄段的不同而进行划分，中国居民膳食蛋白质参考摄入量见表4-6。

表4-6 中国居民膳食蛋白质参考摄入量（引自中国营养学会，2023） （单位：g/d）

年龄/阶段	EAR		RNI	
	男性	女性	男性	女性
0岁～	—	—	9（AI）	9（AI）
0.5岁～	—	—	17（AI）	17（AI）
1岁～	20	20	25	25
2岁～	20	20	25	25
3岁～	25	25	30	30
4岁～	25	25	30	30
5岁～	25	25	30	30
6岁～	30	30	35	35
7岁～	30	30	40	40
8岁～	35	35	40	40
9岁～	40	40	45	45
10岁～	40	40	50	50
11岁～	45	45	55	55
12岁～	55	50	70	60
15岁～	60	50	75	60
18岁～	60	50	65	55
30岁～	60	50	65	55
50岁～	60	50	65	55
65岁～	60	50	72	62
75岁～	60	50	72	62
孕早期	—	+0	—	+0
孕中期	—	+10	—	+15
孕晚期	—	+25	—	+30
乳母	—	+20	—	+25

注：AI. adequate intakes，适宜摄入量；EAR. estimated average requirement，平均需要量；RNI. recommended nutrient intake，推荐摄入量；"—"表示未制定或未涉及；"+"表示在相应年龄阶段的成年女性需要量基础上增加的需要量

从能量的角度而言，健康成人膳食蛋白质，建议按0.8～1.0g/kg体质量或蛋白质供能比占10%～15%摄入为宜，儿童和青少年因处于生长发育时期，应适当提高比例，为13%～14%，老年人为15%左右。

延伸阅读 4-2

　　对于发育中的儿童和青少年而言，牛奶中的乳蛋白不仅氨基酸组成均衡、易于吸收，还具有抑菌、缓解机体炎症、改善肠道健康、增强机体免疫力等多种生理功效。为在校学生提供学生奶，是世界各国的通行做法。据联合国粮食及农业组织统计，目前包括中国在内，世界上有 70 多个国家开展了"学生饮用奶计划"，全世界超过 1.6 亿名儿童受益。2017 年，国家卫生健康委员会制订了《学生营养餐指南》，明确要求 6～17 岁学龄人群每天应供应牛奶及奶制品 200～250g，以期提高学生的身体素质和营养健康水平。

二、蛋白质营养不良

　　食物是人类生存的基础，而蛋白质是人体必需的营养成分。若人体长期缺乏蛋白质，会严重地损害健康。据 FAO 统计，每年 5 岁以下儿童因食物不足和营养缺乏死亡的人数约有 300 万。对于食物不足的贫困人群来说，提高蛋白质的摄入量和质量尤为重要。然而，如果长期过量地摄入蛋白质，对健康也未必有促进作用。

（一）蛋白质缺乏：蛋白质能量营养不良

　　蛋白质能量营养不良（PEM）是一种由多种原因引起的蛋白质和能量长期摄入不足，不能维持正常新陈代谢而导致自身组织消耗的营养缺乏性疾病。社会、经济和环境因素均会引起食物来源不足、质量差或吸收障碍而使能量和蛋白质摄入不足，蛋白质与能量的缺乏往往会同时存在。PEM 常见于 3 岁以下婴幼儿，是 5 岁以下儿童死亡的重要原因，据统计，发展中国家 50% 以上的儿童死亡与营养不良有关。PEM 的发生常伴随着多种微量营养素的缺乏，可能导致儿童的生长障碍、抵抗力下降、智力发育迟缓等。

　　根据病因和症状表现，PEM 可分为三种类型，即消瘦型、水肿型和混合型。

　　1. 消瘦型　　以能量供应不足为主，常见于 6～18 个月的贫困幼儿。以稀释的淀粉类食物为主，不能保证充足的蛋白质摄入。主要症状表现为肌肉和皮下脂肪极端减少，皮包骨状，生长发育停止。患儿体温偏低，抵抗力低下，消化吸收功能障碍。由于这段时间正是幼儿的大脑发育时期，营养不良会导致其智力发育受损，行为能力发育迟缓。

　　2. 水肿型　　以蛋白质供应不足为主，常见于 12～24 个月的断奶后幼儿。家长缺乏营养知识，喂养不当，使儿童的蛋白质和能量长期摄入不足，引起急性的蛋白质营养不良症状。由于蛋白质不足，肌肉蛋白开始分解，而体液渗透压下降导致了四肢组织的水肿。同时，由于缺乏足够的蛋白质完成脂肪转运、解毒等功能，患儿发生脂肪肝和腹水症状；缺乏合成黑色素的酪氨酸，患儿毛发和皮肤颜色变浅。蛋白质不足还会导致铁吸收和储运不良，免疫力极度低下。

　　3. 混合型　　单纯性蛋白质或能量营养不良的病例极少见，绝大多数患者因蛋白质和能量同时缺乏，继而导致混合型 PEM 的发生，其临床表现为上述二型之混合。

　　蛋白质能量营养不良的发生与社会经济、文化教育、饮食习惯、地域风俗及营养知识普及教育等都有密切的关系。及时的预防和营养干预措施能够有效降低其发病率。首先，膳食中提供充足的能量和蛋白质是基本的预防措施，应充分利用食物资源，通过动植物蛋白质的合理搭配补充每天所需的蛋白质和能量。其次，普及相关营养知识教育，提倡科学喂养，培养良好的饮食习惯和生活习惯。最后，应推广婴幼儿生长发育情况监测系统，尽早发现轻症患者，并及时采用营养干预措施。

（二）蛋白质过量

人体对蛋白质的摄入量应控制在每人每天不超过70g。摄入过多的蛋白质可能造成多种慢性疾病风险的增加，包括肥胖、骨质疏松，以及心脏、肾和肝疾病等。首先，富含蛋白质的食物往往同时含有较多的脂肪，其正是肥胖的重要诱因之一。同时，有研究表明，摄入较多的动物性蛋白质是发生妊娠期糖尿病的一个危险因素，动物性蛋白质的摄入量与妊娠期糖尿病发生风险之间存在显著相关性。其次，骨质疏松症与蛋白质的摄取量有着直接的关联，骨骼通过骨的主动吸收，会导致钙流失过多，酸负荷也会直接抑制肾钙重吸收，导致高钙尿症和过度的骨质流失。每克蛋白质的摄入需要伴随20mg钙的摄入，才能保证体内的钙平衡，但它们之间的适宜比例尚未确定。另外，动物性蛋白质过量的同时也常伴随着血胆固醇水平升高，以及饱和脂肪酸摄入过多的问题。有研究显示，饱和脂肪酸的摄入量与动脉粥样硬化和冠心病发病率呈正相关趋势。若长期摄入过量的蛋白质，会在体液中产生大量的酸，增加肾的排泄负担，导致肾功能受损。

资源4-3

扫码进一步了解"蛋白质与慢性疾病"（资源4-3）。

思 考 题

1. 蛋白质的生理功能有哪些？
2. 必需氨基酸有哪些？什么是氨基酸模式？认识它们对合理利用蛋白质有何作用？
3. 什么是蛋白质的互补作用？举例说明蛋白质的互补作用。
4. 简述蛋白质的消化和吸收过程。
5. 蛋白质的营养评价有哪些？

参 考 文 献

郭顺堂. 2020. 现代营养学. 北京：中国轻工业出版社：31-39.

国家统计局. 2022. 中国统计年鉴2021. 北京：中国统计出版社：4-6.

李秀凉，赵丹丹，刘松梅. 2018. 生物化学. 哈尔滨：黑龙江大学出版社：360-394.

任顺成. 2019. 食品营养与卫生. 2版. 北京：中国轻工业出版社：11-20.

吴朝霞，张建友. 2020. 食品营养学. 北京：中国轻工业出版社：56-69.

肖功年. 2021. 食品营养学. 北京：中国轻工业出版社：81-95.

杨滨. 2014. 食品营养学. 昆明：云南人民出版社：24-41.

杨月欣. 2018. 中国食物成分表标准版（第一册）. 6版. 北京：北京大学医学出版社：87-122.

姚应水. 2011. 临床营养学. 北京：人民军医出版社：10-11.

中国营养学会. 2023. 中国居民膳食营养素参考摄入量（2023版）. 北京：人民卫生出版社.

本章思维导图

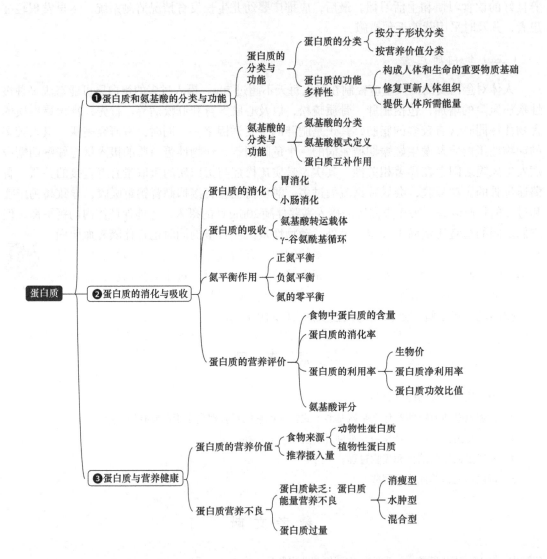

第五章 维 生 素

学习目标:
(1) 掌握各类维生素的结构与性质;
(2) 了解各类维生素的消化与吸收机制;
(3) 熟记各类维生素对人体健康的作用;
(4) 掌握各类维生素的主要食物来源。

维生素是人体必不可少的一种有机化合物,具有调节多种生理功能的重要作用,由于人类无法合成维生素,因此在饮食中若无充分供应时,则需要额外添加。目前发现的维生素包括脂肪族、芳香族、脂环族、杂环族和甾类化合物等多种结构类型,但通常根据维生素的溶解性将其分为水溶性维生素和脂溶性维生素两大类。水溶性维生素包括维生素C和B族维生素,除维生素B_{12}外,它们不能被身体长时间保留,每当其血浆水平超过肾阈值时,水溶性维生素就会从尿液中排出。脂溶性维生素包括维生素A、维生素D、维生素E、维生素K,其吸收和转运与脂质密切相关;与膳食脂类一样,脂溶性维生素在胆汁盐存在时吸收最佳,同样,脂溶性维生素通过乳糜微粒在血液中运输。本章主要介绍了每种维生素的结构、来源、吸收利用、代谢、建议膳食摄入量,以及某种维生素与其他营养物质之间的相互关系,并进行营养学评估。

第一节　脂溶性维生素

一、维生素A

（一）结构与性质

维生素A是指具有视黄醇结构并有生物活性的一类化合物。动物体内具有视黄醇生物活性的物质包括视黄醇、视黄醛、视黄酸和视黄基酯复合物,视黄基酯复合物并不具有维生素A的生物活性,但它能在肠道水解产生视黄醇;植物体内不含有已形成的维生素A,但某些植物含类胡萝卜素,被动物摄食后可在小肠和肝细胞内转变为维生素A,被称为维生素A原。

维生素A通常有4个首尾相连的类异戊二烯结构,并含有5个共轭碳碳双键（图5-1）。共轭双键的化学性质不稳定,易于发生加成、氧化、聚合、裂解和脱水等反应,光、氧气、热和自由基等能引发以上反应或使这些反应加速进行。由于这些因素在维生素A生产、储存和使用过程中难以避免,因此维生素A工业生产过程中通常采用乳化或者包埋处理（俞安等, 2013）。

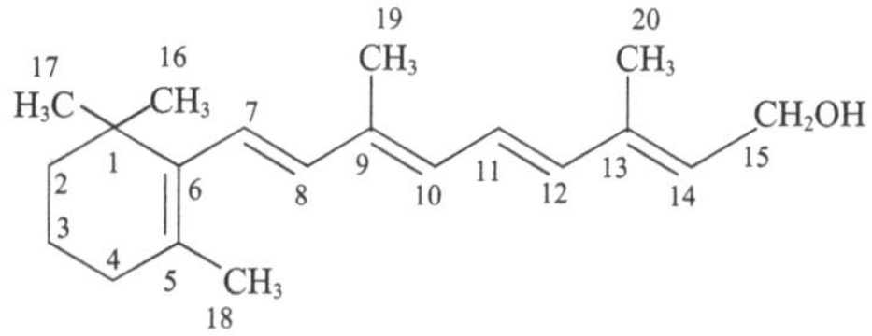

图5-1　维生素A结构式

当食物中含有磷脂、维生素E、维生素C和其他抗氧化剂时,维生素A和类胡萝卜素较为稳定。脂肪酸败时,食物所含维生素A和胡萝卜素会受到严重破坏。人们从食物中摄取的大多是维生素A原,它在食品加工贮存时如有氧存在，则易受光、酶及酯类氢过氧化物的共氧化刺激而产生类似于脂肪酸氧化所得到的复杂化合物。一般来说，类胡萝卜素的稳定性与特定食品中不饱和脂肪酸的稳定性一致（郭琇婷等，2018）。

（二）吸收与代谢

食物中的视黄醇多以视黄基酯的形式存在，它和类胡萝卜素常与蛋白质结合成复合物。在消化过程中，视黄基酯和类胡萝卜素经胃、胰液和肠液中蛋白酶消化水解，从食物中释出，然后在小肠中胆汁、胰脂酶和肠脂酶的共同作用下释放出脂肪酸、游离的视黄醇及胡萝卜素。释放出的游离视黄醇和类胡萝卜素与其他脂溶性食物成分形成胶团，通过小肠绒毛的糖蛋白层进入肠黏膜细胞。

肝是贮存维生素A的主要器官，视黄醇主要以棕榈酸视黄酯的形式贮存在肝细胞内；但肝贮存类胡萝卜素的能力有限，过多的类胡萝卜素由血浆脂蛋白运至脂肪组织贮存。肾中视黄醇贮存量约为肝的1%，眼的色素上皮细胞也贮存有少量的视黄醇。

维生素A在体内被氧化成一系列的代谢产物，后者与葡萄糖醛苷结合后由胆汁进入粪便排泄。大约70%的维生素A经此途径排泄，其中一部分经肠-肝循环再吸收入肝。大约30%的代谢产物由肾排泄。类胡萝卜素主要通过胆汁排泄。

（三）生理功能

1. 视力　视网膜中的两种感光细胞（视杆细胞和视锥细胞）都含对光敏感的视色素，两种视色素分别由不同的视蛋白和维生素A组成。

2. 免疫　维生素A与机体免疫功能有着密切的关系。首先，对非特异性免疫功能而言，机体免疫器官的生长发育有赖于维生素A活性产物的调节，维生素A还可以维持黏膜屏障的完整性，增强吞噬细胞功能，促进免疫球蛋白的生成。其次，对特异性免疫功能而言，维生素A可通过调节相关细胞因子的表达来促进T淋巴细胞的活化和增殖，增强T淋巴细胞的抗原特异性反应，维生素A还可直接或间接作用于B淋巴细胞，促进B淋巴细胞分化及抗体的形成。

3. 生长发育　维生素A缺乏导致成骨与破骨之间不平衡，造成骨组织变性，颅骨过度生长增厚，影响神经系统正常发育。维生素A缺乏也引起肾小管上皮损伤，钙结合蛋白合成减少，造成钙的重吸收障碍，骨钙丢失，骨生长受阻。此外，维生素A与机体生殖系统也有着密不可分的关系。研究表明，妊娠期缺乏维生素A可引起胎儿发育不良，出现难产、胎盘滞留、流产及胎儿畸形等。而男性缺乏维生素A会造成睾丸组织结构损伤，不利于正常的生殖与发育。

4. 造血　维生素A与造血系统有着千丝万缕的联系。维生素A促进造血祖细胞的增殖分化，缺乏维生素A使得红细胞分化障碍，并影响红细胞的膜稳定性。此外，维生素A缺乏还使得转铁蛋白合成减少，造成红细胞生成过程中铁从肝等组织的转运过程受阻，发生贫血。

（四）营养健康

一般用视黄醇活性当量（RAE）来表示维生素A含量。成年男性和女性膳食维生素A推荐摄入量分别为800μg RAE/d和700μg RAE/d，孕期可额外增加70μg RAE/d。

维生素A的良好来源是动物性食品，以肝、鱼肝油、鱼卵、全奶、奶油、蛋黄等含量丰富；植物性食品只能提供类胡萝卜素，类胡萝卜素主要存在于一些有色蔬菜和水果中，如菠菜、莴笋叶、芹菜叶、胡萝卜及柿子等。应该注意的是，维生素A的用量过大不仅没有益处，反而会引起中毒。β-胡萝卜素是维生素A的安全来源。

二、维生素D

（一）结构与性质

维生素D（又称钙化醇）与骨骼生长紧密相关。从结构上讲，维生素D是甾类化合物的衍生物，由于其4个环中有一个被破坏，因此被认为是开环甾类化合物。维生素D有两种常见的形式，即维生素D_2（又称麦角钙化醇）和维生素D_3（又称胆钙化醇）（图5-2），二者在侧链的结构上有所不同，但在体内的新陈代谢或功能上没有明显差异。维生素D_2是由酵母或麦角中的麦角固醇经紫外线照射而成的，能被人体吸收。维生素D_3是在同类物中最重要的一种，它由储存于皮下的胆固醇的衍生物（7-脱氢胆固醇）在紫外线照射下转变而成，并分泌到皮肤表面，在皮肤表面可被吸收并扩散到血液中。具体来说，皮肤细胞膜上的7-脱氢胆固醇吸收光子，导致环结构打开，形成维生素D_3原，其中不稳定的双键经过数小时到几天的时间重新排列（也称为热异构化），合成维生素D_3（图5-2）。另外，通过产生非活性代谢产物，特别是光甾醇（在紫外线照射下由7-脱氢胆固醇产生）和速甾醇（通过进一步照射维生素D_3原产生），可以防止皮肤中产生过量的维生素D_3。

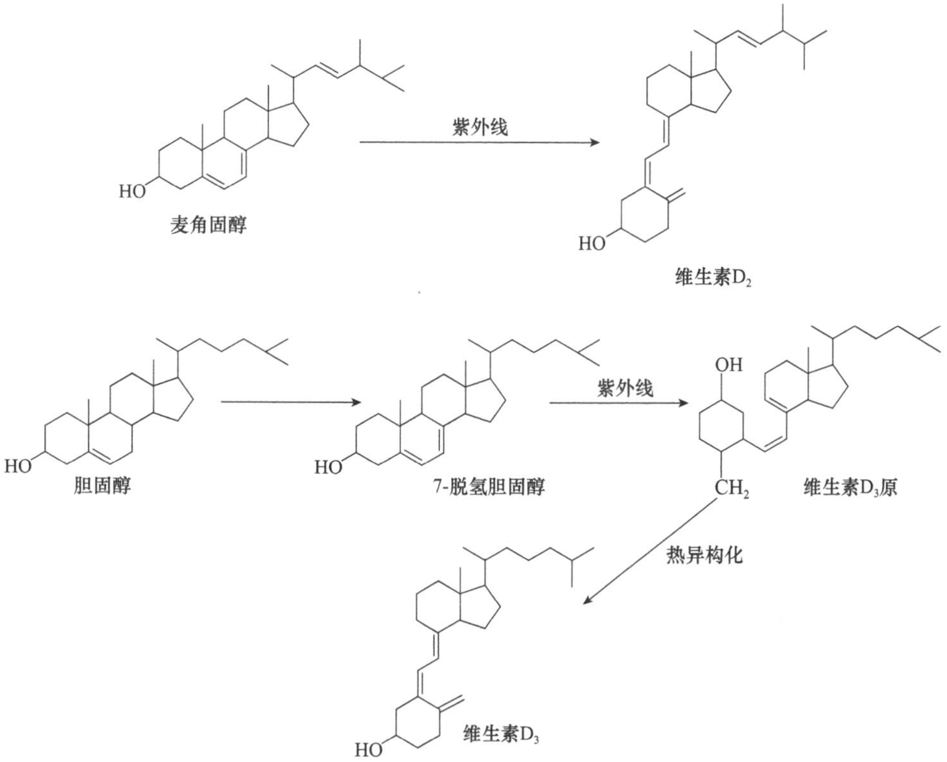

图5-2　维生素D_2和维生素D_3的产生

总的来说，从膳食或由皮肤合成的维生素D无生理活性，必须转移到其他部位激活才能具有生理作用，即它们是有活性作用的维生素D前体，又称维生素D原。维生素D性质稳定，通常的烹调加工不会引起维生素D的损失，但脂肪酸败会导致其被破坏。过量辐照也会形成具有毒性的化合物。

（二）吸收与代谢

1. 消化吸收　膳食中的维生素D在胆汁协助下与其他脂溶性物质一起形成胶团被动扩散进入小肠黏膜细胞。饮食中约50%的维生素D被吸收。维生素D在十二指肠和空肠的吸收速度最快，在远端小肠被吸收得最多。吸收后的维生素D在小肠乳化形成乳糜微粒，经淋巴系统进入血液，乳糜微粒运输血液中大约40%的维生素D，还有一些维生素D与维生素D结合蛋白（DBP）结合并由其携带运输，或者被β-脂蛋白携带。

在皮肤中形成的维生素D_3从皮肤缓慢扩散到血液中，并由肝合成的DBP吸收且运输。与DBP结合的维生素D 60%~80%被递送至肝，其他的可能在肝吸收之前被肝外组织（尤其是肌肉和脂肪组织）吸收。因此，在皮肤中形成的维生素和从消化道吸收的维生素，两者转运机制存在差异，会影响维生素在体内的分布。

2. 运输及代谢　维生素D必须被细胞色素P450羟化酶催化形成25-（OH）-D，才能开始生成活性形式。大多数25-（OH）-D在肝合成后，从肝分泌出来，并通过DBP送到血液中，半衰期为15~21d或更长。随后，在肾25-（OH）-D_3-1羟化酶和25-（OH）-D_3-24羟化酶的催化下，进一步形成1,25-（OH）$_2$-D_3和24,25-（OH）$_2$-D_3，与DBP松散式结合，并运输至靶器官发挥生物学效应。

维生素D在体内主要储存在脂肪组织（以内脂的形式存在）和骨骼肌中，肝、大脑、肺、脾、骨骼、皮肤中也少量存在。维生素D的分解代谢主要发生在肝中，主要通过胆汁从粪便中排出，自尿液排泄的维生素D仅占2%~4%（谢忠建等，2008）。

（三）生理功能

1. 对钙磷代谢组织器官的作用

1）肠道　维生素D促进肠道跨膜钙吸收是其最经典的作用之一。肠道对磷的吸收和转运也受到维生素D的调节。

2）骨骼　当血液循环中的1,25-（OH）$_2$-D_3水平降低或作用障碍时，骨骼会有佝偻病或骨软化症的表现。但维生素D缺乏所出现的佝偻病可通过补充足够的钙和磷纠正。

3）肾　维生素D调节肾钙重吸收的部位在远端肾小管。

2. 对激素分泌的调节作用

1）甲状旁腺激素　甲状旁腺激素（PTH）有促进1,25-（OH）$_2$-D_3合成的作用，而1,25-（OH）$_2$-D_3在转录水平负反馈抑制PTH的产生。

2）胰岛素　1,25-（OH）$_2$-D_3通过调节细胞内钙水平后改变细胞膜去极化刺激胰岛β细胞分泌胰岛素，具体机制尚不明确。

3）成纤维细胞生长因子23　成纤维细胞生长因子23（FGF23）主要由成骨细胞和骨细胞产生，1,25-（OH）$_2$-D_3可促进FGF23合成，FGF23又反过来抑制1,25-（OH）$_2$-D_3的合成。

3. 对其他组织器官的作用

1）肿瘤　　1,25-(OH)$_2$-D$_3$对恶性肿瘤的预防和治疗作用包括抗增生、促分化、促凋亡、修复DNA损伤、抑制血管生成和抑制肿瘤转移。

2）皮肤　　表皮角质细胞是人体内唯一具有维生素D完整代谢途径的细胞。1,25-(OH)$_2$-D$_3$具有促进表皮角质细胞分化的作用，这种作用通过磷脂酶C-γ1完成。

3）免疫系统　　维生素D及其活性代谢产物1,25-(OH)$_2$-D$_3$可以通过促进抑菌肽的表达增强免疫反应，而通过抑制树突细胞的抗原呈递抑制适应性免疫反应，降低T细胞的增生。

4）骨骼肌　　1,25-(OH)$_2$-D$_3$可能通过受体途径作用于成肌细胞，调节成肌细胞的分化，而通过非受体途径作用于成熟的骨骼肌，促进肌力改善。

（四）营养健康

中国营养学会对成人维生素D的推荐摄入量（RNI）为10μg/d，65岁以上人群可增加至15μg/d，因为老年人器官功能下降和皮肤中7-脱氢胆固醇含量下降会影响维生素D的产生。血清25-(OH)-D浓度最常用于评估维生素D的储存状况。大量摄入维生素D是所有维生素中最有可能引起明显毒性的一种。毒性表现包括高钙血症和钙化病，还会促进高磷血症、高血压、厌食、恶心、虚弱、头痛、肾功能衰竭，甚至导致死亡。

膳食维生素D主要存在于海水鱼、肝、蛋黄等动物性食品及鱼肝油制剂中，但服用鱼肝油过量容易中毒。水果、蔬菜、谷类及其制品的维生素D含量较少。暴露于阳光下5~15min，可以获得足够量的维生素D。一般来说，成人只要经常接触阳光，不会发生维生素D缺乏症，但过度暴露在阳光下可能是皮肤癌的主要危险因素。

三、维生素E

（一）结构与性质

维生素E是指6-羟基苯并二氢吡喃环的异戊二烯衍生物。它包括生育酚和生育三烯酚两类共8种化合物，即α-生育酚、β-生育酚、γ-生育酚、δ-生育酚和α-生育三烯酚、β-生育三烯酚、γ-生育三烯酚、δ-生育三烯酚（图5-3），其中α-生育酚是自然界中分布最广泛、含量最丰富、生物活性最高的维生素E（李洁和石莎莎，2008）。

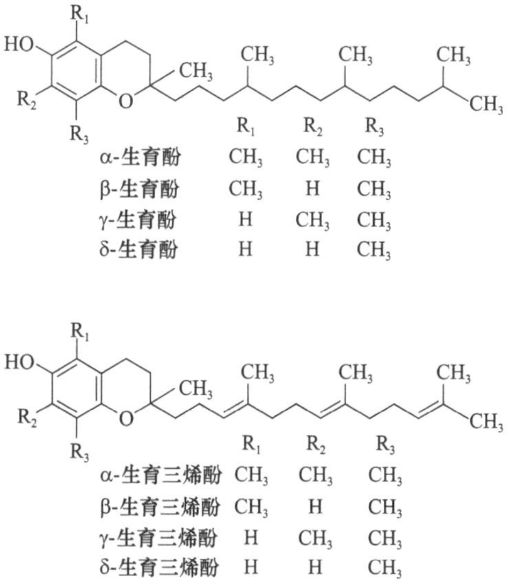

α-生育酚是黄色油状液体，对热和酸稳定，对碱不稳定，易被氧化破坏；在酸败油脂中，维生素E容易被破坏。维生素E和其他脂溶性维生素一样，在食物制备和储存过程中容易被破坏。生育酚长时间暴露在空气中会被氧化，暴露在光和热下也会导致更大的破坏。

图5-3　生育酚和生育三烯酚不同形式的结构式

（二）吸收与代谢

1. 消化吸收　　生育酚在食物中可以以游离的形式存在，而生育三烯酚则以酯化的形式存在，它必须经胰脂酶和肠黏膜酯酶水解，然后才能被吸收。游离的生育酚或生育三烯酚与其他脂类消化产物，在胆汁的作用下以胶团的形式通过被动扩散在空肠吸收，后掺入乳糜微粒，经淋巴导管进入血液循环。维生素E的吸收率一般在20%～50%，最高可达80%。随着维生素E的摄入量增加，其吸收率降低。

2. 运输及代谢 在肠细胞中吸收的生育酚被结合到乳糜微粒中，通过淋巴运输，然后进入循环。人腺苷三磷酸结合盒转运体A1（ABCA1）被认为能够通过肠细胞的基底外侧膜分泌α-生育酚和γ-生育酚进行淋巴运输。血液中的维生素E可从乳糜微粒转移到其他的脂蛋白进行运输，如高密度脂蛋白（HDL）、低密度脂蛋白（LDL）和极低密度脂蛋白（VLDL），以及转移到红细胞膜。VLDL是由肝产生的，肝中的维生素E组合到VLDL中可能与肝α-生育酚转移蛋白（α-TTP）有关。由于α-TTP的特异性，其他形式的维生素不会被重新分泌到循环中。因此，α-生育酚是血液中维生素E的主要形式；正常血浆α-生育酚浓度为5～20μg/mL。维生素E主要由LDL运输，在保护LDL免遭氧化损伤方面起着重要的作用。由于维生素E溶于脂质并主要由脂蛋白转运，因此血浆维生素E浓度与血浆总脂浓度呈正相关。

维生素E没有单储存器官。大部分维生素E以非酯化的形式储存在脂肪细胞，少量储存在肝、肺、心脏、肌肉、肾上腺和大脑。脂肪组织中维生素E的浓度随其摄入剂量的增加而呈线性增加，而其他组织的维生素E保持恒定或很少增加。当机体缺乏维生素E时，肝和血浆中的维生素E下降很快，而脂肪中维生素E的降低相当慢。

维生素E的肝代谢始于ω-羟基化反应，需要细胞色素P450形成羟基苯并二氢吡喃醇。接下来，一系列类似于脂肪酸β-氧化的反应随之而来，以有效地截断维生素E的植基侧链。最终产品包括一组羧乙基羟基苯并二氢吡喃。在尿液或粪便排泄之前，这些羧乙基羟基苯并二氢吡喃通常与葡糖醛酸或硫酸盐结合。维生素的尿液排泄产物还包括与葡糖醛酸或硫酸盐结合的α-生育酚酸和α-生育酚内酯。

（三）生理功能

1. 抗氧化 维生素E的主要功能是作为抗氧化剂。它是氧自由基的清除剂，与其他抗氧化物质及抗氧化酶包括超氧化物歧化酶、谷胱甘肽过氧化物酶等一起构成体内抗氧化系统，保护生物膜及其他蛋白质免受自由基攻击。在非酶抗氧化系统中，维生素E是重要的抗氧化剂，维生素E可以破坏单线态分子氧，并可以阻止涉及自由基的反应，即生育酚分子与自由基发生反应后，自己本身被氧化成生育酚羟自由基，即氧化型维生素E。氧化型维生素E在维生素C、谷胱甘肽和NADPH的参与下重新还原成生育酚（还原型）。

维生素E能清除体内自由基并阻断其引发的链反应，保护生物膜、脂蛋白中多不饱和脂肪酸、细胞骨架及其他蛋白质的巯基免受自由基和氧化剂攻击，发挥了强大的抗氧化作用。

2. 调节免疫 维生素E对于维持正常的免疫功能，尤其是对T淋巴细胞的功能很重要。维生素E也可间接地使T细胞分裂原（属于热反应蛋白）增加引起T细胞增殖。由于维生素E与免疫功能和吞噬功能有关，因此还抑制肿瘤细胞的生长与增殖。

3. 影响动物生殖功能 维生素E是大鼠正常胚胎发育所必不可少的微量营养素。临床上常用维生素E治疗先兆流产和习惯性流产，但在人群中尚未发现由维生素E缺乏而引起的不育症。

4. 调节凝血 受维生素E转录调节的基因参与类固醇生成（包括胆固醇合成）、脂质摄取、抗氧化防御、细胞周期、炎症、细胞黏附和凝血等活动。维生素E缺乏时，血小板聚集和凝血作用增强，会增加心肌梗死及脑卒中的危险性。这是由于维生素E可抑制磷脂酶A_2的活性，减少血小板血栓素A_2的释放，从而抑制血小板的聚集。

（四）营养健康

1. 膳食推荐摄入量　维生素E的活性可用α-生育酚当量（TE）或国际单位IU来表示。我国成人（包括孕妇）维生素E的适宜摄入量（AI）为14mg/d α-TE，哺乳期推荐值为17mg/d α-TE。

2. 缺乏与过量

1）缺乏　人类维生素E的缺乏是罕见的，但可出现在早产儿和脂肪吸收障碍个体，如囊性纤维化和肝胆系统疾病，特别是慢性胆汁淤积。脂蛋白或α-生育酚转移蛋白有遗传缺陷的个体也有风险。维生素E缺乏的一些症状是骨骼肌疼痛、蜡样质色素积聚、溶血性贫血和神经退行性病变，包括周围神经病、共济失调、振动感丧失和四肢协调性丧失。

2）过量　在脂溶性维生素中，维生素E的毒性相对较小。但摄入大剂量维生素E有可能出现中毒症状，如肌无力，视觉模糊、复视、恶心，腹泻和胀气，血液凝固受损，以及维生素K的吸收和利用障碍。补充维生素E制剂，成人以每天不超过400mg为宜。

3. 食物来源　维生素E在自然界中分布甚广，维生素E以各种形式存在，主要存在于植物性食物中。维生素E含量丰富的食品有植物油、小麦胚芽、坚果；水果及蔬菜、蛋类、肉类、鱼类中含量甚少。与植物相比，动物产品是维生素E的次等来源。

四、维生素K

（一）结构与性质

维生素K包括维生素K_1、维生素K_2、维生素K_3、维生素K_4等几种形式，其中天然存在形式是叶绿醌（维生素K_1，环3位有植酸基）和甲萘醌（维生素K_2，环3位有不饱和基团多异戊二烯基）（图5-4）。

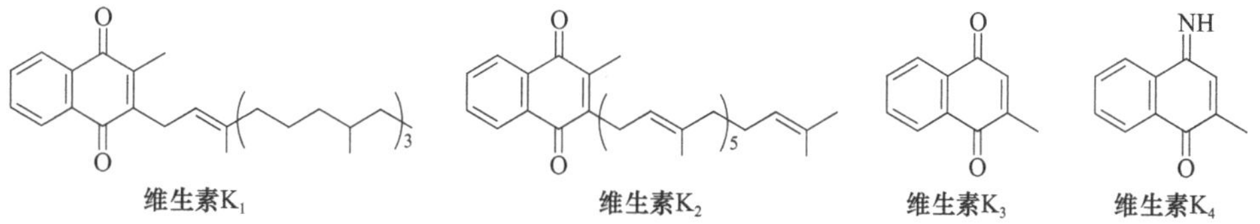

图5-4　4种维生素K分子结构

（二）吸收与代谢

1. 消化吸收　维生素K可从食物中获取，也可依靠肠道细菌合成和人工合成。维生素K不需要消化，在小肠中被吸收。膳食脂肪、胆汁盐和胰腺汁都可以增强它的吸收。一些维生素K_1也可能通过近端小肠吸收。下消化道一些细菌合成的维生素K_2被回肠和结肠的被动扩散吸收。

2. 运输及代谢　在肠细胞内，维生素K_1被并入乳糜微粒，进入淋巴管，然后进入循环系统输送到组织。乳糜微粒残留物将没有被其他组织吸收的维生素K递送到肝中。维生素 K_1 和维生素 K_2 均可被肝代谢和（或）并入极低密度脂蛋白分泌进入血液并运输到肝外组织。

维生素K主要储存在几个组织的细胞膜中，包括肺、肾、骨髓和肾上腺。肝会迅速代谢维生素，因此储存的含量很少。体内的维生素K池为50～100mg，半衰期短，约1.5d。

（三）生理功能

1. 凝血作用 维生素K是4种凝血蛋白（凝血酶原、转变加速因子、抗血友病因子和司徒因子）在肝内合成必不可少的物质，对γ-羧基谷氨酸的合成具有辅助作用。如果缺乏维生素K，则肝合成的上述4种凝血因子均为异常蛋白分子，催化凝血作用的能力将会严重下降。

2. 参与骨骼代谢 在骨骼、软骨和牙质中发现了两种依赖维生素K的蛋白质：骨钙素（有时也称为骨糖蛋白）和基质糖蛋白（MGP）。钙素在骨细胞外基质形成过程中由成骨细胞分泌灰铁矿和矿物沉积。MGP存在于骨骼、牙纹石和软骨中，也与骨骼的细胞外基质有关，它可能会促进骨骼的钙化。对于老年人来说，他们的骨密度与维生素K含量呈正相关。

（四）营养健康

维生素K的适宜摄入量为80μg/d，哺乳期应增加至85μg/d。膳食维生素K主要以叶绿醌的形式从植物性食物中摄取（表5-1）。维生素K含量最丰富的蔬菜包括甘蓝、菠菜、白萝卜、青菜和西兰花；植物油是维生素的第二主要来源。

表5-1　常见食物中维生素K的含量（引自Sareen and Jack，2012）

叶绿醌/（mg/mL）			
<10	10～50	>100	>200
牛奶、黄油、鸡蛋、奶酪、肉类、鱼、玉米、菜花、谷物、水果（大部分）、茶（发酵）	芦笋、芹菜、绿豆、鳄梨、猕猴桃、南瓜、豌豆、花生酱、豆芽、肾形豆、斑豆、大豆	卷心菜、生菜、橄榄、芥菜	花椰菜、羽衣甘蓝、牛皮菜、白萝卜、菠菜等

第二节　水溶性维生素

水溶性维生素是可溶于水而不溶于非极性有机溶剂的一类维生素，包括B族维生素和维生素C（图5-5）。这类维生素除碳、氢、氧元素外，有的还含有氮、硫等元素。与脂溶性维生素不同，水溶性维生素在人体内储存较少，从肠道吸收后进入人体的多余的水溶性维生素大多从尿中排出。水溶性维生素几乎无毒性，摄入量偏高一般不会引起中毒现象，若摄入量过少则较快出现缺乏症状。

一、维生素 B_1

（一）结构与性质

维生素 B_1 由一个含氨基的嘧啶环和一个含硫的噻唑环通过亚甲基连接而成，故也称硫胺素，其结构如图5-6所示。硫胺素为白色针状结晶，在酸性溶液中较为稳定，在碱性溶液中极

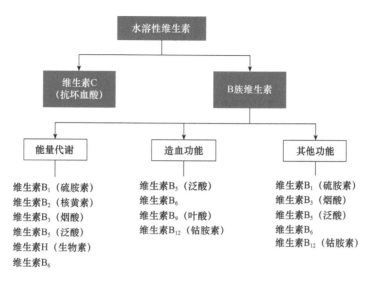

图 5-5　水溶性维生素的分类

其不稳定,紫外线、铜离子会加快其降解。保存富含硫胺素的食品时不宜使用亚硫酸盐作为防腐剂或以二氧化硫熏蒸食物,因为亚硫酸盐在中性或碱性介质中会加快硫胺素分解。

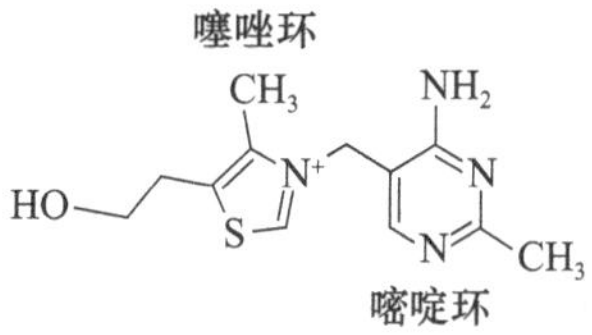

图 5-6　维生素 B_1 的结构式

硫胺素以游离(非磷酸化)形式存在于植物性食品中,而在动物性食品中,95% 的硫胺素以磷酸化形式出现,包括一磷酸硫胺素(TMP)、二磷酸硫胺素(TDP),也称为硫胺素焦磷酸(TPP)、三磷酸硫胺素(TTP)。某些抗硫胺素因子存在于食品中会加快硫胺素的降解,如生鱼片中的硫胺酶,但这些硫氨酶是不耐热的,所以烹饪会使这种酶失活;其他抗硫胺素因子包括多羟基酚如单宁酸、绿原酸和咖啡酸等,它们是一种耐热物质,存在于咖啡、茶及某些水果和蔬菜中,这些多羟基酚通过破坏噻唑环的氧化还原过程使硫胺素失活。但是,维生素C和柠檬酸等还原性化合物的存在可以防止硫胺素被降解。

(二)吸收与代谢

硫胺素的吸收主要发生在空肠和回肠,十二指肠的吸收较少。硫胺素的吸收有主动吸收和被动吸收两种方式,主要取决于其在肠道中的含量。高剂量硫胺素($\geqslant 2.5mg$)的吸收主要是通过被动扩散,但效率低。在生理浓度下,硫胺素的吸收是由两种硫胺素转运体(ThTr1和ThTr2)介导的,这两种转运体已经在肠道和肾等多种组织中被发现。当游离硫胺素被吸收时,它在小肠被磷酸化成磷酸酯,在ThTr1介导下经基底外侧膜从肠上皮细胞进入血液。乙醇会抑制ThTr1和ThTr2的肠道表达,从而抑制硫胺素的吸收。

在机体组织中,游离的硫胺素和其磷酸化形式均以不同数量存在着,以TPP最为丰富,约占80%,TTP占5%~10%,其余为游离的TDP和TMP。人体储存约30mg的硫胺素,在肝、骨骼肌、心脏、肾和大脑中含量相对较高,其中,骨骼肌含有人体大约一半的硫胺素。血液中的硫胺素主要通过红细胞转运。硫胺素磷酸化形式的水解或去磷酸化也发生在全身组织中,硫胺素可在肾等组织中分解而被运输到血液及有关组织,再经磷酸化或由肾随尿排出体外。

硫胺素的降解始于其分解为嘧啶和噻唑的部分，然后这两个环进一步分解，产生20种或更多的代谢物。硫胺素在体内的半衰期一般为10~20d。

（三）生理功能

1. 参与能量代谢 硫胺素以TDP的形式作为丙酮酸、α-酮戊二酸和3个支链氨基酸（异亮氨酸、亮氨酸和缬氨酸）氧化脱羧所必需的辅酶参与能量代谢，这些反应有助于产生能量。此外，TDP也是合成NADPH和戊糖所需的转酮酶的辅酶，TDP直接影响体内核糖的合成。

2. 神经传导 硫胺素可抑制胆碱酯酶的活力，减少乙酰胆碱的分解，间接促进神经传导物质乙酰胆碱的合成，在神经组织中具有特殊作用。在神经膜中，硫胺素被认为能激活氯离子的转运。硫胺素也可能通过调节钠通道和蛋白质的磷酸化参与神经冲动的传递。

（四）营养健康

1. 膳食推荐摄入量 硫胺素与糖类代谢密切相关，其供给量与机体总能量摄入量成正比。中国营养学会推荐成年男性、女性硫胺素RNI分别为1.4mg/d和1.2mg/d。妊娠和哺乳期的硫胺素RNI建议分别增加到1.4mg/d和1.5mg/d。人体内硫胺素的状态可以通过测量血液或尿液中的硫胺素和测量全血中的红细胞转酮醇酶的活性来评估。

2. 缺乏症 硫胺素缺乏易患脚气病，其中干性脚气病主要发生在成人身上，特征是肌肉无力和消瘦。湿性脚气病比干性脚气病更广泛地累及心血管系统，症状有心脏肿大、心跳加速、心衰和外周水肿。急性脚气病多发生在婴儿，伴有厌食、呕吐、乳酸酸中毒和心脏扩大等症状。

酒精依赖者尤其容易出现硫胺素缺乏症，原因包括食物消耗减少、肝损伤导致对硫胺素的需求增加，以及硫胺素吸收减少。酒精中毒患者常见的硫胺素缺乏可能与神经系统疾病（韦尼克脑病）有关。硫胺素缺乏症也在充血性心力衰竭患者、老年人群及患有损害维生素吸收疾病的人群中常见。硫胺素缺乏症的治疗通常需要15~250mg肌肉或静脉注射，或口服盐酸硫胺素5~30mg/d，持续一个月或更长时间。

3. 食物来源 硫胺素广泛存在于食物中。谷类是维生素B_1的主要食物来源，胚芽、杂粮、豆类、坚果、动物内脏、蛋类、瘦肉也含有较多的维生素B_1。谷物过于精制加工、食物过分用水洗、烹饪时弃汤、加碱、高温等会使维生素B_1有不同程度的损失。

二、维生素B_2

（一）结构与性质

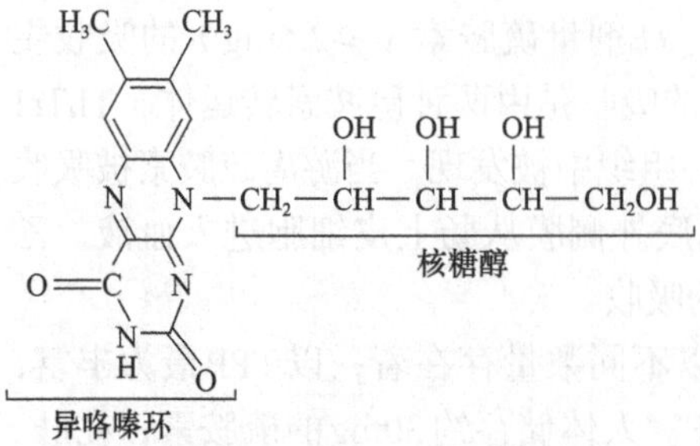

图5-7　维生素B_2的结构式

维生素B_2是由异咯嗪环和核糖醇侧链连接而成的（图5-7），由于有一种类似核糖体的侧链的存在及呈黄色，故也称核黄素。核黄素纯品呈黄棕色并有高强度荧光，水溶性较低，在干燥和酸性溶液中稳定，但在碱性条件下，尤其在紫外线照射下，会被光解为无生物活性的光黄素。结合形式的核黄素比游离的核黄素更稳定，一般食物中的核黄素为结合型。

（二）吸收与代谢

膳食来源的核黄素大多以辅酶衍生物形式存在，即以黄素单核苷酸（FMN）和黄素腺嘌呤二核苷酸（FAD）辅酶形式与蛋白质结合。进入胃后，通过胃内分泌的盐酸及酶使得FMN、FAD与蛋白质分离。在小肠内，FAD焦磷酸酶将FAD转化为FMN，FMN又被FMN磷酸酶转化为游离核黄素，然后才能在小肠近段通过主动转运吸收，并经门静脉运输到肝。在肝核黄素作用下再转变为辅酶形式的FMN和FAD。

核黄素、FMN和FAD在血浆中通过与多种蛋白质结合而完成运输，包括白蛋白、纤维蛋白原和球蛋白。核黄素在机体各种组织中都有少量存在，在肝、肾和心脏中含量最高。核黄素及其代谢产物主要通过尿液排出体外。

（三）生理功能

1. 参与生长发育　核黄素为机体健康和正常生长所必需，其形成的辅酶是许多氧化酶系统不可缺少的组成部分，在生物氧化过程中参与氢的传递，促进碳水化合物、蛋白质、脂肪、核酸的代谢。

2. 参与铁代谢　核黄素的缺乏将导致人和动物铁吸收、储存、利用减少。其机制可能是通过影响体内NAD-FMN氧化还原酶而起作用，核黄素缺乏时引起人和动物生长停滞，因而铁缺乏的同时，核黄素的严重缺乏将抑制儿童和幼龄动物对铁的需求，从而掩盖肌体铁的缺乏。

（四）营养健康

成年男性及女性核黄素的推荐摄入量分别为1.4mg/d和1.2mg/d，平均需要量分别为1.2mg/d和1.0mg/d，怀孕后期及哺乳期女性核黄素摄入量可以适当提高到1.4～1.5mg/d。

核黄素存在于各种各样的食物中，尤其是动物源性食物。奶制品是核黄素的最大膳食来源。水果、谷物及绿色蔬菜也是很好的核黄素补充来源（表5-2）。

表5-2　一些食物中的维生素B_2含量（引自杨月欣和葛可佑，2019）

食物名称	含量/（mg/100g）	食物名称	含量/（mg/100g）
大米	0.05	油菜	0.11
小麦粉	0.08	橘子	0.02
挂面	0.03	梨	0.03
馒头	0.07	猪肉（肥瘦）	0.16
黄豆	0.20	猪肝	2.08
大白菜	0.03	牛奶	0.14
菠菜	0.11	鸡蛋	0.32

三、维生素B_3

（一）结构与性质

维生素B_3，又称维生素PP或抗癞皮病维生素，包括烟酸和烟酰胺，从结构上讲，它是具有吡啶3-羧酸衍生物的总称（图5-8）。两者都为白色结晶，皆溶于水和乙醇，烟酰胺的溶解性高于烟酸。烟酸对酸、碱、光、热稳定，是维生素中最稳定的一种。

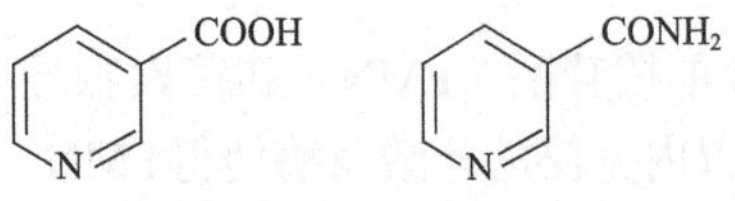

图5-8　烟酸（左）和烟酰胺（右）

（二）吸收与代谢

食物中的烟酸主要以辅酶Ⅰ（NAD）和辅酶Ⅱ（NADP）形式存在，它们在胃肠道经甘油水解酶水解成游离烟酰胺。烟酸和烟酰胺均可在胃肠道被吸收，在低浓度时通过Na依赖主动方式吸收，高浓度时烟酸几乎完全通过在肠内的被动扩散被吸收。吸收入血的烟酸主要以烟酰胺形式存在及转运，机体组织细胞通过简单扩散的方式摄取烟酰胺或烟酸，然而烟酸转运到肾小管和红细胞需要载体，而摄入大脑则依赖能量。然后它们以NAD或NADP的形式存在于所有的组织中，肝是贮存NAD的主要器官。烟酸可随乳汁分泌，也可随汗液排出，但主要通过尿液排泄。

（三）生理功能

1. 调脂功能　维生素B_3可以降低总胆固醇、极低密度脂蛋白、低密度脂蛋白和甘油三酯水平，并升高高密度脂蛋白水平。烟酸在脂蛋白代谢及其他导致动脉粥样硬化的进程中有多方面作用。

2. 抗氧化作用　维生素B_3作为NAD^+的前体物质，NAD^+磷酸化后合成$NADP^+$，以NAD^+和$NADP^+$为辅酶的脱氢酶系参与体内多种氧化还原反应，在维持正常组织的完整性和体内蛋白质、脂类和碳水化合物等物质的正常代谢过程中发挥重要作用。维生素B_3具有较强的抗氧化作用，能延缓体外培养的成纤维细胞的衰老过程。

（四）营养健康

烟酸的RNI应考虑能量消耗和蛋白质摄入情况。能耗增加，烟酸摄入量应适当增加；蛋白质中的色氨酸在体内可转化为烟酸，大约60mg色氨酸转化为1mg烟酸，因此膳食烟酸RNI采用烟酸当量（NE）为单位。我国居民成年男性膳食烟酸RNI为12mg NE/d，女性为10mg NE/d。我国居民成年男性及女性膳食烟酰胺RNI均为310mg/d。

许多食物中含有维生素B_3，动物来源有猪肉、牛肉、鱼、鸡、动物内脏、牛奶、人母乳、鸡蛋等；植物来源有蘑菇、紫菜、豆荚、芦笋、大豆、花生、土豆、糙米、胚芽米、酵母等。其中，猪肉、牛肉和牛奶的维生素B_3含量特别丰富。

四、维生素B_6

（一）结构与性质

维生素B_6包括吡哆醇（PN）、吡哆醛（PL）和吡哆胺（PM）三种衍生物，基本结构为2-甲基-3-羟基-5-甲基吡啶，结构式见图5-9。在肝、红细胞及其他组织中相应的活性辅基形式为磷酸吡哆醇（PNP）、磷酸吡哆醛（PLP）和磷酸吡哆胺（PMP）。

维生素B_6为无色晶体，易溶于水及乙醇，微溶于有机溶剂，在酸性条件下稳定，在碱性条件下易被破坏，吡哆醇耐热，吡哆醛和吡哆胺不耐高温，各种形式对光均较敏感。吡哆醇

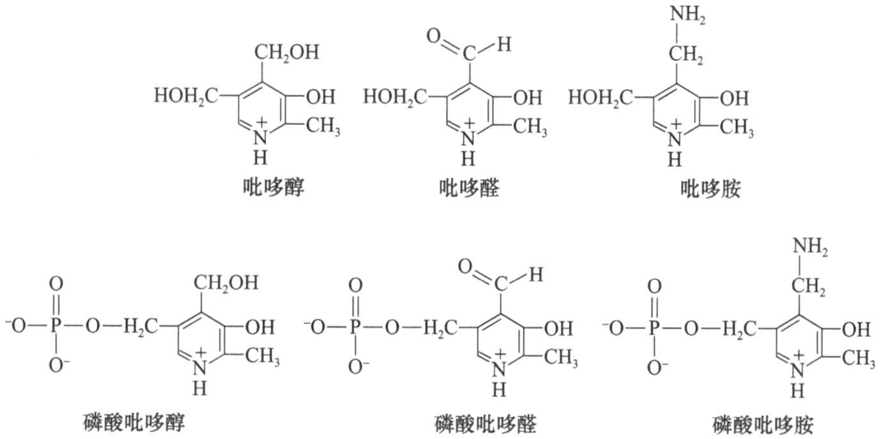

图5-9 维生素B₆的结构式

主要存在于植物性食品中，而吡哆醛和吡哆胺则主要存在于动物性食品中。

（二）吸收与代谢

食物中的维生素B₆多以5′-磷酸盐形式存在，主要在空肠被动吸收，吸收较慢。PLP是全身血液中维生素的主要形式（占总数的60%～90%）。血浆中的大多数PLP都与白蛋白结合。而红细胞可以吸收未磷酸化的PL转化为PLP并与血红蛋白结合。

肝是吸收并代谢维生素B₆的主要器官。在肝中，维生素B₆的三种非磷酸化形式通过吡哆醇激酶转化为各自的磷酸化形式，并发挥其生理功能。

肌肉是维生素的主要储存部位，大多数维生素B₆作为PLP与肌肉中的糖原磷酸化酶结合。维生素B₆的磷酸化阻止了它从细胞中扩散，而维生素B₆与蛋白质的结合也阻止了磷酸酶的水解。其他同样含有较多维生素B₆的器官有大脑、肾和脾。

（三）生理功能

维生素B₆主要以磷酸吡哆醛形式参与近百种酶系的反应，包括转氨、脱羧、色氨酸代谢和不饱和脂肪酸的代谢等。维生素B₆是糖原磷酸化反应中磷酸化酶的辅助因子，催化肌肉与肝中糖原的转化。此外，维生素B₆还涉及神经系统中许多酶促反应，使神经递质的水平升高。它也与辅酶A及花生四烯酸的生物合成有关。

（四）营养健康

成人维生素B₆的RNI为1.4mg/d，51岁及以上为1.6mg/d。在怀孕和哺乳期，维生素B₆的推荐摄入量分别会增加到2.2mg/d和1.7mg/d。

维生素B₆广泛存在于各种食物中，动物性、植物性食物中均含有。含量最高的食物为白色肉类（如鸡肉和鱼肉），其次为肝、豆类、坚果类和蛋黄等。水果和蔬菜中维生素B₆含量也较多，但在柠檬类水果、奶类等食品中含量较少。食物中维生素B₆的生物利用度受食物基质及食物所受加工的程度和类型的影响。大部分原本存在于食物中的维生素B₆会在长时间的加热、谷物的碾磨和精炼及食物储存过程中流失。

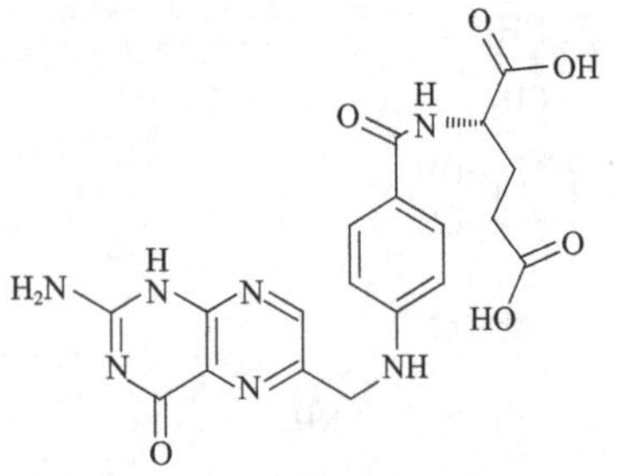

图5-10　叶酸的化学结构式

五、维生素 B$_9$

（一）结构与性质

维生素 B$_9$ 也被称为叶酸或维生素 M，其化学名称是蝶酰谷氨酸，由蝶啶、对氨基苯甲酸和谷氨酸结合而成（图5-10）。叶酸为淡黄色结晶状粉末，微溶于水，但其钠盐易溶于水，不溶于乙醇、乙醚及其他有机溶剂。在酸性溶液中不稳定，对热也不稳定，见光极易被破坏。

（二）吸收与代谢

膳食中的叶酸以与多个谷氨酸结合的形式存在，需经空肠黏膜刷状缘上的 γ-谷氨酸酰基水解酶将其水解为单谷氨酸叶酸才能被小肠吸收。叶酸在肠道的转运是由载体介导的主动转运，受 pH、能量等因素影响，以单谷氨酸盐的形式大量摄入时吸收以简单扩散方式为主。

叶酸的生物利用率在不同食物中相差较大，这种差异可能与食物中叶酸的存在形式有关。一般来说，还原型叶酸的吸收率高，叶酸结构中谷氨酸分子越少，其吸收率越高。膳食中的抗坏血酸和葡萄糖可促进叶酸的吸收；锌缺乏可引起叶酸结合酶活性降低，从而降低对叶酸的吸收。

正常成人体内叶酸储存量为 11～28mg，其中约一半储存于肝中。血浆中的叶酸大多以 5-甲基四氢叶酸形式存在，转移到细胞内时又重新变为多谷氨酸型。胎儿可通过脐带从母体获得叶酸。叶酸可经胆汁、粪便和尿液排泄，少量可随汗与唾液排出。

（三）生理功能

叶酸的重要生理功能是作为一碳单位的载体参与代谢。它主要携带"一碳基团"参与嘌呤和嘧啶核苷酸的合成，在细胞分裂和增殖中发挥作用；催化二碳氨基酸和三碳氨基酸相互转化；在某些甲基化反应中起重要作用。同时叶酸还可以通过甲硫氨酸影响磷脂、肌酸、神经介质和血红蛋白的合成。因此，叶酸为许多生物和微生物生长所必需。

（四）营养健康

成人叶酸 RNI 为 400μg DFE/d，孕妇及乳母分别为 600μg DFE/d 和 550μg DFE/d（其中，DFE 表示叶酸当量）。叶酸广泛存在于动植物食品中，其良好的食物来源有肝、肾，禽蛋、豆类、坚果类食品中叶酸的含量也较丰富。天然食物中的叶酸经过烹调加工可损失 50%～80%；合成叶酸的稳定性好，室温下保存 6 个月仅有少量分解。

六、维生素 B$_{12}$

（一）结构与性质

维生素 B$_{12}$ 分子中含有金属元素钴，因而又称钴胺素，是唯一含金属元素的维生素，化学结构式见图5-11，可与氰基、羟基、甲基、5-脱氧腺苷等基团相结合，分别称氰钴胺素、羟钴胺素、甲基钴胺素、5-脱氧腺苷钴胺素，后两者是维生素B_{12}的活性形式，也是血液中存在的主要形式。维生素B_{12}为红色针状结晶体，易溶于水和乙醇，不溶于氯仿和乙醚，结构性质稳定，在弱酸条件下稳定，在强酸、强碱环境中易被破坏，日光、氧化剂和还原剂均能使其破坏。

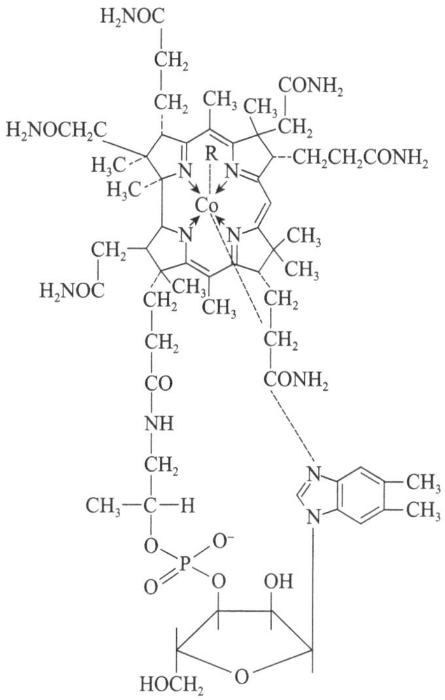

图5-11 维生素B_{12}的结构式

（二）吸收与代谢

维生素B_{12}在消化道内的吸收依赖于一种胃黏膜细胞分泌的糖蛋白内因子（IF）。维生素B_{12}与IF结合，形成维生素B_{12}-IF复合物，进入肠道后附着在回肠内壁黏膜细胞的受体上，在肠道酶的作用下，IF释放出维生素B_{12}，由肠黏膜细胞吸收。

维生素B_{12}被吸收后进入血液，与钴胺传递蛋白（TC）结合。TC II 是维生素B_{12}的主要转运蛋白，将维生素B_{12}运输至细胞表面具有 TC II -维生素B_{12}特异性受体的组织，如肝、肾、骨髓等。

与其他水溶性维生素不同，维生素B_{12}可以在体内储存和保留很长一段时间，甚至几年。它在体内的储存量为2～3mg，主要储存在肝中。维生素B_{12}在胆汁中排泄，但它可以与小肠中的IF结合，并在回肠中被重新吸收。

（三）生理功能

维生素B_{12}在体内以两种辅酶形式发挥生理作用，即甲基B_{12}（甲基钴胺素）和辅酶B_{12}（5-脱氧腺苷钴胺素）。维生素B_{12}缺乏时，5-甲基四氢叶酸上的甲基不能转移，导致甲硫氨酸的生成受阻，从而造成同型半胱氨酸堆积，形成高同型半胱氨酸血症；同时使组织中游离的四氢叶酸含量减少，不能被重新利用，影响嘌呤和嘧啶的合成，最终导致核酸合成紊乱，影响细胞分裂及细胞形态和功能，结果产生巨幼红细胞贫血。

（四）营养健康

成人维生素B_{12}的推荐摄入量为2.4μg/d，在此基础上，建议孕妇和哺乳期妇女每天分别增加到2.9μg/d和3.2μg/d。建议50岁及以上的老年人食用强化维生素B_{12}的食物或维生素B_{12}补充剂。

膳食中维生素B_{12}的食物来源主要为肉制品、动物内脏、鱼、禽及蛋类，乳制品中含量较少。植物性食品基本上不含维生素B_{12}。膳食中维生素B_{12}的生物利用度为40%～89%。

七、其他B族维生素

（一）维生素B_4

维生素B_4（腺嘌呤），又称6-氨基嘌呤，如图5-12A所示，是组成DNA和RNA分子的4种核碱基的一种，化学式为$C_5H_5N_5$。其在体内主要以腺嘌呤核苷酸的形式存在，参与形成多种重要的代谢中间物质，如ATP、NADP等。

维生素B_4可由自身合成，其合成代谢包括从头合成途径和补救合成途径。从头合成途径主要在肝，以磷酸核糖、天冬氨酸、甘氨酸、谷氨酰胺、一碳单位为原料。补救合成途径主要是在脑、骨髓等缺乏从头合成嘌呤核苷酸酶的组织器官中，该途径可以节省从头合成时的能量和一些氨基酸的消耗。

维生素B_4因其参与DNA和RNA的合成，能促进白细胞增生，使白细胞数目增多，可额外补充以预防各类代谢性白细胞减少的症状。同时，维生素B_4有助于调节心率，缓解疲劳，加强免疫功能，预防自由基的形成，并参与调节血糖平衡。

含维生素B_4比较多的食物有动物内脏、肉类、豆制品、虾、沙丁鱼、蚝、菠菜、黑木耳、鱿鱼、蘑菇等。由于维生素B_4耐热，在加工和烹调过程中损失较少，在干燥环境中长时间贮存，食物中维生素B_4的含量几乎无变化。

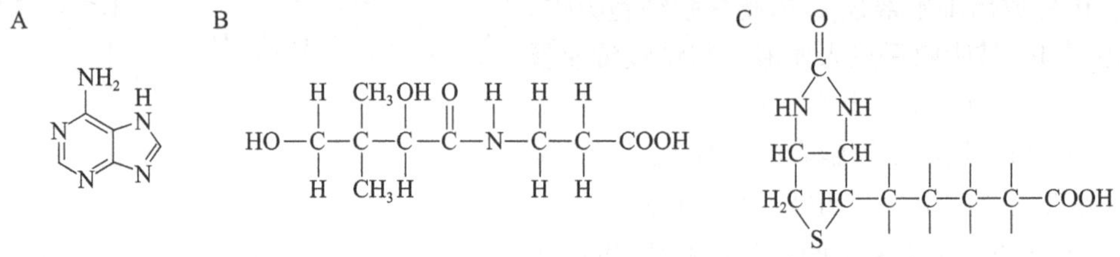

图5-12　维生素B_4（A）、泛酸（B）和生物素（C）的结构式

（二）维生素B_5

维生素B_5又称泛酸或遍多酸，由2-甲基-羟丁酸和β-丙氨酸组成（图5-12B）。纯的泛酸是淡黄色的黏稠油状物，易溶于水，不溶于有机溶剂，在中性溶液中耐热，pH为5～7时稳定，对酸和碱敏感，其酸性或碱性水溶液对热不稳定。

膳食中的泛酸大多以辅酶A或酰基载体蛋白的形式存在，在肠内降解为泛酸而被吸收。泛酸的吸收有两种形式，即低浓度时通过主动转运吸收，高浓度时通过简单扩散吸收。血浆中的泛酸主要为游离型，红细胞内的泛酸则以辅酶A（CoA）的形式存在。泛酸进入细胞时靠一种特异的载体蛋白Na^+依赖性多种维生素转运体转运。

人类在营养方面需要泛酸，但因其广泛存在于动植物食品中，并且肠内细菌也能合成供人利用，故很少见有缺乏症。成人膳食泛酸AI为5.0mg/d，孕妇为6.0mg/d，乳母为7.0mg/d。泛酸广泛存在于各种动植物食品中，主要来源是肉类、蘑菇、鸡蛋、西兰花和某些酵母。全谷物也是泛酸的良好来源，但大部分在加工过程中丢失。牛奶也含丰富的泛酸，精制食物及蔬菜、水果中含量相对较少。

（三）维生素B_7

维生素B_7又称维生素H、生物素、辅酶R等，由一个脲基环和一个带有戊酸侧链的噻吩环组成，存在8种立体异构体，但只有α-生物素是天然存在并具有生物活性。通常所说的生物素即α-生物素，化学结构式见图5-12C。生物素为无色无味的针状结晶，能溶于热水和乙醇，但不溶于有机溶剂。对热稳定，一般烹调损失不大，强碱和氧化剂可使其受到破坏。

生物素吸收的主要部位是小肠的近端，结肠也可吸收一部分。浓度低时，以主动转运形式吸收；浓度高时，则以简单扩散形式吸收。吸收的生物素经门静脉循环，被运送至肝、肾内储存。生物素在细胞内的分布与生物素酶的定位有关。胃酸缺乏者可使生物素吸收减少。生物素主要经尿排出，乳汁也有生物素排出，但排出量较少。

生物素成人AI为40μg/d，哺乳期应增加到50μg/d。生物素广泛存在于天然食物中，含量相对丰富的食物有肝、肾、大豆粉、奶类、鸡蛋（蛋黄）等。

八、维生素C

（一）结构与性质

维生素C是含6个碳原子的α-酮基内酯的酸性多羟基化合物（图5-13），其酸性是在中性pH条件下C3上烯醇羟基电离的结果，具有有机酸的性质，并具有抗坏血病的功效，故又称为抗坏血酸，自然界有L型和D型两种抗坏血酸，D型无生物活性。维生素C是植物中普遍存在的成分，也可作为哺乳动物酶反应的辅助因子，其中包括几种在胶原蛋白合成反应失败时引起坏血病最严重症状的酶。这些反应对于伤口愈合和预防毛细血管出血特别重要。

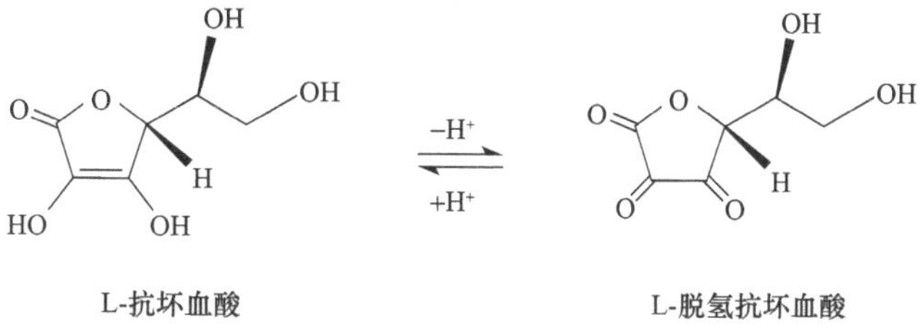

L-抗坏血酸 $-H^+$ / $+H^+$ L-脱氢抗坏血酸

图5-13　维生素C的结构式

维生素C为强还原剂。在动物体内有强抗氧化性，参与对抗生物氧化中的自由基生成。其纯品无色无臭、有酸味，溶于水，不溶于脂溶剂，极易氧化，在碱性环境、加热或与铜、铁共存时极易被破坏，在酸性条件下稳定。原始鱼类、两栖动物和爬行动物及大多数哺乳动物都能产生维生素C，然而，某些哺乳动物由于缺乏抗坏血酸合成途径的末端酶而失去了维生素C合成能力，因而必须依赖外源食物供应，以满足机体生理需要。

（二）吸收与代谢

维生素C主要通过钠依赖性维生素C转运体1和2（SVCT1、SVCT2）以主动转运形式吸收，较少的以被动扩散吸收。绝大部分吸收发生在回肠，少量发生在口腔和胃。SVCT1是负责肠道维生素C吸收的主要载体，SVCT2广泛分布于代谢活跃的组织，包括脑、肾上腺和内皮组织等，其遗传变异与癌症和早产的风险相关。

人体每天从食物摄入的维生素C为20～120mg，吸收率为80%～95%，不能被吸收的维生素C在消化道被氧化分解。除此之外，维生素C在人体内的半衰期为14～40d。维生素C在组织内以还原型抗坏血酸及氧化型抗坏血酸两种形式存在，二者都具有生理活性，并可以相互转化。被吸收的维生素C在血浆中主要以抗坏血酸游离形式运输，但有一小部分通过脱氧型抗坏血酸形式运输。人体内的维生素C及其代谢物主要通过尿液排泄，大部分转化为草酸

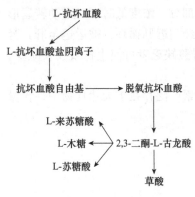

L-抗坏血酸
↓
L-抗坏血酸盐阴离子
↓
抗坏血酸自由基 ——→ 脱氧抗坏血酸
↓
L-来苏糖酸
L-木糖 ←→ 2,3-二酮-L-古龙酸
L-苏糖酸
↓
草酸

图 5-14　抗坏血酸的分解代谢

（图 5-14）。在 10d 内，人体大约 40% 的抗坏血酸从尿液中排出。

（三）生理功能

作为一种有效的活性氧清除剂，维生素 C 可以减少氧化应激损伤，从而起到预防和控制与免疫反应相关损伤的生理功能。维生素 C 除作为抗氧化剂外，还可能在促进血管健康方面发挥作用，服用维生素 C 有助于逆转高血压、糖尿病和心绞痛患者的内皮功能障碍。另外，维生素 C 在治疗或缓解疼痛中发挥作用。除此之外，维生素 C 与癌症发病率和（或）死亡率之间也存在一定的负相关。维生素 C 的高摄入量还与老年人较高的骨密度有关。

对于维生素 C 发挥活性作用的机制一直处于研究之中。维生素 C 作为辅酶参与胶原、肉碱和肾上腺素等大分子的合成。在这些反应中，维生素 C 通过保持金属离子的还原状态来促进酶的活性。维生素 C 缺乏性坏血病的许多症状都归因于胶原结构的削弱和组织肉碱的不足，如疲劳、牙龈出血和恶化、伤口愈合不良及骨骼异常等。维生素 C 诱导细胞分化是其另外一种发挥作用的分子机制，提示维生素 C 在细胞内信号转导中起重要作用。其他证据表明，维生素 C 可能通过增加组蛋白去甲基酶等表观遗传因子的活性，从而促进成体细胞重编程为干细胞。对于包括白内障、黄斑变性、阿尔茨海默病和类风湿性关节炎等在内的许多与氧化应激和自由基损伤相关的疾病，提高组织总抗氧化能力是一项重要的预防措施。维生素 C 可再生维生素 E 和某些多酚类抗氧化剂，并与这些抗氧化剂协同作用，以最大限度地发挥其生理功能。

（四）营养健康

由于维生素 C 的毒性很低，长期摄入维生素 C 1000mg/d 未见不良反应。成人维生素 C 的推荐摄入量定为 100mg/d，经常接触铅、苯、汞等有毒金属的人群，以及某些疾病的患者、孕妇和乳母每天需额外补充维生素 C。健康人群对高剂量维生素 C 的耐受性很好，饮食中的维生素 C 也会促进用餐时铁的吸收。但要注意的是，高剂量的维生素 C 摄入增加了尿中草酸和尿酸的排泄，可能会促进肾结石的形成。

世界上有 8%～19% 的人群都受到维生素 C 摄入不足的影响，如坏血病，其主要特征有皮下和肌肉内出血、腿部水肿、神经病变和脑出血，这些症状通常归因于机体胶原结构的破坏，不及时治疗会导致死亡。此外，由于补充维生素 C 价格低廉且相对无毒，应继续研究补充维生素 C 的潜在益处，从而指导健康饮食。

思 考 题

1. 水溶性维生素与脂溶性维生素在理化和功能性方面有什么异同点？
2. 简述维生素 D 的生理功能及缺乏症。
3. 简述维生素 C 的理化性质与生理功能，并说明其在烹饪过程中的注意事项。
4. 简述 B 族维生素的生理功能。

参 考 文 献

郭琇婷，徐芝兰，刘洁薇，等. 2018. 维生素A及其生理功能的研究现状. 微量元素与健康研究，35（6）：62-64.

李洁，石莎莎. 2008. 维生素是毒还是药. 北京：北京工业大学出版社：13-14.

项昭保，戴传云，朱蠡庆. 2004. 核黄素生理生化特征及其功能. 食品研究与开发，（6）：90-95.

谢忠建，程群，丁悦. 2008. 维生素D代谢和作用. 中华骨质疏松和骨矿盐疾病杂志，11（1）：26-33.

杨月欣，葛可佑. 2019. 中国营养科学全书. 2版. 北京：人民卫生出版社.

俞安，尹红，陈志荣，等. 2013. 维生素A稳定性影响因素研究进展. 中国食品学报，13（1）：124-131.

John W E J, Ian A M, Steven H Z. 2012. Present Knowledge in Nutrition. 10th ed. New York: Wiley-Blackwell: 150-354.

Sareen S G, Jack L S. 2012. Advanced Nutrition and Human Metabolism. 6th ed. New York: Wadsworth: 307-409.

本章思维导图

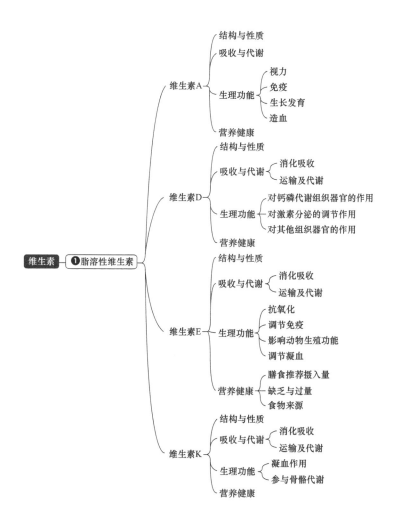

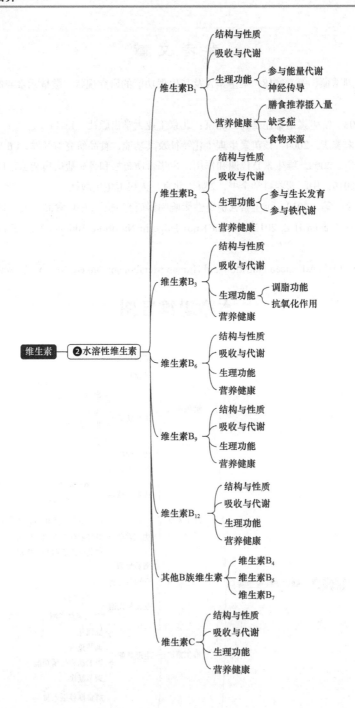

第六章 矿 物 质

学习目标：
（1）熟悉矿物质的分类与生理功能；
（2）理解不同矿物质在体内的吸收利用方式；
（3）了解矿物质与营养健康的关系，建立健康的饮食习惯。

矿物质（也称"无机盐"）是由金属阳离子与非金属阴离子或阴离子基团（OH^-除外）相互构成的电解质。在人体的化学组成中，无机盐的含量并不多，总量不超过体重的5%。虽然在体内含量微小但发挥的生物学作用却十分强大，是维持生命正常运转的必要条件。

矿物质是机体必不可少的七大营养素之一，广泛参与机体的构成、代谢、免疫、生长，在维持正常生理功能和生命活动中发挥着重要的作用，与人体健康息息相关。无机盐具有重要的营养生理学意义，在机体中存在的必要性：不能由食物的其他成分替代，机体中含量较少，在某些酶和器官中发挥重要功能。人类主要通过天然动植物食品及日常饮食过程摄取无机盐，也可通过药物及特制食物补充人体所需的特殊无机盐成分。

值得注意的是，人们的食物结构中无机盐低于适宜的供给量，将会给人体生理健康带来负面影响，而过量供应，尤其是某些微量元素过量供应，将会产生毒性，危害人体健康。因此，无机盐供应量应在合理安全的范围内。

第一节　矿物质的分类与生理功能

一、矿物质的分类

人体中含有的各种元素，除了主要以有机物形式存在的碳、氧、氢、氮等元素，其余的60多种元素统称为矿物质，也叫无机盐。这些矿物质中25种为人体所必需，可分为两类：一类是体内含量在0.01%以上或膳食摄入量大于100mg/d的矿物质，称为常量元素，含钙、磷、硫、钾、钠、氯、镁等；另一类是人体需求量很小，占人体0.01%以下或膳食摄入量小于100mg/d的矿物质，称为微量元素，含铁、锌、铜、碘、锰、钼、钴、硒、铬、镍、锡、硅、氟、钒等。

二、矿物质的生理功能

（一）钙的生理功能

1. 构成骨骼和牙齿的成分　　人体中99%的钙存在于骨骼和牙齿中，是骨骼正常生长、发育和维持的必需元素，与骨骼的强度和结构密切相关。

2. 作为凝血酶的激活物控制凝血效应　　Ca^{2+}作为辅酶因子，促进凝血酶原酶复合物的生成，进而激活凝血酶原，诱发凝血。

3. 许多功能性酶的激活剂　　在人体中有30多种酶可与Ca^{2+}结合，如脂肪酶、淀粉酶和三磷酸腺苷酶等。

4. Ca^{2+}-膜蛋白离子通道的开关　　Ca^{2+}通过与蛋白激酶结合后，使膜蛋白磷酸化，继而改变膜蛋白离子通道的开关。

5. 调节神经兴奋性　　Ca^{2+}的传递控制细胞对信号的反应，调节神经兴奋性。Ca^{2+}由膜外进入膜内数量的多少与神经递质释放直接相关。

6. 控制神经肌肉活动　　Ca^{2+}作为控制肌凝蛋白、肌动蛋白及ATP间基本反应所必需的触发剂。

（二）磷的生理功能

1. 骨骼和牙齿的组成元素　　人体中80%的磷结合于骨骼和牙齿中，是维持骨骼和牙齿的必要物质。

2. 参与机体能量代谢　　磷作为ATP及磷酸肌酸等供能及贮能物质的组成成分。

3. 磷脂是细胞膜的组成成分　　磷脂是动植物体内细胞膜和细胞器膜的骨架成分，其双分子层结构维持着膜内外物质和信息的传递。

4. 参与生命活动　　作为DNA和RNA等遗传物质及辅酶等的重要组分，参与许多生命活动过程。

5. 促进营养物质的吸收　　以磷脂的方式参与了脂类及脂溶性维生素的吸收。

6. 磷具有控制细胞内信号转导及维持体液酸碱平衡等功能　　磷以各种不同的存在形式参与着细胞的生命活动，在机体能量的储存与代谢、遗传信息的储存与转录、体液酸碱平衡的调控和细胞信号转导的过程中起着重要作用。

（三）钠的生理功能

1. 维持血压　　调节细胞外液容量，构成细胞外液渗透压，细胞外液钠浓度持续变化对血压有很大影响。

2. 调节体内水量的恒定　　通过渗透压调节抗利尿激素（ADH）的释放来维持体内正常的水量。

3. 钠对肌肉运动、心血管功能及能量代谢都有影响　　钠不足时，能量生成和利用较差，以至于神经肌肉传导迟钝，并会抑制心血管功能。

4. 其他方面　　钠在肾被重吸收后，利于保持体液的酸碱度恒定，并利于胃酸的形成，促进消化。

（四）钾的生理功能

1. 钾在细胞功能中发挥着重要作用　　包括维持细胞的液体平衡和渗透压。

2. 钾离子可影响毛细血管和细胞的功能，并影响神经和肌肉的兴奋性　　钾离子通过膜电位调控神经元和肌肉兴奋性，并调节神经递质和激素的产生。

3. 钾具有运送血液中O$_2$和CO$_2$的重要作用　　血液中至少一半的CO$_2$通过钾运送。

4. 参与生命活动　　作为酶的活化因子，参与能量输送和利用、蛋白质合成、碳水化合物代谢。

（五）氯的生理功能

1. 维持体液电解质酸碱平衡及渗透压 维持细胞外液中的阴离子总量，协同 Na^+ 调节与维持着细胞外液的容量及渗透压。

2. 参与胃酸的形成 胃中壁细胞顶端的氯通道分泌 Cl^- 与 H^+-K^+-ATP 酶反转运泵释放的 H^+ 相匹配，形成盐酸。

3. 参与血液 CO_2 运输 大部分 CO_2 在红细胞碳酸酐酶的作用下形成 H_2CO_3，再经 Cl^--HCO_3^- 交换体排出体外。

（六）镁的生理功能

1. 参与能量代谢 与 ATP 形成复合物，参与线粒体收缩及电子传递系统，促进能量代谢。

2. 参与大分子物质的代谢和合成 参与糖酵解中 7 种酶的反应，还参与脂肪分解、氧化与合成。

3. 参与遗传信息的传递和表达 DNA 的自我复制、转录、反转录、翻译过程都需要 Mg^{2+} 参与。

4. 维护骨骼生长和神经肌肉的兴奋性 作为骨细胞结构和功能所必需的元素；血液中镁或钙含量过低，神经肌肉兴奋性则增高。

5. 在物质主动运输和维持电解质平衡中起作用 Na^+-K^+ 泵实际上是一种能水解 ATP 的酶，必须有 Na^+、K^+、Mg^{2+} 的存在才有活性。

6. 参与免疫调节 参与免疫球蛋白的合成及激活补体，调节吞噬细胞、T 淋巴细胞的成熟与功能。

（七）铁的生理功能

1. 参与氧的运输和储存 构成血红蛋白、肌红蛋白、细胞色素酶等的重要成分，作为运输氧的载体。

2. 参与细胞色素和某些金属酶合成，并影响其活性 与某些金属酶的合成及活性密切相关，如铁参与细胞色素氧化酶的合成。

3. 维持正常造血功能 作为血红蛋白必不可少的部分，其是造血过程中的必需元素之一。

4. 增强免疫功能 适量铁可维持免疫器官的正常生长发育。

（八）锌的生理功能

1. 维持机体正常代谢和促进生长发育 作为酶的组分、激活因子或配体，可促进核酸及蛋白质合成。

2. 维持生物膜的正常结构与功能 具有抗氧化的作用，能抑制脂肪过氧化或硫醇氧化，维持生物膜的正常生理功能。

3. 维持机体免疫功能 直接影响胸腺细胞的增殖，使胸腺分泌正常，以维持细胞免疫的完整。

4. 维持皮肤的正常功能　缺锌时，纤维细胞增生及胶原蛋白合成不良。

5. 促进食欲　缺锌时，味觉敏感度降低，食欲减退。

6. 维持维生素A的正常代谢　锌在体内促进视黄醛的合成和构型转化，参与肝中维生素A的正常代谢。

7. 锌可促进性器官正常发育和维持正常性机能　锌可促进大脑皮质发育，激发脑细胞功能，促进脑垂体分泌促性腺激素，维持性功能。

（九）硒的生理功能

1. 抗氧化作用　在机体内以硒代半胱氨酸的形式参与构成谷胱甘肽过氧化物酶。

2. 增强免疫机能　通过刺激免疫球蛋白，促进淋巴细胞分泌淋巴因子。

3. 保护心血管与心肌　能够提高红细胞的携氧能力，降低心血管疾病的发病率。

4. 提高基础代谢能力　通过影响脱碘酶的生物活性，调节甲状腺激素水平，提高机体基础代谢能力。

5. 解除重金属对人体的毒害　在机体内可结合形成金属硒蛋白络合物，进而使重金属从机体中排出，达到解毒的作用。

6. 防癌抗癌功能　硒能够抗氧化损伤，调控基因表达而促进癌细胞凋亡。

（十）碘的生理功能

1. 促进生物氧化，参与磷酸化过程，调节能量转换　甲状腺激素是调节人体能量代谢，控制生物氧化磷酸化水平的重要激素；碘参与机体甲状腺激素的合成，从而间接影响动物机体的生理机能。

2. 促进蛋白质合成和神经系统发育　对胚胎发育和出生后早期生长发育，特别是智力发育尤为重要。

3. 促进糖和脂肪代谢　促进三羧酸循环和生物氧化，肝糖原分解，脂肪分解等。

4. 激活体内多种重要的酶　包括细胞色素酶系、琥珀酸氧化酶系等100多种酶。

5. 调节组织中的水盐代谢　缺乏甲状腺激素可引起组织水盐潴留，并发黏液性水肿。

6. 促进维生素的吸收和利用　能够促进烟酸的吸收和利用及 β-胡萝卜素向维生素A的转化。

（十一）氟的生理功能

1. 适量的氟对哺乳动物的生长发育和繁殖十分重要　缺氟时生长发育减慢，生殖能力降低，甚至不孕。

2. 促进骨骼健康　通过促进骨质晶体生长和刺激成骨细胞形成新骨，使骨量增加、骨密度提高、骨质坚硬。

3. 预防龋齿　氟被吸附后，在牙齿表面形成一层抗酸性腐蚀的、坚硬的氟磷灰石保护层。

4. 调控脂代谢　机体摄入适量的氟可阻止脂质的吸收及游离脂肪酸的再脂化。

5. 适量的氟可刺激机体的造血机能，并提高神经系统兴奋性和传导作用　适量的氟对机体骨的钙化、神经兴奋性传导和酶系统的代谢等均有促进作用，但氟过量或者氟缺乏都会对机体的生长发育产生影响。

（十二）锰的生理功能

1. 重要酶组成因子 作为能量、蛋白质和核酸代谢中某些重要酶的组分和激活剂。

2. 参与生命活动 增强蛋白质、脂肪酸代谢，参与黏多糖、蛋白质、维生素的合成及遗传信息的传递等。

3. 锰与铅、磷、镁及甲状腺功能有关 血内锰含量增高可导致血钙含量代谢降低，锰还可以直接取代镁，而使血镁含量降低。

4. 调节血糖 增强胰岛素所引起的血糖过低作用，减少肾上腺素所致的血糖过高，使之降至正常水平。

5. 锰在铜、铁存在下参与造血过程 铜作为造血的原料，影响铁的吸收和利用及促进红细胞的成熟与释放，而锰影响铜的利用。

第二节 矿物质的吸收与利用

一、钙的吸收与利用

食物中的钙常以钙盐或者钙蛋白等钙复合物形式存在。通常这些钙复合物经过唾液淀粉酶、胃蛋白酶和胰蛋白酶的消化分解，形成食糜，随后释放呈溶解状态或者游离状态的钙，其通过跨过细胞或者与细胞上钙结合蛋白或氨基酸结合的方式进入淋巴和血液中。

正常生理状态下，Ca^{2+} 的主要吸收部位是小肠，约占整个肠钙吸收的90%，而结肠占总的肠钙吸收的10%以下。按钙的吸收途径，钙的吸收分为主动转运和被动转运两种。肠钙吸收跨膜转运包括如下步骤：①Ca^{2+} 通过上皮细胞钙离子通道（TRPV5）或钙转运蛋白（TRPV6）内流进入胞内；②胞内钙通过钙结合蛋白（calbindin）运送到细胞基底缘；③钙在基底缘通过质膜钙泵（PMCA1b）或钠钙交换体（NCX1）排出细胞，进入血液。旁细胞被动扩散是顺电化学梯度的，通过紧密连接来实现钙的转运，发生在整个肠道（图6-1）。被机体吸收的钙进入骨组织，通过骨吸收和骨形成，完成骨钙的释放和沉积，未被吸收的钙主要随粪便排出体外。肾可对血液中钙离子进行重吸收，无法重吸收的钙将随尿液排出体外。

二、磷的吸收与利用

食物中无机磷以磷酸盐形式被吸收，有机磷则以植酸盐、磷脂、磷蛋白等形式进入机体内。无机磷不必经过消化就能被吸收，而有机磷则需经过酶水解成无机磷才能被吸收。无机磷在钠磷协同转运蛋白的协助下，通过小肠上皮细胞顶端膜的主动运输被吸收。小肠中的磷吸收转运蛋白是Ⅱb型钠磷协同转运蛋白（Na^+/Pi-Ⅱb），肾中的磷重吸收转运蛋白是Ⅱa型钠磷协同转运蛋白（Na^+/Pi-Ⅱa）和Ⅱc型钠磷协同转运蛋白（Na^+/Pi-Ⅱc）。有机磷主要以植酸或植酸盐的形式存在，而植酸的水解主要依赖植酸酶，它将植酸磷分解为正磷酸和其他磷酸醇的中间产物。植酸磷的利用包括两个步骤，即在肠腔降解为无机磷的消化过程和无机磷经肠道上皮细胞进入血液的吸收过程。

磷是动物体内的必需矿物元素，绝大多数都沉积在动物机体的骨骼中。骨骼中磷与钙以

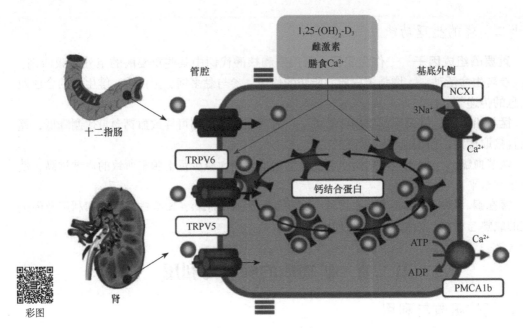

图6-1　钙在人体的吸收途径（引自Hoenderop et al.，2003）

羟基磷灰石的形式沉积于骨质中形成正常骨质，其余以游离型和结合型存在于软组织、细胞外液及血液中。

三、钠的吸收与利用

正常成人体内钠的总量约为1g/[kg·体重（bw）]，其中44%在细胞外液，9%在细胞内液，47%存在于骨骼中。在生理状态下，钠在肾小球能全部滤过，但肾小管将其大部分重吸收。肾小管上皮细胞重吸收Na^+包括被动转运和主动转运两种方式，其中被动转运主要有上皮细胞Na^+通道易化扩散作用，而主动转运包括敏感噻嗪类钠氯协同转运蛋白重吸收Na^+入肾远曲小管上皮细胞，碳酸氢钠协同转运蛋白重吸收Na^+入肾近端小管和集合管，以及钠泵将上皮细胞重吸收的Na^+转运至组织液等。

肾是钠代谢最重要的器官。正常的水钠平衡是通过渴感机制、肾素-血管紧张素-醛固酮系统、抗利尿激素、心房利钠肽和肾排水的控制等在内的稳态机制来调节的，血钠浓度在一个相对窄的范围内波动，以维持正常细胞活性。

四、钾的吸收与利用

钾是细胞内液的主要阳离子，人体98%的K^+分布在细胞内，而细胞外液仅占人体总量的2%。人体的钾主要来自食物，成人普通膳食每日可供钾2～4g，足够生理需要。

钾在小肠中被吸收。细胞膜对钠有一定的通透性，存在着两种不同类型的"钠泵"（中性的和带电的），通过逆电化学梯度主动地将钠离子输送出细胞。然后，为补偿起见，K^+、氨基酸和葡萄糖会主动地进入细胞，也会被动地扩散入细胞（图6-2）。食物中的钾经消化道吸收，未吸收部分则由粪便排出。钾的排泄途径有尿、汗和粪便，其中肾是排钾的主要脏器。

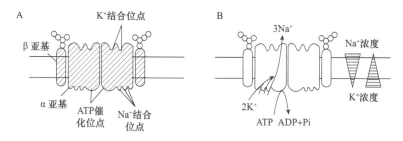

图6-2 Na^+-K^+泵的结构（A）及工作模式（B）示意图（引自曹承和，2010）

五、氯的吸收与利用

氯主要以离子形式被吸收。Cl^-吸收部位在小肠前段，主要通过扩散途径经细胞旁路被吸收。Cl^-吸收与Na^+密切相关，主要有非耦联吸收、耦联吸收和中性NaCl吸收3种途径。其中，中性NaCl吸收是Cl^-被吸收的主要形式，机制为Na^+和Cl^-以1：1的比例从肠道转运到组织液或血液中，包括Na^+-H^+交换和Cl^--HCO_3^-交换。细胞内H^+和HCO_3^-是通过内源性或外源性的CO_2通过水合作用产生的，然后H^+与Na^+、HCO_3^-与Cl^-分别进行反向转运，使Na^+和Cl^-以1：1的比例被吸收，而H^+和$HCOO_3^-$以1：1的比例被分泌到肠腔，形成H_2O和CO_2。

进入体内的Na^+、Cl^-经肾小球滤过后，在流经远曲小管时大部分被重吸收。Cl^-重吸收与Na^+是相伴的。在髓袢升支粗段，Cl^-重吸收与Na^+、K^+的转运有关，以Na^+：$2Cl^-$：K^+的比例协同转运。值得注意的是，3种离子进入细胞后的去向并不相同：Na^+被管周膜上的泵驱入组织间隙，Cl^-顺着浓度差相继扩散进组织间隙，K^+由于浓度差经管腔膜返回小管液，多余部分经肾排出体外（图6-3）。

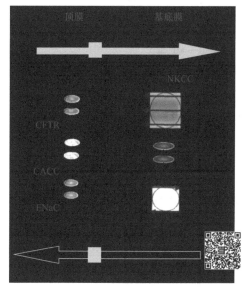

图6-3 Cl^-的吸收与释放（引自臧传宝，2010）
NKCC. 阳离子-氯离子转运体；CFTR. 囊性纤维化跨膜传导调节因子；CACC. 钙激活氯离子通道；ENaC. 棕榈酸激活上皮细胞钠通道

六、镁的吸收与利用

人体对镁的日需求量为10.0～12.0mmol，一般以每日摄入12～15mmol为宜，其中40%来自食品。正常成人体内总镁量为25g，其中50%～60%分布于骨组织中，25%分布于骨骼肌中，其余的分布于心脏、肝等其他组织中。骨骼肌中的镁，约1/3可以被交换，用于维持正常细胞外镁的浓度。正常血清镁浓度为0.7～1.0mmol/L，其中50%～60%以游离阳离子形式存在，30%与蛋白质结合，10%～20%与柠檬酸、草酸等结合。

镁被摄入后主要由小肠吸收，少量被胃和大肠吸收。镁主要有肠上皮细胞被动扩散、迟缓溶解和主动转运3种吸收机制。膳食磷酸盐和乳糖的含量、肠腔内镁的浓度及食物在肠内的过渡时间对镁的吸收都有影响。肾是镁排泄的主要途径，也是调节镁平衡的主要器官。

七、铁的吸收与利用

近端小肠（十二指肠和空肠）是铁吸收的主要部位，也是调节铁平衡的一个关键环节。

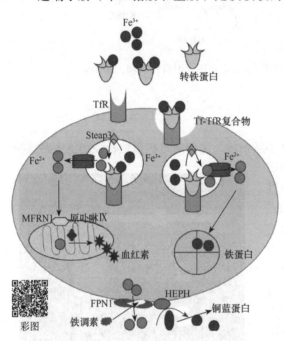

动物消化道的其他部位，如胃、回肠和盲肠也能吸收少量的铁。根据吸收机制的不同，饮食中的铁可分为血红素铁和非血红素铁，其中血红素铁比非血红素铁具有更高的生物利用度。

血红素铁通过血红素载体蛋白1和血红素反应基因1转运到肠细胞内，并在细胞内被血红素加氧酶1分解成Fe^{2+}。非血红素铁主要为Fe^{3+}，首先被刷状缘上的铁还原酶-十二指肠细胞色素B（DcytB）还原成Fe^{2+}。Fe^{2+}经吸收进入小肠黏膜上皮细胞后，被氧化成Fe^{3+}，与去铁铁蛋白结合形成铁蛋白，并暂时贮存在上皮细胞的临时贮存场所——铁池中。需要往身体组织中输送时，铁从铁蛋白中释放出来。释放出来的铁，一部分进入红细胞，在红细胞的线粒体内与原卟啉IX结合成血红素；另一部分进入肝、脾、骨髓等器官和组织的细胞中，在线粒体内与去铁铁蛋白结合形成铁蛋白而贮存起来（图6-4）。

图6-4　铁的转运（引自陈春梅等，2022）

TfR. 转铁蛋白受体；Tf-TfR复合物. 转铁蛋白-转铁蛋白受体复合物；Steap3. 铁还原酶3；MFRN1. 线粒体铁转运蛋白1；FPN1. 膜铁转运蛋白1；HEPH. 膜铁转运辅助蛋白

八、锌的吸收与利用

成人体内锌的含量为1.5～2.5g。锌分布于人体大部分组织、器官、体液中，其中肝、骨、肌肉、毛发等中含量较高（图6-5）。

锌主要在小肠中吸收，分为肠细胞摄取锌、黏膜细胞转运、运至门静脉循环、内源性锌分泌返回到肠细胞4个阶段。具体而言，锌在消化过程中，以游离离子形式从食物中释放出来，这些离子主要在十二指肠和近侧小肠处，先与小分子肽构成复合物，后经主动转运机制被吸收。当锌摄入量升高时，锌也可通过被动细胞旁路途径吸收。锌在小肠中被吸收后，在门静脉与白蛋白结合被运输至肝，血中30%～40%的锌被肝摄取，随后再次被释放入血。血中锌进入肝外组织的速率各不相同，其中中枢神经系统和骨骼摄入锌速率较低，而在胰、肝、肾、脾中锌的积集速率最快，周转率最高。

九、硒的吸收与利用

自然环境中硒主要以有机硒和无机硒形式存在，其中无机硒包括5种价态：Se_0、Se^{2-}、Se^{2+}、Se^{4+}和Se^{6+}。硒的吸收部位主要是小肠，尤其是十二指肠。在正常生理状态下，不同

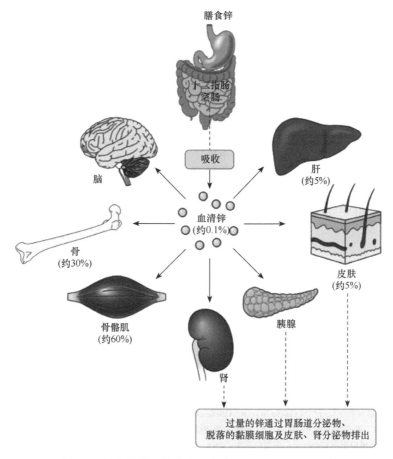

膳食锌

十二指肠
空肠

吸收

脑

肝
(约5%)

血清锌
(约0.1%)

骨
(约30%)

皮肤
(约5%)

骨骼肌
(约60%)

胰腺

肾

过量的锌通过胃肠道分泌物、脱落的黏膜细胞及皮肤、肾分泌物排出

图6-5　锌在机体中的分布（引自 Kambe et al., 2015）

形式硒的吸收率为70%～90%。亚硒酸盐（SeO_3^{2-}）主要是通过被动扩散方式吸收，吸收率较低。当胃肠腔内存在谷胱甘肽（GSH）时，SeO_3^{2-}可与GSH反应生成GS-Se-SG，吸收率升高。硒酸盐（SeO_4^{2-}）主要是通过主动转运方式吸收，转运机制同其含硫类似物SO_4^{2-}，在肠道中被吸收转运至体内。硒代甲硫氨酸（SeMet）和硒代半胱氨酸（SeCys）依赖Na^+载体介导的甲硫氨酸和半胱氨酸转运体系进入小肠细胞，因此，有机硒的吸收率高于无机硒（图6-6）。

　　硒进入机体后，先经血液循环转运至肝中。SeO_3^{2-}进入肝后，经肝中GSH和硫氧还蛋白（Trx）还原为HSe^-，参与硒蛋白的合成。SeMet在裂解酶的作用下转化为HSe^-，参与硒蛋白的合成。

十、碘的吸收与利用

　　人体内的碘主要来源于食物，食物中的碘化物在胃肠道内被还原成碘离子后，几乎可被完全吸收。此外，皮肤、黏膜与肺也能吸收碘，但吸收量很少。碘在胃和十二指肠被吸收后，主要在甲状腺中累积，其余分布于血液、肌肉、骨骼、皮肤、肝、肾、肺等中。

　　在甲状腺中，滤泡细胞合成甲状腺球蛋白（Tg），然后转移并储存至胶体滤泡腔。在细胞-胶体交界处，碘被氧化并附着在Tg酪氨酸残基的苯环上。此过程由甲状腺过氧化物酶（TPO）催化，并形成单碘酪氨酸（MIT）和二碘酪氨酸（DIT）。然后，TPO耦合两个DIT形

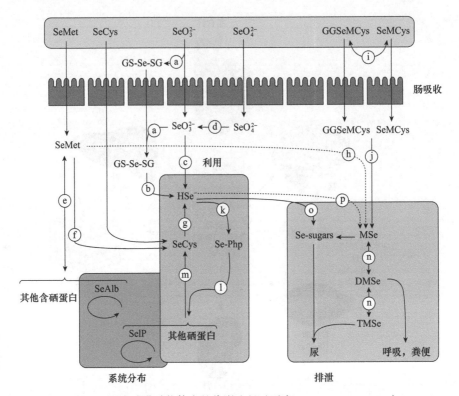

图6-6 硒在哺乳动物体内的代谢途径（引自 Roman et al., 2014）

a. 亚硒酸盐与谷胱甘肽非酶促反应生成GS-Se-SG；b. GS-Se-SG随后被谷胱甘肽还原酶分解为硒化物；c. 亚硒酸盐可以作为硫氧还蛋白系统的底物，并直接还原为硒化物；d. 硒酸盐通过被动扩散吸收后被还原为亚硒酸盐；e. SeMet也可以通过转硫途径而非特异性地掺入血清白蛋白和血红蛋白等蛋白质中；f~h. SeMet通过转硫途径或硒磷酸盐合成酶转化为SeCys和硒化物，过量的SeMet被裂解酶直接甲基化；i. GGSeMCys作为膳食成分摄入后，大部分在胃肠道被γ-谷氨酰转肽酶水解；j. SeMCys和GGSeMCys通过β-裂解酶直接甲基化为MSe；k. 硒化物和ATP产生硒供体硒磷酸盐（Se-Php）；l. SeCys整合到氨基酸序列中形成硒蛋白；m. 硒蛋白的分解代谢释放SeCys；n~p. 硒的甲基化与排泄路径。SeMet. 硒代甲硫氨酸；SeCys. 硒代半胱氨酸；GGSeMCys. γ-谷氨酰-硒-甲基硒代半胱氨酸；SeMCys. 硒-甲基硒代半胱氨酸；GS-Se-SG. 谷胱甘肽硒醚；SeAlb. 硒代白蛋白；SelP. 硒蛋白P；HSe⁻. 硒化氢；Se-Php. 硒代磷酸盐；Se-sugars. 硒糖；DMSe. 二甲基硒；TMSe. 三甲基硒

成甲状腺激素（T4），或耦合一个MIT和一个DIT形成三碘甲状腺原氨酸（T3）。当机体需要碘时，含蛋白酶的溶酶体将T4、T3和Tg断开从而释放出T4和T3。而释放的MIT和DIT在碘酪氨酸二碘酶作用下脱碘，实现碘离子在甲状腺内的有效循环。

十一、氟的吸收与利用

氟化物主要通过胃和肠道（特别是小肠上段）黏膜的扩散和渗透作用吸收。从吸收的角度来看，无机氟化物可分为两大类：①易溶性氟化物，如NaF、HF和H$_2$SiF等，经胃肠道的吸收快速而完全。②不溶性或难溶性的氟化物，如CaF$_2$、磷灰石和冰晶石等，较难吸收。

经各种途径吸收的氟化物，由血液运输，一方面迅速由肾排泄，另一方面迅速在骨骼等钙化组织中沉积。吸收入血液的氟大约有75%存在于血浆中，其余的25%主要存在于红细胞的内部和表面。血浆中包括与血浆白蛋白结合的氟（非离子氟）和离子氟，但只有离子氟才具有生理作用。两者在一定限度内可以互相转换，并由骨骼对氟的沉积和肾对氟的排泄来维持着动态平衡。肾是主要的排氟器官，体内有75%~80%的氟随尿排出（图6-7）。

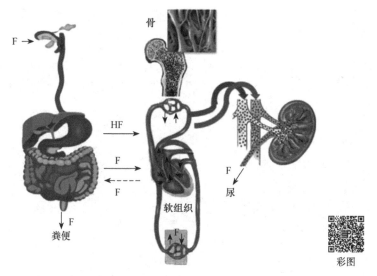

图6-7 氟的代谢（引自Buzalaf and Whitford，2011）

十二、锰的吸收与利用

锰一般以二价和三价化合物的形式广泛分布于动物机体的各组织中，其中肝、肾、胰、脾、心脏、脑垂体和骨骼中的含量最高，而肌肉中含量相对较少。

锰在各段消化道中都能被吸收，但其吸收的主要部位在十二指肠，其他肠段对其吸收较少。食入的锰在经过消化道时被分解或者溶解，锰离子通过肠表皮细胞摄入后，由黏膜细胞转入体内。小肠吸收的锰元素通过肠道细胞进入血液，血液中的锰一部分保持游离态，另一部分被运输到富含线粒体的组织中，通过不溶性磷酸盐的形式储存在脑、肾、肌肉和肝中；一部分迅速与相关蛋白结合进入肝，另一部分被铁氧化酶氧化后，与转铁蛋白结合，被肝外的组织吸收。锰主要是通过粪便排泄。此外，从肠道脱落的肠道细胞可以排出少量的锰，动物的乳汁、汗液、尿液及皮毛脱落也会排出少量的锰。

第三节 矿物质与营养健康

一、钙与营养健康

钙和无机磷酸盐对人体至关重要，体液内钙磷浓度恒定的维持等都受神经体液的调控。甲状旁腺激素（PTH）和1,25-二羟维生素D［1,25-$(OH)_2$-D］控制钙稳态，而PTH、1,25-$(OH)_2$-D和骨源性成纤维细胞生长因子23（FGF23）控制磷酸盐稳态（图6-8）。

（一）钙缺乏

1. 佝偻病 大多数佝偻病是各种间接因素造成体内钙缺乏的结果，如膳食中磷或维生素缺乏。

2. 骨软化 钙缺乏导致骨细胞中钙盐沉着减少，不能正常矿化，致使骨硬度下降、变软。

3. 骨质疏松 是代谢异常导致骨矿物质减少，骨显微结构破坏及骨折危险性增加的一

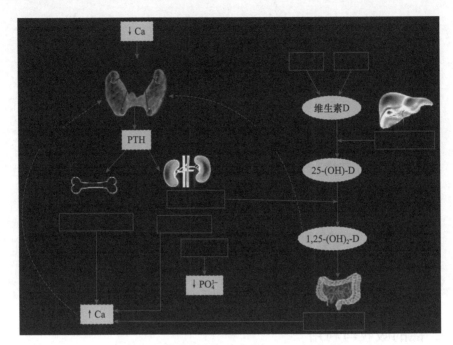

图6-8　钙稳态示意图（引自Song，2017）

种临床现象。

4. 低钙血症　表现为手足抽搐和神经精神改变等症状。

（二）钙过量

成人血清钙超过1.11mg/mL时即高钙血症，临床上表现为肾结石、胃肠道疾病和神经精神改变等症状，并伴有血磷降低的特征。成人高钙血症应在控制钙摄入的同时，对引起高钙血症的原发性疾病进行治疗。

二、磷与营养健康

当磷摄入过量时，很可能会出现骨质疏松、甲状旁腺功能亢进、代谢性骨病等症状。当磷摄入不足时，出现低磷血症，引起红细胞、白细胞、血小板的异常，软骨病等。

（一）磷缺乏

1. 低磷血症　低磷血症与细胞内高能磷酸键减少和需能细胞活动减少有关。红细胞缺磷时，血红蛋白释放到组织中的氧减少，引起组织缺氧。肌细胞缺磷，引起肌痛和肌无力，心肌和呼吸肌受累，严重者横纹肌溶解。慢性缺磷，引起软骨病和佝偻病。

2. 骨质疏松　当体内磷缺乏时，破骨细胞受到刺激，促进骨吸收，抑制成骨细胞合成胶原，限制骨矿化的速度，从而导致骨量减少，进而导致佝偻病、骨质软化等。

（二）磷过量

FGF23和PTH是调节磷代谢的重要激素。FGF23是由骨细胞和成骨纤维细胞分泌的内源性激素，肾是其重要的靶器官，其通过抑制近端肾小管上皮细胞的钠磷共转运蛋白NaPi-2a与NaPi-2c的表达来增加磷酸盐的外泌作用，促进尿磷排泄。高血磷的急性危害是低血钙和抽搐，严重高血磷引起转移性软组织钙化。

三、钠与营养健康

据报道，钠与人体健康之间是"U形曲线"的关系（图6-9），摄入过低或过高均对人体有害。

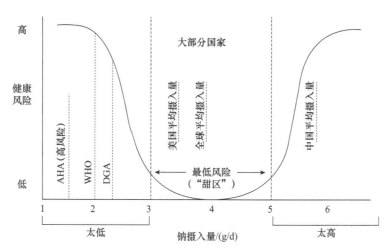

图6-9　钠摄入量健康风险概要图（引自 Mente et al., 2021）

AHA. 美国心脏协会；WHO. 世界卫生组织；DGA.《美国膳食指南》

（一）钠缺乏

按照血清钠离子浓度不同，可以将钠缺乏分为轻度低钠血症（130~135mmol/L）、中度低钠血症（120~130mmol/L）和重度低钠血症（120mmol/L以下）。有医学研究表明，患者的病死率在血清钠离子浓度为125mmol/L和115mmol/L以下时分别是28%和50%，患者的病死率在120mmol/L以下时为50%。其发生原因有两个，一是钠的丢失或损失，二是总水量的相对增加，结果都是血浆渗透压下降。

（二）钠过量

1. 高钠血症　血钠浓度大于145mmol/L即可定义为高钠血症，是重症患者常见的电解质紊乱类型之一。高钠血症引起的机体高渗状态，导致脑组织细胞内液转移至细胞外液，致使脑细胞萎缩，进而发生脑血管破裂，甚至是更严重的神经系统疾病；也会发生胰岛素抵抗，导致机体血糖代谢障碍，并且损伤肝的糖异生作用及乳酸清除作用。

2. 心血管疾病　高钠摄入量可引起水钠潴留，导致血容量增加；同时细胞内外钠离子水平的增加可导致血管平滑肌肿胀、血管腔狭窄、外周血管阻力增大，引起血压升高；此外，钠离子浓度的升高刺激神经内分泌系统激活，缩血管因子分泌增加刺激血管收缩，心脏负荷加重。

四、钾与营养健康

钾对维护心脏的正常功能有重要作用，在细胞的新陈代谢中起重要作用。

（一）钾缺乏

K^+摄入过少、体内分布异常及经尿排泄过多是造成低血钾的常见原因，如大量出汗、严重腹泻、过度利尿等。钾耗竭或缺乏时主要表现为代谢性、神经肌肉性、肾性及心血管性症状，如食欲减退；细胞内酸中毒；引发心血管病和膨胀性心肌病，心肌细胞超极化；肾血管缩小，肾血流减少，肾小球过滤率降低，尿浓缩力降低，钠输送和肾髓质间质对钠的潴留降低，对抗利尿激素的抵抗力降低；神经系统紊乱；重要器官变性等。

（二）钾过量

钾摄入过多，如不同时伴有K^+排泌减少，不会引起高血钾；K^+由细胞内移出过多，这可见于胰岛素及β_2激动剂活性降低或缺乏、醛固酮水平下降，K^+排泌减少，$NaHCO_3$丢失过多所致的代谢性酸中毒、细胞大量破坏、肌肉松弛剂琥珀胆碱作用；尿排K^+减少，这可见于皮质集合管K^+过低、皮质集合管内液体流量低、肾素释放不足和肾对醛固酮的反应性差。高血钾主要表现为心搏徐缓、极度疲乏、肌肉酸痛、肢体湿冷、苍白等症状。

五、氯与营养健康

正常血清Cl^-的浓度为$97\sim107mmol/L$。成年男性每日需要的氯量为$7.8\sim11.8g$，而成年女性为$5.8\sim7.8g$，主要来自食盐，一般情况下，Cl^-排泄量大致与摄入量平衡。

（一）氯缺乏

低氯血症是肺心病最常见的并发症，也是诱发代谢性碱中毒，特别是红细胞内碱中毒的主要原因之一。低氯血症可限制红细胞内HCO_3^-与红细胞外Cl^-交换，使红细胞内HCO_3^-增多，加重红细胞内碱中毒，氧与血红蛋白结合牢固，不易释放，加重组织缺氧，影响CO_2的排出。因此，及时、合理地纠正低氯血症对肺心病的治疗有重要意义。

（二）氯过量

高氯血症是各种疾病发生发展过程中经常伴随的电解质紊乱状态。其发病原因多种多样，但以病理性因素为主。当水分损失超过钠和氯的损失时，则会出现高氯血症，而当肾需要处理过量的氯超过其能力范围的时候，或Cl^-与碳酸氢盐的交换过程受阻，诱发代谢性酸中毒时，便会导致体内的Cl^-含量升高，诱发高氯血症。

六、镁与营养健康

缺乏或过量不仅影响体内多种物质代谢，还直接影响各器官的结构与功能，引发各种疾病。

（一）镁缺乏

镁缺乏一般无典型的症状及体征。正常血清镁浓度为$0.8\sim1.2mmol/L$，血清镁低于$0.8mmol/L$

时（即低镁血症）可诱发四肢抽搐、心律失常、血管痉挛、女性痛经等。较为严重的低镁血症常伴随着心脏、代谢、神经肌肉等疾病。中重度镁缺乏通常表现在以下3个方面。

1. 神经肌肉方面 低镁血症可使神经肌肉兴奋性增加，临床表现为自发性腕足痉挛、眩晕和肌萎缩等。

2. 心脏方面 镁缺乏导致心动过速、室上性心律失常、室性心动过速、室性期前收缩、室颤，甚至猝死。

3. 代谢方面 镁缺乏的实验室检查表现为低钾血症，中重度镁缺乏时还可出现低钙血症。

（二）镁过量

高镁血症的临床表现与血清镁浓度有关，当血清镁浓度小于2mmol/L时，临床症状不明显。当血清镁浓度介于2mmol/L和3mmol/L时，表现为困倦、嗜睡、深反射减退。最持久、最复杂的高镁血症是神经毒性，最终导致神经接头处兴奋传递减弱，临床表现为肌腱反射减弱。血镁浓度在3~5mmol/L时，可引起低钙血症、心动过缓、心电图改变、低血压等。

七、铁与营养健康

在正常情况下，铁的吸收和排泄保持动态平衡，单纯因饮食发生缺铁性贫血是少见的。但婴幼儿，青春期男女，妊娠期、哺乳期、月经期的妇女，其需铁量增加。

（一）铁缺乏

铁缺乏是目前世界上最常见、覆盖率最高的微量营养素缺乏症之一，常见于两岁以下的婴幼儿、育龄妇女、孕妇和老年人。其症状主要包括以下几方面。

1. 贫血 营养性贫血患者循环系统中成熟红细胞数量不足，血液的携氧能力降低，导致组织缺氧，出现疲劳、虚弱、心输出量增加等临床症状。

2. 行为和智力方面 铁缺乏可引起心理活动和智力发育的损害及行为改变。

3. 人体免疫和抗感染能力降低 损害免疫功能，导致T细胞成熟缺陷、巨噬细胞分化停止和自然杀伤细胞活性受损。

4. 体温调节方面 缺铁性贫血的另一特点是在寒冷环境中保持体温的能力受损。

5. 铅中毒方面 动物和人体实验均证明缺铁会增加对铅的吸收。

6. 有害的妊娠后果 许多流行病学研究表明，妊娠早期贫血与早产、低出生体重儿及胎儿死亡有关。

（二）铁过载

临床上铁过载分为原发性和继发性两大类，原发性铁过载是先天性代谢障碍导致体内铁过度蓄积，即遗传性血色病；继发性铁过载常由大量输血、长期补充铁剂、过度摄入含铁饮食或某些血液病等造成。铁过载将增加肝纤维化和肝硬化、肝细胞癌、心肌病、关节炎和糖尿病等疾病的风险。

八、锌与营养健康

锌是人体必需的微量元素之一，正常人体内含锌2~2.5g，在体内，锌主要以结合状态存在于多种含锌酶中。锌缺乏时，机体将产生一些改变或临床症状。

（一）锌缺乏

由于锌参与人体细胞中的多种基本生化功能，锌缺乏的生理变化范围很广，这些体征根据缺乏的严重程度而变化。临床上，受锌缺乏状态影响的器官系统包括表皮、胃肠、中枢神经、免疫系统、骨骼和生殖系统。当机体缺锌时，机体首先会降低内源性锌的排出，并且相应地发生代偿性的调节，如通过延缓生长发育或降低免疫功能等，从而减少机体锌的损耗；当缺锌加剧时，体内的调节机制不能维持锌的代谢，相应的临床症状出现。

（二）锌过量

由于锌的作用剂量与有害剂量之间的范围较宽，一般情况下不易发生锌中毒。急性锌中毒并不多见，一般仅见于职业中毒、口服或静脉注射大剂量的锌剂、误服等情况。摄入4~8g锌剂后观察到的毒性症状有恶心、呕吐、腹泻、发烧及嗜睡等。此外，长期摄入高于需要量的锌，可与其他微量元素的代谢发生交互作用。

九、硒与营养健康

人体摄入硒的理想浓度应为50~200μg/d，体内缺硒可能会引发诸如大骨节病、克山病、心血管疾病等多种疾病，但硒摄入量过高也会使得机体产生神经系统紊乱、皮屑和毛发脱落等症状。因此，如何控制硒摄入适量且合理、健康和安全才是机体科学补硒的关键。

（一）硒缺乏

1. 克山病　是一种慢性病程的心肌病，最早发现于中国黑龙江省克山县，而硒代谢失衡会使谷胱甘肽过氧化物酶与超氧化物歧化酶活性降低、清除自由基功能降低，导致自由基堆积，生物膜氧化，进一步造成心肌细胞损伤。

2. 大骨节病　低硒营养水平是大骨节病患者的共同特征，对大骨节病患者补硒后能有效缓解病症。

（二）硒过量

硒摄入过量会导致中毒症状或疾病，包括恶心、呕吐、指甲变色或变脆甚至脱落、脱发、疲劳、烦躁、皮肤或呼吸有大蒜气味。慢性硒中毒多发生在高硒地区，如1961~1964年湖北恩施高硒区的人群发生的脱毛、脱甲、神经系统感觉迟钝、四肢麻木，甚至瘫痪等症状，与其过高的硒摄入（日硒摄入量达到4990μg）密切相关。

十、碘与营养健康

碘与人体健康之间是"U形曲线"关系，摄入过少或过多都易导致人体甲状腺功能障碍（表6-1）。

表 6-1 碘摄入量与甲状腺健康的关系（引自满娜，2006）

碘营养状态	尿碘浓度/（μg/L）	常见甲状腺疾病
碘缺乏	<100	非毒性多结节甲状腺肿、老年人的亚临床或临床甲亢伴毒性多结节甲状腺肿
碘适量	100～199	
碘超足量	200～300	基础缺碘人群的IIT，老年人和甲状腺异常人群的IIH
轻中度碘过量	300～1000	亚临床或临床IIH、AITD
严重碘过量	1000以上	甲状腺肿、亚临床或临床IIH、AITD

注：IIH. 碘致甲状腺功能亢进症；AITD. 自身免疫性甲状腺病；IIT. 甲状腺毒症

（一）碘缺乏

机体碘摄入不足，可造成以甲状腺激素合成不足为主要发病机制的碘营养缺乏病，导致机体多种损伤。碘缺乏病除常见的地方性甲状腺肿和地方性克汀病外，还可导致流产、死产、先天畸形和新生儿死亡率增高，其中最主要的是影响胎儿脑发育，导致儿童智力和体格发育障碍。

（二）碘过量

长期的高碘摄入，甲状腺会出现亢进或者抑制的现象。甲状腺功能亢进，则甲状腺激素分泌增加，出现一系列的症状，包括多动、易怒、不耐热、心悸、虚弱及体重下降等。急性碘过量中毒会引起心血管系统和消化系统症状，甚至昏迷。流行病学调查也显示，高碘摄入会导致尿碘水平上升，甲状腺体积增大和甲状腺肿大的流行。

十一、氟与营养健康

人体摄入适量的氟则有利于健康，而摄入过量的氟则会导致地方性氟病。我国地方性氟中毒除极少数的食物型或烟煤污染型外，绝大多数都属于饮水型（表6-2）。

表 6-2 水含氟量与其毒性的关系（引自别同玉和许加生，2007）

水含氟量/（$\times 10^{-6}$g/L）	作用及毒性表现	水含氟量/（$\times 10^{-6}$g/L）	作用及毒性表现
1	预防龋齿	50	甲状腺病变
2	氟斑牙	100	生长发育迟缓
5	引起骨硬化症	125	肾病变或异常
8	10%骨硬化症	2.5～5.0g/L	死亡
20～80	氟骨症（伴有残疾）		

注：除2.5～5.0g/L外，其他单位均为"$\times 10^{-6}$g/L"

（一）氟缺乏

1. 龋齿 在细菌的作用下牙齿硬组织脱钙引起，氟有助于预防龋齿。

2. 影响生殖系统 缺氟可能影响生育功能，而高氟对生殖系统有明显的致突变作用。

3. 增加冠心病患病概率 及时、适量补充氟化物可降低冠心病发病率。

（二）氟过量

氟化物对骨骼呈双重作用。在一定的pH条件下，适量的氟有助于钙磷形成羟磷灰石结晶，使骨骼的强度增加和密度提高；但长期摄入过量的氟，尤以骨骼和牙齿受损最为明显。当氟浓度较高时，氟离子将置换骨盐或齿盐中的磷酸根，而以氟化钙的形式沉淀，沉积在骨骼、牙齿等组织上，使硬组织的正常晶体结构遭到破坏，引起全身性骨骼病变，发生氟骨症；在软组织中，氟中毒可致消化、泌尿、神经、生殖、循环、呼吸等各系统组织的广泛性损害。

十二、锰与营养健康

锰是人体必需的微量元素，主要集中在脑、肾、胰腺和肝中。当生命活动中心——脑垂体中含锰量特别高时，对于维持人的生命活动发挥着重要的作用。

（一）锰缺乏

人类可通过食物摄入足够的锰元素，在完善的内环境调节机制下，很少会出现锰缺乏症状。但当机体需求量增加时，如生长和妊娠期锰摄入量不足，表现为身体生长发育迟缓、瘦弱和低胆固醇血症。由于饮食锰的摄入不足，会导致营养不良、生长缓慢、骨异常、智力呆滞、神经紊乱、生殖功能受抑、糖耐量降低、先天性畸形、癫痫、肝癌等。

（二）锰过量

锰的毒性较低，但长期摄入大量的锰也会导致中毒。锰中毒常发生于锰矿场的矿工，以及与锰有关的陶瓷、电池和人类制造业的工人当中。首次是在锰矿厂工人身上发现锰中毒的，表现出幻觉、颤抖，甚至认知缺陷等症状。与食入锰相比，空气中氧化锰的粉尘更容易使人中毒。

思 考 题

1. 简述钙、铁、锌、硒的生理功能。
2. 钙在人体内如何被吸收利用？
3. 食盐摄入是越多越好还是越少越好？
4. 饮食中铁的分类如何？它们如何被吸收和利用？
5. 锌在人体中的分布是怎样的？
6. "龋齿"是怎样形成的？如何预防？
7. 分析老年人易形成"骨质疏松"的原因。
8. "铁缺乏症"的危害有哪些？
9. 为什么说硒是天然的解毒剂？
10. 论述碘摄入量与甲状腺健康之间的关系。

参 考 文 献

别同玉，许加生. 2007. 氟与人体健康. 微量元素与健康研究，24（1）：65-66.
曹承和. 2010. Na^+通道、K^+通道、Na^+-K^+泵的区别与应用. 中学生物学，（5）：2.
陈春梅，葛晶，郭翀. 2022. 人体铁代谢及其调控因素. 基础医学与临床，（5）：42.
满娜. 2006. 慢性碘过量对甲状腺功能和形态影响的实验研究. 沈阳：中国医科大学博士学位论文.

臧传宝. 2010. 上皮细胞CFTR通道介导的阴离子转运机制. 青岛：中国海洋大学硕士学位论文.

Buzalaf M A R, Whitford G M. 2011. Fluoride metabolism. Monogr Oral Sci, 22: 20-36.

Hoenderop J G, Nilius B, Bindels R J. 2003. Epithelial calcium channels: from identification to function and regulation. Pflugers Arch, 446 (3): 304-308.

Kambe T, Tsuji T, Hashimoto A, et al. 2015. The physiological, biochemical, and molecular roles of zinc transporters in zinc homeostasis and metabolism. Physiological Reviews, 95 (3): 749.

Mente A, O'Donnell M, Yusuf S. 2021. Sodium intake and health: What should we recommend based on the current evidence? Nutrients, 13 (9): 3232.

Roman M, Jitaru P, Barbante C. 2014. Selenium biochemistry and its role for human health. Metallomics, 6 (1): 25-54.

Song L. 2017. Calcium and bone metabolism indices. Adv Clin Chem, 82: 1-46.

本章思维导图

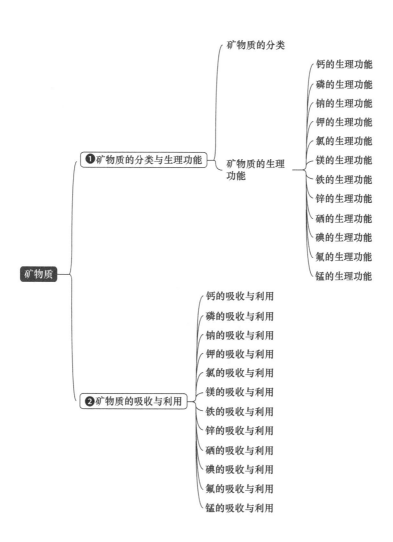

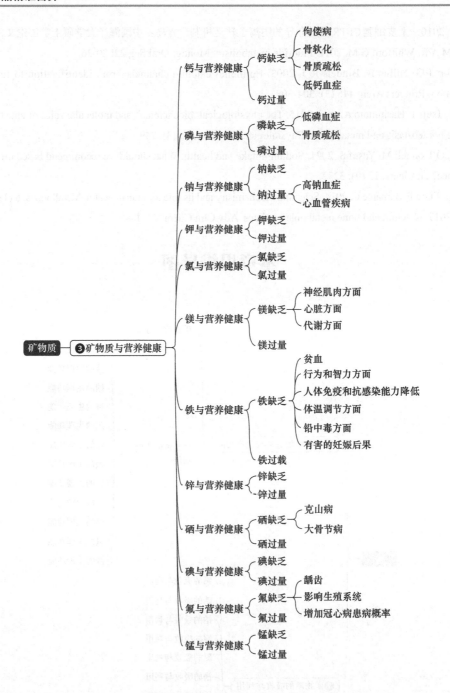

第七章　水

学习目标：
（1）掌握水的定义、分类与功能；
（2）了解健康水的标准及水中的生命元素；
（3）了解水在人体内的分布、机体对水的调节机制及水平衡；
（4）掌握水的营养健康作用。

在地球上，水是唯一以三种物理状态广泛存在的物质，其状态变换模型见图7-1。生命的起源和繁衍离不开水，水是生命的第一要素。

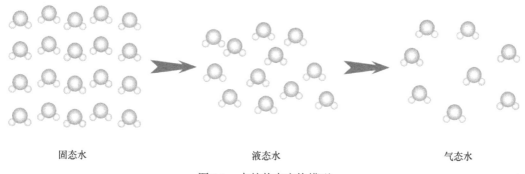

固态水　　　　　　　　液态水　　　　　　　　气态水

图7-1　水的状态变换模型

水是最常见的由氢和氧组成的化合物，其化学式为H_2O。它是氢原子和高电负性氧原子及其之间的共价键共同结合而成的。由于水分子的不对称性，水是一个极性分子。

水是无色无味的液体，冰点为0℃，沸点为100℃，相对密度为1。水的分子量是18。小分子水（活性水）在自然界中以三种形式存在：固体、液体和气体。在标准条件下，水在气体和液体之间保持动态平衡。

在营养方面，在7种营养素中，水被国际营养界列为第一位。水是体内最丰富的物质。它是维持生命最重要的物质之一。体内几乎所有的生命现象都是在水中进行的，包括运输、排泄、交换、体温调节和各种生化反应过程。因此，水是人体每天不可缺少的物质。根据世界卫生组织的一份报告，80%的人类疾病与水有关。因此，加强人们对水和营养健康的重视就显得尤为重要。

第一节　水的分类与功能

一、水的分类

水的分类方法形形色色，常见的有以下几种。

（一）根据水的硬度分类

软水：硬度小于8%的水为软水（不含或含少量钙镁化合物）。
硬水：硬度大于或等于8%的水是硬水（含有更多钙镁化合物）。

（二）根据饮用水中氯化钠的含量分类

淡水：含氯化钠小于500mg的水。
盐水：含有较多溶解氯化钠（通常含有其他盐）的水。

（三）根据其存在状态分类

生物水：各种生命系统中处于不同状态的水。
天然水：雨水；土壤水：土壤中储存的水。
地下水：储存在地下的水。
超纯水：纯度极高的水，主要用于集成电路行业。

（四）人体内水的分类

1. 自由水　细胞内的水大部分以自由形式存在，可以自由流动，称为自由水。它占细胞总含水量的95.5%。

2. 结合水　指与细胞内其他物质结合的水。水是一种极性分子，氧侧带有部分负电荷，氢侧带有部分正电荷。因此，水分子很容易与其他极性分子形成氢键，如氨基、羧基、羟基等，这些极性分子可以与水结合形成结合水。

自由水和结合水之间的区别不是绝对的。在一定条件下，二者可以相互转化。例如，当血液凝结时，自由水变成结合水。自由水多通常是新陈代谢旺盛的标志。生物代谢旺盛时，结合水可转化为自由水，降低结合水与自由水的比例。而生物代谢缓慢时，自由水可以转化为结合水，结合水与自由水的比例增加。自由水越多，新陈代谢越旺盛。

（五）食品中水的存在形式

食品中水的存在形式见表7-1。

1. 结合水　包括结构水、单分子层水和多分子层水。

2. 体相水　又称自由水，包括游离水和截留水。

表7-1　各种水分的存在形式和性质（引自倪静安和张墨英，1999）

形态及性质	结合水			体相水（自由水）	
	结构水	单分子层水	多分子层水	游离水	截留水
存在情况	作为废水组分（如蛋白质）的整体部分存在（化学水合物）	以水-离子、水-偶极缔合作用与非水组分亲水基团结合，含量达最大时与非水组分中强亲水基团形成单分子覆盖层	以水-水、水-溶质氢键为主，占有单分子层中的剩余位置及在非水组分亲水范围外的几层	占有与非水组分相距最远的位置，以水-水氢键为主，性质与稀溶液中的水相似	

续表

形态及性质	结合水			体相水（自由水）	
	结构水	单分子层水	多分子层水	游离水	截留水
流动性	不流动			宏观流动不受阻碍	宏观流动受凝胶或组织骨架所阻碍
冰点	−40℃条件下不结冰		大多数在−40℃以下不结冰，剩余少数可以结冰，冰点比纯水低得多	能结冰，冰点比纯水低	
用作溶剂的能力	无			大	
与纯水相比的平动（分子水平）	无	大大降低	降低程度不等	减小甚微	
蒸发焓（与纯水相比）	大大增加		有增加	基本不变	
在高水分食品（90%水）中占总水分的比例/%	<0.03	0.1～0.9	1～5	96	
常见食品变质现象	除自动氧化外，所有化学反应速率最小	在单层0.2～0.3A_w值内稳定性最大	随水分子含量增加，几乎所有的化学反应速率都增加	大多数化学反应速率快，微生物生长速率快	

注：A_w. 水分活度

（六）水的特殊形式（音频7-1）

重水：每个重水分子由两个氘原子和一个氧原子组成。重水占天然水的比例不到20%。重水可以用作原子反应堆的慢化剂和热载体。

超重水：每个超重水分子由两个氚原子和一个氧原子组成。超重水在天然水中极为罕见，其比例不到十亿分之一。

氘化水：每个分子包含一个氢原子、一个氘原子和一个氧原子。

音频7-1

（七）开发利用新的水资源

海洋中的深水是指光合作用所需的阳光无法到达的水层。这种深水非常干净，矿物质将得到很好的平衡。其特点是低温、稳定、富营养化、成熟和清洁。因此，深海水现在已经作为饮料水广泛应用于食品加工中。深海水在改善心血管疾病、免疫调节、抗肿瘤和抗疲劳方面也已经取得了良好的效果。

音频7-2

有关"海洋深层水的开发及应用"可扫码听音频讲解（音频7-2）。

二、水的功能

水是人体内功能最丰富的成分，是维持人体正常生理活动的重要物质之一。水的生理功能是多方面的。

（一）组成细胞原生质

原生质（protoplasm）不是单一化合物或某些化合物，而是由多种化合物组成的复杂胶体，其中水分含量非常高，往往占细胞总质量的很大比例。

（二）组织和器官的重要成分

水是人体内最丰富的成分，它广泛存在于人体的各种组织中，尤其是新陈代谢旺盛的组织中，如血液、肾、肝、肌肉、大脑、皮肤等中。水在维持组织和器官的一定形状、硬度和弹性方面起着重要作用。除了体内部分水分以游离状态存在，大部分水分以与蛋白质、黏多糖等结合的形式存在。

（三）调节体温

由于其高比热容、高蒸发热量和强导热性，水是温度调节系统的主要组成部分。人体在各种代谢过程中会释放大量热量，水可以传递大量的热量，相对减少体温的变化。它可以保持产热和散热之间的平衡。同时，水具有很强的流动性，可以随血液快速、均匀地分布在全身，这些热量可以通过血液循环传递到体表，然后通过对流、辐射、传导或蒸发散失。

（四）参与体内物质代谢和营养物质运输

水是体内各种生化反应的介质。它参与体内水解、水合等生化反应，以及体内消化、吸收、呼吸、循环、分泌和排泄等一系列生理活动，如图7-2所示。水直接参与人体的氧化还原反应，促进各种生理活动和生化反应。没有水，人体内的所有代谢反应都会停止。水是许多化合物的良好溶剂。它们可以溶解或分散在水中，并通过血液循环运输。因此，水是人体摄取各种营养素的载体，是人体发生生化反应的重要条件。

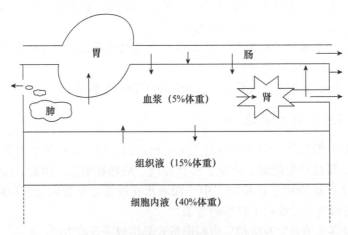

图7-2 成人体内水分的分布与转换

（五）润滑

水的低黏度可使人体中的摩擦部位光滑，减少磨损。眼泪、唾液、关节囊滑液等对该部位的生理功能起润滑作用。同时，水还可以滋润身体细胞，维持腺体器官的正常分泌。

（六）缓冲保护

水可以减轻对皮肤、器官、肌肉组织和脊椎的影响，保护人体，减少伤害。水具有黏附作用，可形成一层细胞保护膜，减少人体在碰撞和压力下的细胞损失。

（七）维持稳态

细胞只适应在一定的渗透压和电解质浓度下生存。人体内部环境由水、无机盐、蛋白质等组成，人体不断代谢。生化反应一直在进行，产生酸、碱和代谢物，这可能会打破稳态平衡。此外，还有出汗、疾病和发烧等因素。

（八）其他功能

除上述生理功能外，水还具有预防疾病的功能，如预防心脑血管阻塞、改善免疫系统、抗感染和抗癌功效、抗抑郁、抗失眠、减少骨质疏松等。

第二节 水的营养与健康作用

一、水在体内的分布

水是人体最丰富的成分，约占体重的60%。身体的含水量与年龄和性别有关。年龄越小，水分含量越高。水也是体液的主要成分。体液约占体积的60%，而水在体内的分布并不均匀。细胞内的水分约占体液总量的60%，细胞外的水分约占体液总量的40%。

人体各组织的含水量不尽相同。代谢越活跃，组织含水量越高。代谢越稳定、不活跃，组织含水量就越低。其中，脑脊液和血液是含水量最多的组织，骨和牙釉质是含水量最少的组织。详见表7-2。

表7-2 成人各器官、组织、体液中的含水量（引自阮国洪，2017）

器官或组织名称	含水量/%	含水量占体重的比例/%	器官或组织名称	含水量/%	含水量占体重的比例/%
脂肪组织	25~30	18.0	肾	82	0.3
骨	16~46	16.0	血液	83	5.0
牙釉质	3	—	红细胞	65	
肝	70	2.3	血浆	92	—
皮肤	72	7.0	脑脊液	99	—
脑髓（白质）	70	2.0（包括脑髓和脊髓）	胆汁	86	
脑髓（灰质）	84	2.0（包括脑髓和脊髓）	乳汁	89	
肌肉	76	41.6	尿液	约95	
心脏	79	0.5	唾液	99.4	
结缔组织	60~80	—	汗液	99.5	
肺	79	0.6			

注："—"代表无法估算；空格代表无数据

此外，年龄越小，体内水分含量越高。身体越瘦，脂肪含量越少，水分含量越高。相反，身体越胖，脂肪含量越高，体内水分含量越低。同龄女性的脂肪比男性多，水分含量比男性低。由表7-2可以看出，脂肪的含水量为25%～30%，肌肉的含水量为76%。

二、水的营养作用

（一）健康水的标准

长寿村的长寿原因之一是那里的水质好。根据当地饮用水系统调查和水质分析，优质水的共性和特点反映在世界卫生组织关于健康水的7项标准中：①无毒、无害、无异味；②均衡的矿物质和微量元素；③pH呈弱碱性（7.2～7.8）；④水分子团小（核磁共振半幅宽度低于100Hz）；⑤水硬度适度（30～200mg/L）；⑥溶解氧及二氧化碳适度（水中溶解氧浓度≥6mg/L，二氧化碳浓度为10～30mg/L）；⑦水的溶解力、渗透力、扩散力、代谢力、乳化力、洗净力等要强。

音频7-3

有关"健康水的7项国际标准"可扫码听音频讲解（音频7-3）。

（二）水中的生命元素

人体内有几十种化学元素。除碳、氢、氧和氮主要以有机化合物的形式存在外，其他元素称为矿物质。我们强调水中的矿物质是因为它们是人体的保护元素，尤其是钙离子和镁离子的含量，它们被医学专家称为人体的保护元素，可以抵抗其他有害元素的入侵。

其他元素在体内含量很少。一般来说，体内含量低于0.1g/kg的元素称为微量元素，占人体总质量的0.05%。矿物质的生理作用见表7-3。

表7-3　矿物质的生理作用

矿物质	生理作用
镁	维持细胞的通透性，预防心肌坏死，过量可致死亡
钾	多种蛋白质的必需元素，提高免疫功能，有益于大脑神经细胞，缺锌易患夜盲症，性功能发育不良
磷	构成蛋白质的成分之一，强心健脑，增强记忆
锂	强心镇静，调整神经平衡，预防心血管病，提高人体免疫功能
钒	参与人体的新陈代谢，促进造血功能，可减少龋齿的发生
钙	缺钙可引起佝偻病和骨质软化。高钙水使人体胃肠功能紊乱，肾结石发病率增大
氟	提高牙齿硬度，预防龋齿，促进骨骼钙化。高氟水损害牙齿，并使骨骼密度异常
铁	参与血红蛋白、细胞色素及各种酶的合成，能促进造血、能量代谢、生长发育
锰	对骨骼的生长发育有重要作用
铜	具有造血功能。缺乏导致脸色苍白，水肿，生长停滞，贫血
硒	预防癌症、心血管病、克山病、不育症、早衰等。延长细胞寿命，对高血压、肠胃疾病有治疗作用
碘	缺碘会导致甲状腺肿大，人体细胞的生物氧化过程也会受到抑制

三、机体对水的调节机制

身体主要通过神经、内分泌和肾调节水分。与此同时，汗腺和呼吸也起到一定的作用。

（一）神经调节

口渴是身体对水的需求最直接的感觉。口渴感来自大脑皮层。细胞外液渗透压的增加刺激视上核和室旁核的渗透压受体，其兴奋传递到大脑，即口渴。此外，当正常人摄入大量盐，或向血液循环中注入高渗溶液（如氯化钠和葡萄糖）时，虽然身体没有失水，但也会发生口渴。

（二）内分泌调节

内分泌激素在水代谢的调节中非常重要，其中抗利尿激素（ADH）是最重要的，其他激素如肾上腺皮质激素也有重要作用。

抗利尿激素合成于下丘脑视上核和室旁核。部分储存在垂体后叶中，必要时可由垂体后叶释放到血液中。抗利尿激素的分泌和释放主要受血浆和细胞外液的渗透压调节。

（三）肾调节

肾小球每天过滤的水达到170～180L，其中99%被肾小管重新吸收。每日的尿量取决于其他三种方式的耗水量、失水量和调节功能。因此，肾对水分代谢的调节非常重要。

肾通常有两种形式的水重吸收：① 被动重吸收；② 主动重吸收。被动重吸收是肾重新吸收水分的主要形式，占重新吸收水分的80%～90%。主动重吸收占再吸收水的10%～15%。

四、人体内的水平衡

新陈代谢是生命的特征之一。补水有三种方式：饮用水、食物水和代谢水。代谢水是营养物质氧化后形成的。水的排泄包括尿液、粪便、体表蒸发、出汗和呼气，人体所需的水首先来自饮用水，然后来自食物，只有当人体摄入足够的水时，血液和淋巴循环才会处于良好状态。

人体的水分平衡对维持内部环境的稳定起着非常重要的作用。身体通过饮水和排泄来维持水分平衡。细胞内和细胞外的含水量取决于：①液体通过细胞膜的迁移；② 流体从身体流失；③流体入口；④细胞外容量控制。

（一）细胞膜迁移

水自由通过细胞膜，以适应两个相邻间隙之间渗透压的变化。钠是细胞外液中的主要阳离子，因此细胞外液的渗透压在很大程度上取决于钠的浓度。钠浓度的变化将导致细胞膜通透性的变化，因此液体在细胞外液和细胞内液之间移动。

（二）水的摄入

人体的需水量随体重、年龄、环境温度和劳动强度的不同而变化很大。

人类的水源是饮用水、食物水和代谢水。其中，饮用水和食物水是人体水分的主要水源。一般来说，仅仅依靠食物中的水和营养物氧化代谢过程中获得的水，很难从尿液中将代谢产物进行排泄，因此需要饮用水来补充肠道中的水分损失和从体表蒸发的水分。代谢水是指人体内营养物质氧化产生的水。

（三）水的排出

人体通过呼吸、排汗、排尿和排便排出水分。肾排尿是人体最重要的排水方式。身体调节尿液排泄量，使排泄的水量与摄入的水量相匹配，以维持身体的水分平衡。

以尿液形式排出的水约占身体排泄水量的50%。尿量取决于水的摄入、代谢物的产生和肾的浓缩功能。皮肤失水有两种，一种是皮肤表面蒸发的水分，另一种是汗液流失。一些水在呼吸过程中也会流失。快速和浅呼吸会损失更少的水分，而缓慢和深呼吸会损失更多的水分。

（四）水平衡

人体内的水平衡由中枢神经系统调节，控制口渴的神经中枢位于下丘脑。一般来说，当体液流失量达到总体液量的1%～2%时，即成人的体液流失量达到350～700mL时，就会产生口渴感，从而调节人体的饮水量。垂体分泌的抗利尿激素可以改变远端肾小管对水的通透性，调节水的排泄和水平衡。

水代谢失衡主要有两种表现，即缺水引起的水中毒和水过量。当缺水或失水过多时，会出现口渴、疲劳等症状，严重时还会出现肌肉抽搐。血压低，脉搏弱，甚至因体内电解质代谢紊乱而死亡。水中毒是体内储存了过多的水，从而导致低张状态。

为了维持生命和实现水平衡，定期定量饮水有利于维持体内有规律的水平衡，维持身体的生理功能和新陈代谢。

五、水的健康作用

水是世界上最便宜、最安全、最有效的保健产品。它不仅可以提高人体的生活质量，而且具有保健功能，甚至在某些方面对慢性非传染性疾病有辅助疗效。它能促进人体新陈代谢，提高人体抗应激和免疫功能，缓解人体亚健康状态和一些潜在的营养代谢疾病。

在正常的消化和代谢过程中，水是各种物质的溶剂，调节身体的所有生理功能，包括溶解和循环。人们每天吃的固体食物必须在有水的情况下才能在体内消化；体内所有的酶水解和化学反应也都是在有水的情况下进行的。营养素的消化和吸收是在酶的参与下完成的。水分异常会影响各种酶的活性。一旦酶活性降低或异常，各种营养代谢就会异常，会导致不同的营养失调症状。健康正确的饮用水可以预防和缓解营养失调与代谢疾病。

思 考 题

1. 简述水的功能及机体对水的调节机制。
2. 细胞内和细胞外的含水量取决于哪些方面？
3. 人体如何保持体内的水平衡？
4. 水的健康作用有哪些？

参 考 文 献

陈保华，石启英. 2003. 水的组成和性质及合理用水. 微量元素与健康研究，（1）：56-57＋61.

黎礼丽，朱伯和，黄静文，等. 2019. 水分子结构及其应用研究综述. 农业与技术，（16）：50-51.

李复兴．2009．水营养与人体健康//2009年国家级继续医学教育项目临床营养新进展培训班论文集．蚌埠：120.

李里特．1997．水的结构和生理功能．科技导报，（1）：56-59.

刘景华．2002．海洋深层水的开发及其在食品、化妆品和美容制品中的应用．香料香精化妆品，（1）：26-28.

倪静安，张墨英．1999．食品单分子层结合水及其测定．冷饮与速冻食品工业，（1）：27-29.

阮国洪．2017．水与人类健康．北京：中国医药科技出版社：149.

王慧，刘烈刚．2020．食品营养与精准预防．上海：上海交通大学出版社：409.

吴志坚，奉建军，吴龙祥，等．2018．水与健康．北京：科学技术文献出版社：148.

杨文翻．2000．水的营养与人体．健康生物学通报，（7）：19-20.

《运动解剖学、运动医学大辞典》编辑委员会．2000．运动解剖学、运动医学大辞典．北京：人民体育出版社：380-381.

周才琼，周玉林．2006．食品营养学．北京：中国计量出版社：105-107.

Fennema O R. 2003．食品化学．3版．王璋，等译．北京：中国轻工业出版社：14-18.

本章思维导图

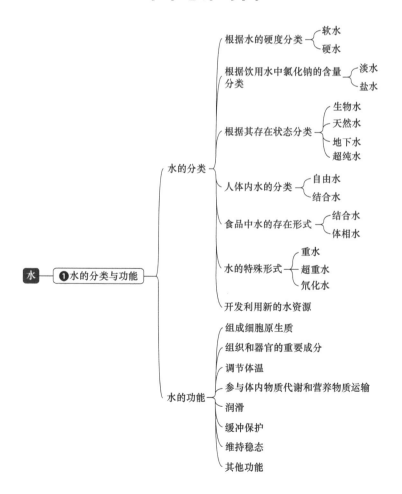

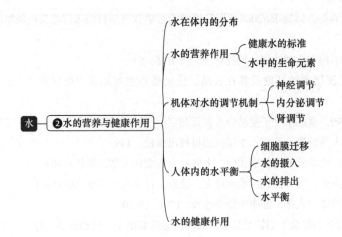

第八章 精准营养

学习目标:
(1) 掌握精准营养的定义与理论基础;
(2) 明确精准营养对不同人群的功能与作用;
(3) 了解精准营养的大数据构建及其干预、监测策略;
(4) 了解分层营养、个性化营养、表观遗传学等相关概念及意义。

食物营养是人类赖以生存和维护健康的基础,科学合理的营养也是国际公认的减少肥胖、心血管疾病、2型糖尿病和某些肿瘤等慢性非传染性疾病负担最为经济有效的途径。然而,由于不同个体在遗传、膳食生活方式、生理状况和代谢表型方面的差异,个体在营养需求方面也存在着较大的差异。

"精准营养"借助多组学、可穿戴、影像学、生物信息学、人工智能等多种新技术和新理念对不同个体提供量身定制的膳食和生活方式干预与指导,能更有效地促进健康和防控重大疾病。目前,"精准营养"研究和转化也成为国内外营养科学和相关领域的前沿与热点。

第一节　精准营养的定义与理论基础

一、精准营养的定义

精准营养(precision nutrition)是精准医学在流行病学和公共卫生领域理念的应用与延伸。通过考察个体遗传背景、生活模式、代谢指标和肠道微生物等因素,经大数据分析而进行安全、高效的个体化营养干预,对不同个体提供量身定制的膳食方式和生活方式的动态干预与指导,从而能够实现更有效的健康促进和疾病防治。

精准营养学追求通过个人一生中内部和外部环境中不断变化、相互影响的参数来制定更全面、更动态的营养建议。精准营养的概念,从科学研究到实际应用,其研究及转化主要有三个层次:生理特征和生活方式(physical traits & lifestyle)分析及干预、表观型(phenotype)分析及干预、基因型(genotype)分析及干预。

生理特征和生活方式分析包括膳食营养、日常活动、生活方式、社会心理等指标。随着科技的发展和进步,借助食物成分分析、图像识别、语音分析、可穿戴设备数据采集、人工智能等新技术和新理念,实现针对性数据的收集、应用型算法的开发、预测模型的建立,从而建立相关饮食的营养数据库,获得不同个体的健康管理方案,包括饮食生活习惯的调控和进行膳食补充剂及保健品干预等。

表观型分析包括临床体格检查(血液、粪便、尿液等)、传统生物标志物、代谢组学、蛋白质组学等。目前精准营养在这一层次的研究仍缺乏普遍标志物及相关方法,一些用在医学上的标志物并不能直接用在营养学的评价上。因此,基础的转化将会是未来发展的一个趋势。表观型分析通过营养健康标志物评价一个人前期的营养健康状况及干预之后的效果（Ahmadi and Andrew，2014），因此，精准营养的应用和转化将涉及精准医学和检测技术及相关概念的开发，甚至是一、二期人体实验的建模。应用上述技术，在得到个体检测数据，以就能建立个体健康数据库和健康标准，再进行多指标的数据运算，以提供个性化预测及干预方案。

基因型分析包括基因组学、微生物组学及表观遗传学等。微生物组学分析主要是肠道微生物组学和皮肤微生物组学。越来越多的科学研究表明，大多数疾病与人体中的微生物菌群失调有关，与疾病相关的关键菌群也有报道（Bäckhed et al.，2005）。随着高通量的二代和三代测序技术的发展进步，基因的检测成本显著降低，基因检测从科研级别逐步转化到商业应用级别，未来可以实现通过针对性的基因检测来对疾病的发生进行预测与监控。

二、精准营养的理论基础

（一）营养遗传学和营养组学

精准营养是全球营养行业未来发展的重要方向，营养遗传学（nutrigenetics）和营养组学（nutriomics）构成了其理论基础。其中营养组学包含了以蛋白质为基础的营养基因组学（nutrigenomics）和以代谢成分为基础的营养代谢组学（nutrimetabolomics）。

营养遗传学是研究遗传变异对饮食反应的影响的科学，为在临床实践和公共卫生中基于个体的独特遗传背景提出更精确的饮食建议。另外，营养遗传学的目标是了解个体的基因构成，以及如何协调它们对饮食的反应，从而探究潜在的遗传多态性。换句话说，营养遗传学是对营养的不同反应相关的基因变异进行识别和表征的一门科学，并将这种变异与疾病状态联系起来（Ordovas and Mooser，2004）。事实上，如果人类群体在基因上是相同的，并且生活在一个恒定的环境中，那么人们对饮食和药物的反应将是相同的；然而，情况显然并非如此。自人类基因组测序完成以来，单核苷酸多态性（single nucleotide polymorphism，SNP）在基因组中决定群体和个体表型差异的重要多态位点。最大的 SNP 数据公共储存库包含 770 万个 SNP，其中 480 万个 SNP 可以连接到整个人类基因组图上的离散位置（Riva and Kohane，2004）。基因变异在对特定营养物质的需要和生理反应方面的重要性已经从不断涌现的案例中得到了很好的描述，而且例子不断涌现。此外，有许多基因的多态性会增加心血管疾病和糖尿病的风险。SNP 分析为研究营养在人类健康和疾病中的作用提供了强大的分子工具，它们在临床、代谢和流行病学的研究有助于定义最佳饮食。

营养基因组学是研究营养物质和食品化学物质在人类体内的分子生物学过程和作用的学科。研究代谢机制和人类基因的转录、翻译和表达，建立具有很高预测价值的饮食建议，用于预防疾病、降低风险和控制慢性病（Müller and Kersten，2003）。营养基因组学旨在确定常见饮食成分对基因组的影响，并解析由此产生的不同表型与基因组中的不同生物系统的细胞遗传反应（Ordovas and Mooser，2004）进行分析。此外，营养基因组学主要用于在营养刺激后使用功能基因组工具来探测生物系统，这有助于探究营养分子如何影响代谢途径和控制体内平衡（Müller and Kersten，2003）。

代谢物是代谢通路的中间代谢产物或终端产物，能反映机体当时的生理状态。营养代谢组学通过高通量的分析方法，一次性对细胞、组织器官或个体中的大量代谢物，甚至所有代谢物进行检测分析（Newgard，2017），并结合生物信息学分析，筛选差异显著的代谢标志物，进而从整体上深度分析临床表型的病理学机制。代谢组学的快速发展，为疾病早期的标志物发现，寻找"膳食信号"并探索饮食疾病间关系等研究提供了重要的技术手段，同时也为解析疾病病理机制提供了可能（Li et al.，2020）。代谢组学研究大致分为5个主要步骤：样品采集、样品准备、数据获取、数据分析和生物解释，用于评估个人的营养状况、食物消耗、遵循营养干预的生物后果，或研究根据特定代谢表型对饮食的反应的代谢机制。随着大量与疾病相关的代谢标志物的发现，人类对疾病的预测效能也不断提高。

（二）从膳食指南到精准干预

《中国居民膳食指南（2022）》提炼出平衡膳食八准则：①食物多样，合理搭配；②吃动平衡，健康体重；③多吃蔬果、奶类、全谷、大豆；④适量吃鱼、禽、蛋、瘦肉；⑤少盐少油，控糖限酒；⑥规律进餐，足量饮水；⑦会烹会选，会看标签；⑧公筷分餐，杜绝浪费。

目前采用的膳食营养推荐通常是基于平均人群建立的。例如，膳食营养素参考摄入量（dietary reference intake，DRI）作为每日平均膳食营养素摄入量的参考值在理论上可以满足97%～98%的特定性别、年龄及生理状况的个体需求量。然而，不同的地域、民族、性别、年龄和生理状况的个体对营养的需求量不同，遗传背景的差异也会不同程度地影响食物和营养素的消化、吸收、转运、代谢和储存及内环境的稳态调控，最终反映为个体或亚人群在疾病易感性和对营养反应等方面的差异。因此，基于平均人群建立的膳食指南可能不适用于特定个体或亚人群。

精准营养干预的主要目标是评估进食行为与代谢结果之间的潜在联系。这些潜在的因果关系能够得出特定人群亚组营养建议的临床相关性。但营养科学在探索这种联系时存在一个常见问题，由于影响的持续时间很短，研究数量及样本较少，传统的营养干预研究往往缺少饮食对代谢能力细微参数影响的检测。由于样本的不足，个体间的差异和评估手段的局限性可能会忽略对饮食影响的潜在决定因素（Hebert et al.，2016）。关于营养与基因之间的相互影响，如何准确监测食物和能量摄入量仍然是精准营养研究的主要挑战。为了更好地规范和限制自由生活个体的依从性监测，应优先发展评估食物和能量摄入的替代技术。在这方面，衡量食品消费方式更准确的新方法已得到验证。一种基于食物图像的方法，称为远程食物摄影法（remote food photography method，RFPM），最近已被验证用于测量能量和营养摄入，并被认为是一种比经典的食物频率问卷（food frequency questionnaire，FFQ）更好地检测个体依从性且更廉价、简单和可靠的方法。这种方法需要参与者用手机摄像头捕捉他们的食物图像。这些图像被进一步发送到服务器，在服务器上，能量和营养素的摄入量通过验证的方法进行估计（Dhurandhar et al.，2015）。另一种基于手腕运动跟踪的方法是通过一个可穿戴的（手表状）设备和一个微型机电陀螺仪来监测食物分量，从而从日常生活中获得一致的能量摄入测量值（Dong et al.，2012）。未来将进一步改进和验证用于估计食物与能源摄入量的创新和复杂工具，开发更精准的设备和技术，并检验这些高科技方法是否可以被广泛应用于自由生活的受试者。

（三）从精准医学到精准营养

2015年，美国总统奥巴马宣布启动"精准医学"计划，该倡议的核心是根据患者的基因型、代谢状态、生活方式及环境特征，为其制定最合理的治疗及干预方案。最早的个性化医疗理念的提出和实施，归功于医学领域的基因组学的突破。1999年12月初，英国的*Nature*杂志刊登了邓纳姆（Dunham）等216位科学家联合署名的人体22号染色体DNA序列的学术论文。它是人类基因组计划实施以来，在DNA大规模测序上的一项突破性进展，是最终完成人类全基因组序列测定的一个重要里程碑，关于对结合个体的基因信息进行诊断和治疗的成功案例也逐渐增多。1997年，*Nature Biotechnology*载文称，基因组学的进展为"新一代个性化医疗"打下了基础。自此，"个性化医疗"成为人类畅想医疗模式从"对症下药"进入"根据个体差异量身定做"预测、诊断和治疗的方式。这个转变主要得力于基因组学、信息技术发展，以及对用户进行的医疗服务和产品营销。

常用的精准医学定义包括以下两个方面。①注重结果，即个性化治疗策略：一些人将精准医学定义为"根据特定患者与其他临床表现相似的患者的遗传、生物标志物、表型或心理社会特征，针对个别患者的需要进行的治疗"（Jameson and Longo，2015）。②关注过程和使用的数据：一些人强调数据，将精准医学描述为一种整合临床和其他数据的模型，将患者分成新的亚组；这些分组具有疾病易感性和表现的共同基础，从而提出更精确的治疗解决方案（Robinson，2012）。因此，精准医学的重点是将患者进行分类，在根据症状和体征判断的经典医学方法的基础上，经由大规模数据得出进一步治疗方案。根据不同患者的不同特征、更精确和有效的表型识别出疾病的关键因果，可以更好地治疗疾病亚组。

目前，学者将大规模数据用于精准医学，即整合并转换为更精确的治疗干预措施（Delude，2015）。然而，目前的许多报告强调了数据存储和处理的方面，而没有承认分析方法的作用。例如，沙特（Schadt）等（2010）描述了分析高维数据的计算环境，但提到的唯一统计挑战是与这类数据相关的计算复杂性。发展新疾病分类框架委员会假定了一个新的信息基础设施，该基础设施需要一个信息共享空间，以及一个知识网络，其中关于大量患者的数据可被广泛用于研究，通过突出这些数据的相互关联性并将它们与不断演变的基本生物过程知识相结合来增加这些数据的价值。然而，这个网络如何构建与发展仍是一个亟须研究的问题。这一点非常重要，因为前一步评估的新数据类型需要采用统计学和生物信息学的新方法。例如，使用新一代测序技术能够在全基因组范围内调查罕见的基因变异，但将这些与疾病联系起来需要有针对性的统计方法来总结邻近变异的信息。在过去十年中，随着序列数据的产生呈爆炸式增长，建议的统计测试的数量也在增加。

精准营养作为精准医学的重要分支，可以根据不同个体特征和表型的相关性获得的信息来建立系统化的干预-效应反应评估体系，用于对慢性病的预防和控制。由于不同个体对于同一种外源性的营养素或者化合物的敏感性往往表现出不同，从而导致了相同基因或信号通路在不同个体中的差异性表达，而这种改变的调控机制与环境修饰后的表观遗传学有关。值得关注的是，与突变或缺失等基因结构性变异不同，表观遗传突变的特性是不改变DNA一级结构，就像包括饮食在内的各种环境因素均可通过逆转启动子甲基化，使得特定环境下沉默的基因重新表达。靶向营养干预可以通过表观遗传修饰永久性地调控基因表达。这也使得精准营养可以利用表观遗传理论发展出一条有希望的治疗途径。

第二节　精准营养的功能与作用

不同的个体在不同生长发育阶段、疾病生理情况乃至不同生活方式条件下对营养的需求大不相同。因此，在人群中进行个体的精准营养干预需要同时满足以下条件：首先，需要对个体进行精准营养需求的衡量，建立科学合理的营养素摄入标准。其次，需要具有衡量人群营养水平的标准化分子标记物和相应的检测手段与技术，用于监测相关营养状态及其动态变化过程。再次，精准营养依赖于精准化干预方案的发展。最后，精准营养的目的是通过更精准和更有效的方式改善个体营养状态，从而实现对疾病的预防和控制。因此，全面地探究营养干预后的生理效应和功能，对于评估精准营养干预效果具有重要意义。

一、精准营养对患有遗传疾病人群的功能与作用

目前国际诊断明确的单基因遗传病多达6600余种，其中大多数类型是营养代谢通路的基因变异造成其生物学功能异常，影响机体生理功能，从而产生疾病表征。常见的单基因遗传性疾病包括苯丙酮尿症、半乳糖血症、先天性葡萄糖-半乳糖吸收不良、囊性纤维化、葡萄糖-6-磷酸脱氢酶缺乏症、抗维生素D性佝偻病、遗传性血色素沉着病等。如何对其进行快速、精准的临床诊断是目前临床面临的最关键的问题。在明确诊断基础上，单基因遗传病的病因学和疾病特征相对明确，对其进行精准营养干预往往能够取得较好的预防和治疗效果。

（一）苯丙酮尿症

苯丙酮尿症是一种典型的氨基酸代谢缺陷病，其病因是苯丙氨酸代谢途径中的酶缺陷造成苯丙氨酸无法转变成为酪氨酸，导致苯丙氨酸及其酮酸蓄积，并从尿中大量排出。针对此类疾病的患者，如果在其生长发育的早期阶段进行低苯丙氨酸饮食的治疗，并辅以补充酪氨酸，可较好地控制疾病症状的发生，可维持其正常的生长和智力发育。

（二）半乳糖血症

典型性半乳糖血症由于个体1-磷酸-半乳糖尿苷转移酶缺乏，其前体1-磷酸-半乳糖堆积，可引起腹水、肝功能衰竭、出血等恶性临床症状。婴幼儿在早期就诊断明确后，可通过避免摄入富含半乳糖的母乳、牛乳和奶粉等，使用豆浆、米粉等喂养，并适当补充钙剂和维生素等，可减少半乳糖代谢物对肝、肾、眼睛及脑组织的损伤和婴幼儿的死亡，保障婴幼儿正常发育和健康成长。

（三）先天性葡萄糖-半乳糖吸收不良

先天性葡萄糖-半乳糖吸收不良（congenital glucose-galactose malabrosis，CGGM）是一种罕见的常染色体隐性遗传性疾病，通常存在于新生儿中（Ma et al.，2019）。CGGM表现为严重腹泻、高渗性脱水和营养不良。它对常规治疗没有反应，并且经常危及生命。有研究表明通过对游离葡萄糖和半乳糖配方进行管理，然后进行特殊的低碳水化合物饮食治疗，可保持身体健康状态。逐渐引入的低碳水化合物饮食仍然是一个巨大的挑战，需要营养师的持续指导。长期营养管理对于确保儿童的正常生长和发育极为重要。

（四）囊性纤维化

囊性纤维化（cystic fibrosis，CF）是一种进行性常染色体隐性遗传性疾病，在美国，平均患病率为0.74/10 000人，且死亡率很高（Patel et al.，2022）。囊性纤维化跨膜电导调节因子

（cystic fibrosis transmembrane conductance regulator，CFTR）蛋白基因的突变导致氯化物转运出细胞时中断，此过程与过度活跃的上皮钠通道相结合，导致全身黏液分泌物增厚，包括肺、胰腺、肝、胆囊和肠（Thomas et al.，2018）。囊性纤维化的合并症可导致营养摄入和肠道吸收显著减少，以及代谢需求增加，使得CF患者维持足够的营养状态具有挑战性（Sullivan and Mascarenhas，2017）。系统化的护理，以及胃肠病学家、营养学家和肺病学家的改进和共同协作有助于延长生存期和降低发病率（Haack and Novaes，2012）。

因此，针对单基因遗传性疾病，通过深入了解遗传变异对营养素及相关代谢产物的代谢过程，以及对机体脏器和细胞的影响，并在此基础上设计具有针对性的营养素补充（或缺失）产品和干预方案，能够有效预防和控制疾病发生进程。总之，对遗传性营养代谢异常相关的疾病，通过精准干预能够非常有效地预防和控制疾病的发生和恶性进展，保障患者的正常身体机能和生长发育过程。

二、精准营养对患有慢性病人群的功能与作用

《中国居民营养与慢性病状况报告（2020年）》显示，中国成年居民超重肥胖率超过50%，6～17岁的儿童青少年超重肥胖率接近20%，6岁以下的儿童达到10%。专家分析，能量摄入和能量支出不平衡是导致个体超重肥胖的直接原因。中国18岁及以上居民男性和女性的平均体重分别为69.6kg和59kg，与2015年发布结果相比分别增加3.4kg和1.7kg。城乡各年龄组居民超重肥胖率继续上升，18岁及以上居民超重率和肥胖率分别为34.3%和16.4%，6～17岁儿童青少年超重率和肥胖率分别为11.1%和7.9%，6岁以下儿童超重率和肥胖率分别为6.8%和3.6%。

营养干预不仅与个体的营养状态、代谢相关的遗传因素等密切相关，同时还与其生理特征和疾病状态相关。科学合理的干预剂量和干预时间，对于精准营养干预具有重要的价值。在不良的生理条件下，过多摄取某些营养素不仅对控制疾病进展无帮助，甚至可能促进其恶性进展。

（一）慢性炎症

在过去几十年里，在经历工业和城市发展的国家，已经观察到与慢性炎症相关的疾病，包括炎症性肠病（inflammatory bowel disease，IBD）、糖尿病和哮喘等，且发病率持续上升（Demetrowitsch et al.，2020）。虽然生物学和医学界对发病率激增的原因仍有很大争议，但越来越多的流行病学证据表明，慢性炎症疾病（chronic inflammation disease，CID）的增加可以归因于营养变化。地中海饮食的饮食基础调查进一步提供了事实支持，即它们经常涉及胃肠道的生理变化，包括肠道菌群组成和代谢的改变（Alam et al.，2020）。在此背景下，许多研究已经确定了分子机制，通过这些机制，膳食成分可以直接或间接通过调节肠道菌群（Katarzyna et al.，2020）与免疫通路相互作用。最近的研究已经开始通过调查营养物质对宿主生物的影响，以及营养物质、微生物、药物和宿主遗传之间的分子相互作用来解决这个问题（Robin et al.，2018）。

（二）肥胖和慢性代谢性疾病

根据世界卫生组织的报告，肥胖和慢性代谢性疾病正以惊人的速度增加。西方国家高脂肪饱和饮食的增加和久坐不动的生活方式已成为肥胖和2型糖尿病的主要原因，这两种

疾病正与许多其他代谢疾病同时流行（Reguero et al.，2021）。在肥胖状态下，脂肪组织功能失调，引发炎症反应，导致关键代谢器官，如肝、胰腺或肌肉的代谢改变。复杂代谢性疾病包括糖尿病、代谢综合征、动脉粥样硬化、脑卒中、肿瘤等的精准营养干预相对比较复杂。然而，基于现代生物技术的发展和对疾病的认识加深，以及生物化学、生物信息学技术的发展和整合，可以建立较为普遍的干预方式，从而在此基础上进行人群干预的精准化。

（三）心血管疾病

心血管疾病作为慢性病的最重要病类，在国内外都严重威胁着人类健康。目前，流行病学研究结果表明，高同型半胱氨酸引起的血症也是心脑血管疾病的诱因，在脑卒中及其并发症的发生过程中起到不可或缺的作用。多年来，许多流行病学和介入研究使人们能够描述与心血管疾病风险增加相关的因素，包括可改变的和不可改变的风险因素。饮食因素即可改变的风险因素，某些食物如杏仁或核桃，可以减少与心血管风险相关的氧化生物标志物，并在易感个体中改变脂质分布；水果或蔬菜则会降低心血管疾病的风险（Nishi et al.，2014）。

三、精准营养对健康人群的功能与作用

相对于疾病人群，普通人群对营养的需求主要侧重于满足基本生理需求和生长发育需要，达到机体营养平衡及对疾病的预防作用。对于普通人群，精准营养干预依赖于其营养状态、生活习惯和遗传因素的共同作用。要实现针对个体的精准营养干预同样需要精准的营养水平衡量方案，稳定而灵敏的且能反映营养水平的效应生物标志物，以及准确的测定方法和安全有效的干预方法。

以对维生素D的系统研究为例，按照标准，中国普通女性人群高达85%存在维生素D不足，全世界有65%～75%的女性存在显著的维生素D缺乏状态。维生素D标准制定以体内甲状旁腺激素（parathyroid hormone，PTH）的变化和钙吸收显著降低时维生素D基础水平作为衡量标准。然而，人群中PTH和维生素D的相关性存在人种和个体的差异。值得注意的是，人群血液维生素D的测定方法有放射免疫、化学发光和质谱，不同的测定方法对维生素D水平存在不同程度的估计误差。

精准营养的目标是不仅要降低和改善人群营养的缺乏或失衡，还要关注和避免干预过度带来的健康损害。因此，精准营养干预需要对干预后的病理生理改变进行系统的观察、追踪和分析，以制订更加科学合理的干预方案。比如硒是人体必需的微量元素，是体内关键抗氧化酶的重要组分，具有清除自由基、保护细胞膜免受氧化损伤、调控甲状腺激素代谢、参与螯合重金属降低其毒性等重要生物学作用和功能，人体缺硒可导致能量缺乏性营养不良、心血管疾病、糖尿病、肝病、胰腺炎、甲状腺功能异常、生殖异常等疾病。然而，硒的生物活性和毒性之间的范围极其狭窄，当人体暴露于过量硒时，会产生慢性毒性甚至急性毒性，表现为指甲脆裂、毛发脱落、皮肤损伤及神经系统异常，严重者可导致死亡。

人类的寿命和生活质量取决于基因、环境和生活方式因素之间复杂的相互作用。健康的衰老和长寿在很大程度上是由外生因素决定的，包括良好的饮食习惯。如图8-1所示，精准营养研究和干预的过程将加速科学地发现和改善公共卫生的机制，实现对个人表型的详细测量及提供个性化饮食，从而指导人群制定优化的健康轨迹（Ideraabdullah and Zeisel，2018）。

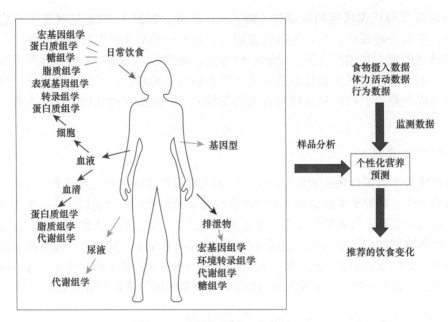

彩图

图8-1　精准营养研究和干预概述（引自O'Sullivan et al., 2018）

第三节　精准营养的研究内容

一、大数据的构建

（一）表观遗传学

表观遗传学（epigenetics）是研究基因的核苷酸序列不发生改变的情况下，基因表达的可遗传的变化的一门遗传学分支学科。其被定义为能调节基因表达，但不伴随DNA编码序列改变的一种可遗传、可逆的过程。表观遗传学的发现解释了饮食/营养等外界因素在不改变DNA序列的情况下如何造成长期稳定的可遗传性改变。同时，部分不能被遗传信息解释的与健康或疾病相关的表型差异被认为是由营养或其他环境因素诱导的表观遗传改变所致。饮食/营养对表观遗传的调控是一个复杂的过程，Ideraabdullah和Zeisel（2018）总结了3个主要的步骤：①表观遗传标记的建立，并作为标志物向特殊的调控活性发出信号；②表观遗传标志物的识别及其编码的解释；③基于表观遗传标志物编码信息的解释，基因组和细胞对其做出应答。在哺乳动物中，表观遗传标记分为3类：DNA修饰、组蛋白修饰和非编码RNA。同时，表观遗传调控酶在表观遗传调控中起到建立、识别及消除表观遗传标志的作用。

目前关于表观遗传和营养相关的研究大多仍集中在动物，在人群中研究得还比较少。其中对荷兰1944年饥荒的研究提供了有关孕期暴露和子代在代谢性疾病发病风险方面的部分证据。例如，女性（F1）的母亲（F0）如果在孕晚期暴露于饥荒，其子代（F2）出生体重将低于F0未暴露于饥荒的对照组的出生体重，在控制混杂因素后，该效应依然存在（Lumey，1992）。在中国东风-同济队列中有人研究胎儿或者儿童时期（0~9岁）的饥荒暴露与成年之后高血压发病风险的关系，发现与未暴露饥荒的人相比，胎儿时期，儿童早、中及后期暴露饥荒的志愿者分别会增加24%、44%、67%及111%的发生高血压的风险（Yu et al.，2017），该队列的另一项研究还表明胎儿时期经历过饥荒的人会增加38%的糖尿病发生风险，该结果可能与较低的出生体重会增加胰岛素抵抗，产前营养不良会导致DNA甲基化信号成年后转向相反的代谢表型有关（Wang et al.，2016）。

（二）肠道菌群

肠道菌群（intestinal flora）是指生存在消化道内由多种微生物组成的复杂生物群落（Zhao，2013），肠道菌群体量庞大、结构非常复杂、功能多样。人肠道内定植的微生物群落十分复杂，包含超过1000种细菌，细胞总量几乎是人体自身细胞数量的10倍，编码的基因数量至少是人体自身基因的100倍（Xiao et al.，2015）。现有的研究表明，肠道菌群不仅能调节宿主的能量代谢、脂质积累，而且能提供每日约10%的能量，产生多种维生素如叶酸和维生素K，影响药物的代谢和反应；同时能影响宿主免疫系统的发育和防止病原微生物的入侵，并影响宿主慢性炎症反应和胰岛素抵抗等。继环境因素（膳食、体力活动和环境暴露等）和遗传因素之后，肠道菌群作为"超级器官"已成为肥胖、糖尿病、心血管疾病等众多慢病风险密切相关的重要靶点（Marchesi et al.，2016）。

在血糖控制的精准营养相关研究中，相关研究学者发现不同人对同一种食物的血糖应答有很大差别，甚至相反。其结合受试者的血液标志物、膳食行为、体重、体力活动和肠道微生物组进行综合分析，设计出合理的个性化干预方案以实现血糖稳态（Zeevi et al.，2015）。另外，一项探讨膳食纤维改善糖代谢的研究表明，肠道菌群中普雷沃氏菌居多的受试者葡萄糖耐受性得到改善（Kovatcheva-Datchary et al.，2015）。除探究菌群的结构和丰度与疾病风险的关系外，一些研究还探究了菌群的代谢产物，如氧化三甲胺（trimethylamine oxide，TMAO）、胆碱（choline）及甜菜碱（betaine）等与代谢性疾病风险的关系。一项病例对照研究（1346名病例和1348名对照）发现TMAO水平与2型糖尿病的患病风险之间存在显著正相关（Shan et al.，2017）。

（三）饮食习惯和饮食行为

在特定干预的依从性评估研究中，通常采用主观和基于记忆的饮食评估方法，包括食物频率问卷（food frequency questionnaire，FFQ）、24h饮食回忆、饮食记录和饮食史。饮食数据采集可以参考两种新型的饮食依从性方法：地中海饮食依从性（MEDAS）筛选仪和地中海生活方式（MEDLIFE）指数。MEDAS采用简单的14点仪器收集饮食信息，取代了经典耗时的食物频率问卷调查，可以对地中海饮食依从性进行更有力的评估并用于临床实践。MEDAS评分从0分（最差依从性）到14分（最佳依从性），评分也考虑特定地中海食品的消费频率（包括坚果、含糖饮料等）。除食物消费频率和地中海饮食习惯外，MEDLIFE还将体育运动和社会互动纳入经典食品消费评估中。其中，体育运动包括每周超过150min或每天30min慢跑、快走、跳舞或做有氧运动，社会互动包括坐着、看电视或在电脑前、睡觉或与朋友社交的信息。MEDLIFE指数是首个测量地中海生活方式中食物消费以外的其他变量的指数，有助于完善代谢疾病与饮食、生活方式之间的关联测试。

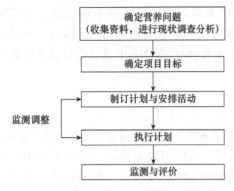

图8-2 营养干预的步骤（引自刘祖阳，2007）

二、营养干预策略的设计

（一）营养干预的原则与基本步骤

在进行营养干预前，首先要了解并调查干预区域内存在的营养问题。然后，对现存的营养问题或疾病进行认真分析研究，明确其主要的营养问题；确立项目研究目标、目的，选择营养干预的人群与有效的途径，建立营养干预计划。在实施营养干预时，要根据当地的实际情况，采取适当的干预方法，有效地利用当地的资源，合理实施有效的干预以达到预期的效果。营养干预期间应对预计的活动与措施进行监测与评估，以了解营养干预的效果，以便及时调整营养干预策略，达到预期项目目标（图8-2）。

（二）营养干预主要方法

营养干预是改善个体或人群营养状况的行为。干预对象可以是患有营养不良、缺铁性贫血、维生素A缺乏等高危人群，膳食摄入不合理、喂养不当的家庭，营养知识缺乏的人群等。选择营养干预的方法应遵循因地制宜的原则，即利用当地有效的资源与现有的条件，选择有效的途径、策略与方法，在预定地区实施营养干预。主要营养干预方法包括婴幼儿食物补充、孕妇的食物补充、营养宣教、社区营养监测、营养康复中心、营养与健康综合保健、母乳喂养、营养素供应、食物强化、辅食添加、配方食品、初级卫生保健、食物储存、食物生产、食物补贴、食物票证、食物流通、食品加工制作等（Shim et al.，2014）。

（三）营养干预应注意的主要方面

营养干预实施前，应有营养干预计划，设置干预与对照组。针对实际情况，应对干预的项目地区或者区域进行营养状况的调查，了解当地存在的营养性疾病与问题，人们的营养饮食习惯与行为、膳食结构、食物与经济来源，了解他们的食物生产与流通等。分析产生营养性疾病与问题的原因，做出合理的判断。根据当地食物生产、家庭的经济状况与食物来源等特点，因地制宜，选择适宜、有效的营养干预途径与方法，对干预的目标地区、区域的人群实施营养干预。营养干预实施过程中，要对实施的效果进行照测与评估，在营养干预方法不恰当或不适宜时，应对干预的方法与措施及活动进行调整，以完成营养干预的预期目标。

三、精准监测与数据分析

（一）膳食摄入及行为的精准监测

1. 膳食营养摄入的精准监测 深度表型分析中的一个重要方面是进行食物及营养素摄入量的精准监测。营养相关干预研究的主要目的是探讨膳食营养摄入与代谢表型或结局之间潜在的因果联系，为精准/个性化的营养措施提供参考依据。常用的传统膳食调查方法包括3d 24h膳食回顾（24-hour dietary recall，24HR）、食物频率问卷等调查方法，但它们都存在一定的局限性，包括：①依靠被调查者的记忆，较为主观，存在误报的情况，最终可能导致结果的偏差；②某些方法的重复测量会导致受试者不自主地改变原来的膳食习惯；③需要经过专业培训的调查员，实施的人力成本高而且耗时长。近年来，出现了一系列结合现代技术的客观评估食物和能量摄入的替代方法。例如，远程食物摄影法，志愿者利用手机拍摄食物和餐盘的图像，然后发送到服务器，通过算法估计能量和营养素摄入量。这种方法比传统的食物频率问卷更为经济、便捷和可靠，同时可以更好地监测受试者的依从性。但是它更适合西方膳食模式，对于传统的东方膳食模式则很难做到准确地量化，导致其在东方人群中的应用存在一定的局限性。另外一种方法是根据手腕部活动而设计的可穿戴设备，用以监测个体食物咀嚼，从而估计每日能量摄入量（Mattfeld et al.，2017）。

2. 膳食行为的精准监测 膳食行为的监测包括正餐摄入的时间、零食摄入习惯等。目前这一领域正在出现一系列的新兴技术，如通用饮食监测器（universal eating monitor，UEM），其是一种能够准确量化个体在特定时间内摄入食物的嵌入饭桌型电子秤。UEM可监测多项不同的饮食行为参数，包括每口摄入量、进食速度及食物与饮料比例等。虽然该方法目前主要被应用于严格控制的实验室环境中，但改进后有可能被应用到精准营养领域。另外一种用于监测食物摄入行为的可穿戴设备是自动摄入监测仪（automatic ingestion monitor，AIM）（Fontana et al.，2014）。它可以监测如零食摄入行为、吃夜宵行为及周末暴饮暴食行为等，该设备依靠3种不同的传感器（颌运动、手势和加速度计）获得可靠的饮食行为测量数据，从而进一步分析自由生活条件下个体的饮食行为。

（二）体力活动的精准监测

深度表型分析的另外一个重要维度是体力活动（physical activity，PA）的监测。布沙尔（Bouchard）等经研究发现体力活动对心血管疾病及2型糖尿病患者的作用存在明显的个体差异，体力活动在某些患者中甚至出现了负面作用，如高密度脂蛋白胆固醇（high-density lipoprotein cholesterol，HDL-C）的降低、甘油三酯水平的升高、收缩压的升高、空腹胰岛素升高等。提供更为可靠的体力活动数据是进一步深入研究的基础。目前，可通过运动传感器之类的加速器获得客观的体力活动数据，这一方法也被认为是得到准确体力活动数据的金标准（Goodman et al.，2012），其在生物医学领域中也逐渐开展了应用（Cadenas-Sanchez et al.，2017）。然而，这些方法在大样本前瞻性流行病学研究中的应用仍存在一定的局限性，包括侵入性、需要专业培训、高成本等。因此，开发新型、便捷、可靠的体力活动测量设备对深入表型分析至关重要。

（三）生物标志物检测的新技术

传统生物标志物用于大多代表人群的相对指标，很少能反映个体健康的特异性差异，且存在诸如检测内容有限、可靠性或敏感性不高等局限性，并且传统的检测方法很难实时反映指标的动态变化。精准营养对生物标志物的检测提出了更高的要求。近几年相关技术快速发展，干血斑技术和芯片实验室是其中的代表。

1. 干血斑技术 干血斑（dried blood spot，DBS）技术已经被广泛应用于许多领域，如新生儿代谢疾病筛查、药物临床研究、治疗药物监控等方面，其在营养领域的研究和应用也在逐渐扩大。目前，干血斑相关设备中比较先进的是干血斑全自动分析平台（On-line DBS Automated System），该平台通过机械手无错操作，其特点是快速、高通量、廉价、精准可靠，通过"一滴血"可以实现多种维生素、矿物质、小分子代谢物及大分子蛋白质等的全自动连线检测，从而实现个体营养状况的精准评估。另外，基于干血斑全自动分析平台，建立不同生物标志物及营养物质的检测方法，有利于寻找更加准确和有预测性的新的生物标志物，这些标志物及新方法在精准医疗及精准健康领域的转化和应用将为精准营养行业相关技术的应用奠定基础。

2. 芯片实验室 近年来，芯片实验室（lab-on-a-chip，LOC）逐渐成为研究热点。这一技术的目标是在微芯片上集成多种生化反应，其意义在于把样本采集端和检测端结合，从而缩短反应时间、减少试剂消耗，使检测的自动化程度更高，更有利于高通量、大规模的检测，降低成本，并使检测结果更加可靠。但是，芯片实验室的缺点在于方法的可重复性及灵敏度较低、对温度的要求严格，且目前存在成本较高、需要培训专业的技术人员及生物垃圾处理的问题（Srinivasan et al.，2017）。

（四）数据整合与分析

精准营养需要结合多组学检测分析、传统信息收集渠道（如问卷调查、常规临床指标检测）及新型信息收集渠道（电子病历、移动应用程序和可穿戴设备）的数据。由于数据量及分析的复杂性明显增加，新型生物信息学工具对于数据的分析和可视化十分必要。然而，现阶段研究人员在多维数据的整合方法及大数据分析方面仍面临一系列挑战，包括数据是否可靠和完整，以及结果是否由于缺乏专业知识而进行了错误的解读（Wang and Hu，2018）。另外，大数据分析需要进行大量的统计检验，可能导致假阳性出现的概率增加。因此，通过开展独立的试验对结果进行重复和验证尤为重要（Obermeyer and Emanuel，2016）。

由于传统的数据分析可能不足以发现营养干预对代谢的微弱效应，更为复杂有效的新型大数据分析方法能更有效地评估营养干预效果，更准确地揭示膳食营养干预与疾病或健康状态之间的潜在关联。例如，使用轨迹分析方法，能使研究人员观察志愿者在营养干预过程中的变化。这种基于人工智能的方法根据综合多视图集群（integrative multiview clustering，IMC）综合考虑了志愿者的分类。IMC使用65个参数，划分为两大模块，包括：①基线模块，针对健康状况（体格测量、烟草和药物使用情况、社会人口学特征、疾病和生物标志物等）；②生活习惯模块，即饮食习惯和体力活动。该聚类过程在营养干预开始和结束时进行，观察膳食指标的变化，并根据初始状态和指定的营养干预类型，创建一个可以显示志愿者最终类别的轨迹图。

第四节 精准营养的维度划分

根据2016年国际营养遗传学/营养基因组学学会（The International Society of Nutrigenetics/Nutrigenomics，ISNN）的最新定义，"精准营养"被划分为三个维度，即简单的分层营养（stratified nutrition）、个性化营养（personalized nutrition）及定向基因型指导的营养（genotype-directed nutrition）。

一、分层营养

处于不同生理状况的人群，如婴幼儿、学龄前儿童、孕妇、老年人等，机体对能量的需要，以及营养素的消化吸收和代谢均不同，并受到心理和行为习惯的影响，是营养失衡的高发人群。针对上述不同生理状况的人群，在其生理特点的基础上，中国营养学会制定的《中国居民膳食指南（2022）》阐述了不同人群的营养需要和膳食推荐。

（一）婴幼儿

婴幼儿是婴儿和幼儿的统称。一般0～1岁为婴儿，1～3岁为幼儿。此年龄阶段是一生中生长发育的关键时期，合理膳食、均衡营养不但可为其体力与智力的发育打下良好的基础，还能预防或减少某些成年或老年阶段慢性病的发生。婴幼儿的消化系统处于发育阶段，胃容量小，消化器官稚嫩，各种消化酶活性有限，限制了食物的消化、吸收与利用。若饮食不当，易出现功能性紊乱、腹泻，导致营养素丢失，造成营养不良。新生儿的口腔黏膜娇嫩、血管丰富，容易受伤；出生后唾液腺分泌量有限；舌短而宽、齿槽发育较差，有利于压迫乳头并吞咽乳汁。与成人相比，婴幼儿的胃分泌功能明显不全，但可完全消化人乳。胃的排空时间因食物种类与性质的不同而异，母乳为2～3h，水为1～2h。肠消化液内有胰蛋白酶、脂肪酶和淀粉酶。从婴儿期开始，肠液便含有肽酶、乳糖醇酶、麦芽糖酶、蔗糖酶、脂肪酶等，加之胆汁的消化作用，使各种食物消化得更为完全。此外，婴儿的牙齿尚未出齐，消化与代谢功能尚不成熟，需要提供易消化的食品来满足其特殊的营养需要。婴幼儿的生长发育迅猛，代谢旺盛，特别在0～1岁，这是儿童生长发育，特别是大脑发育的关键时期。能量是保证婴幼儿生长发育最基本的物质基础，若长期能量摄入不足，可导致婴幼儿生长发育延缓或停滞；相反，摄入过多，则可能导致婴幼儿体重超重或肥胖。一般情况下，可通过婴幼儿的健康状况、是否出现饥饿及体重变化的情况来判断能量是否适宜。

（二）学龄前儿童

学龄前儿童（pre-school children）是指2周岁以后至未满6周岁的儿童。此时期是其行为和生活方式形成的关键时期。与7～24月龄相比，学龄前儿童摄入的食物种类和膳食结构已开始接近成人；但与成人相比，学龄前儿童对各种营养素的需求量较高，消化系统尚未完全成熟，咀嚼能力仍较差，因此其食物的加工烹调应与成人有一定的差异。除遵循幼儿膳食的基本原则外，食物的分量要增加，并要培养其良好的饮食习惯。学龄前儿童正处于生长发育的关键时期，营养均衡不仅有利于儿童身高和体重的增长，对大脑的生长发育更是起着关键的作用，营养过剩及营养不良是导致学龄前儿童健康问题的主要原因（Torres and Tovar，2021），同时学龄前儿童各年龄段的营养需求量差异较大。因此，应注意学龄前儿童能量的供给要适量，还应考虑各种营养素间的平衡。

（三）孕妇

妊娠期的膳食模式是影响孕妇健康及其妊娠结果的重要因素，膳食结构不平衡或营养状况低下，不仅会引发孕妇自身疾病，如摄入能量过多可能造成超重或肥胖，并引发妊娠糖尿病、高血压等代谢性疾病，一些微量元素的缺乏，如铁的缺乏引起妊娠期贫血等，还会造成不良妊娠结果，如孕妇流产、胎儿功能障碍、巨大儿或叶酸缺乏导致的新生儿先天性神经管缺陷（neural tube defect，NTD）等。另外，行为因素及其习惯也是影响孕妇健康的重要因素，如不活动或久坐行为均可导致肥胖及深静脉血栓。因此，基于中国现阶段孕妇营养的现状，需要综合考虑个体、遗传因素及行为因素等方面，对孕妇进行全方位的合理营养平衡膳食指导及行为方式的干预，以确保孕妇和胎儿的健康。

（四）老年人

进入老年期，人体组织、器官的功能会出现不同程度的衰退，如牙齿脱落、咀嚼吞咽功能下降、消化吸收能力减弱。慢性病、多种疾病的共同存在及多重用药的影响，加上生活及活动能力降低，老年人容易出现早饱和食物摄入不足，从而发生营养不良、贫血、骨质疏松、体重异常和肌肉功能衰退等问题，这也极大地增加了慢性病发生的风险，特别是随着年龄增加，劳动强度和活动量降低，老年人容易发生超重和肥胖。肥胖常伴发高脂血症、动脉粥样硬化、冠心病、糖尿病、胆结石及痛风等疾病，平衡膳食、合理营养有助于延缓衰老、预防疾病。

中国作为世界上最大的发展中国家，在全面建成小康社会的新时代背景下迎来了人口老龄化。据世界卫生组织预测，到2050年，中国将有35%的人口超过60岁，成为世界上老龄化最严重的国家。老龄人口增加是社会进步和发展的体现，同时也引出了许多社会课题。老年人的健康问题是越来越凸显的社会课题之一，其中，老年人慢性非传染性疾病（chronic non-communicable disease，CNCD，简称慢性病）已成为威胁人类健康的首要疾病和主要公共卫生问题之一。其主要是以心血管疾病、糖尿病、慢性阻塞性肺病等为代表的一组疾病，且中国的患病率为全人群的4.2倍，人均患有2~3种疾病。营养膳食及其生活方式是影响慢性病的主要因素。因此，按照老年人群膳食指南，均衡合理的营养及培养良好的生活习惯，有益于老年人的健康，减少疾病的发生，延长寿命。

二、个性化营养

目前"个性化营养"缺乏统一的定义。由于遗传变异会影响饮食成分的吸收、代谢和利用方式，故每个个体对生活方式干预的反应不同，尤其是针对调节饮食的干预（Hesketh，2013）。因此，对具有特定基因型个体的饮食建议应该比一般个体能更有效地预防慢性疾病。近年来，人类基因组测序技术和人类遗传变异研究的发展推动着个性化营养的实现，不同的个体营养需求和对饮食的反应正在改变营养护理的标准，为个性化营养领域创造了新的可能性。

环境、文化和经济因素在个性化营养中起着至关重要的作用。营养不良会改变基因表达和基因组稳定性，导致表型变化，因此无法仅选择一个群体作为参考（McCabe-Sellers et al.，2008）。利用新的统计方法来评估不同人群的参考值，结合年龄、性别、身体活动、生理状态、社会地位和特殊条件（如怀孕和疾病风险）等特征，将从饮食、身体活动、血液生化参数、遗传变异性和肠道微生物群中获得的信息整合到算法中，从而进行个性化营养建议（图8-3）。例如，根据个性化营养选择的食物预测餐后葡萄糖峰值，使其保持在正常水平。该算法可以通过预测个体的代谢反应，更紧密地满足个人需求，有助于为特定亚组建立指南，实现个性化营养。

另外，可以单独或综合应用基因组学、蛋白质组学、代谢组学、脂质组学、微生物组学等技术，以更好地了解健康代谢和疾病进展（McCabe-Sellers et al.，2008），进而开发最佳的定制饮食方案，以促进全人类的健康维护和疾病预防，最终扩展到有效的饮食治疗公共卫生策略。研究人员利用全基因组关联分析（genome wide association study，GWAS）已经识别出大量与复杂疾病和性状相关的遗传变异片段，但其大部分遗传内容未能完全解释。GWAS通

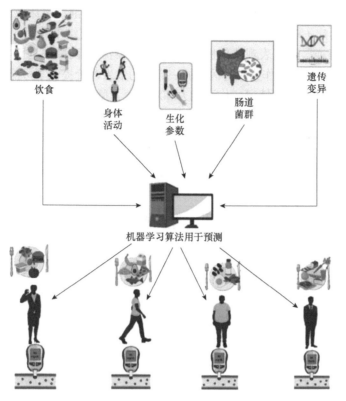

彩图

图8-3　个性化营养/精准营养（引自Torres and Tovar，2021）

常使用相关性来衡量基因对疾病的影响，而不是研究基因与饮食或运动等环境因素之间的相互作用。因此，GWAS数据仅能提供部分遗传变异图，是理解复杂疾病分子基础的第一步。利用营养遗传学、营养基因组学和营养表观遗传学等新型生物信息学和生物统计学工具可有助于识别GWAS中未解析的遗传变异信息及其相互作用。当前个性化营养相关研究内容包括组学技术、功能性食品、现有产品及未来的挑战，尤其是与法律和伦理方面相关的挑战。

三、定向基因型指导的营养

表观遗传学（epigenetics）是新发展出来的，与传统的遗传学（genetics）相对应的概念。遗传学是指研究由DNA序列改变导致基因转录和表达水平发生变化的一门科学，常见的表观遗传层面的变化类型有基因移码突变、DNA断裂和损伤修复等；而表观遗传学则是指DNA序列不发生改变，但其修饰的基因表达或细胞表型发生了改变，包括DNA甲基化和组蛋白修饰，由此产生可遗传到子代细胞并发生转录后修饰基因表达的过程（Pearson and Ehninger，2018）。传统生物学认为基因或蛋白质的表达状态通常由阻遏物和转录激活子调控，多被遗传染色质锁定。然而，表观遗传修饰通过很多新型的分子作用机制调控基因表达：一是调控基因的选择性转录表达，最主要的几种有DNA甲基化（DNA methylation）、组蛋白修饰（histone modification）、基因印记（genetic imprinting）和染色质重塑（chromatin remodeling）；二是参与基因转录后的调控作用，包括非编码RNA（non-coding RNA）、小RNA（siRNA和microRNA等）、内含子和核糖开关的调控等（Holland et al.，2016）。目前这些表观遗传的机制相关基因作为生物标志物，因可以准确反映慢性病进程，逐渐在临床及公共卫生医学领域用于疾病的诊断和治疗（Burdge et al.，2007）。越来越多的研究结果表明，日常饮食通过添加营养素可以干预"可逆"调节表观遗传机制，也可以影响机体内部的基因表达，这些研究为日常饮食的干预策略和营养学作为预防医学的一部分的效果评价提供了可能性。

个体与个体之间基因表达情况、代谢能力和对营养及膳食的反应不尽相同，精准营养旨在应对多样性对营养需求的影响。营养补充可有效减缓慢性疾病向癌症发展的可能，研究表明，在食物中发现的一些天然生物活性化合物可通过靶向调节表观遗传机制中的不同元素来调节基因表达。因此，精准营养中的天然化合物可以通过直接或间接调节人体内基因，控制表观遗传机制的改变，这逐渐成为慢性病防治的关键环节之一。

思 考 题

1. 什么是精准营养？它主要分为哪三个层次？
2. 营养遗传学和营养组学是如何为精准营养提供理论基础的？
3. 精准营养与精准医学之间的关系是什么？
4. 在人群中进行个体的精准营养干预需要满足什么条件？
5. 请举例说明精准营养对患有慢性病人群的功能与作用是什么。
6. 请为缺铁性贫血人群设计营养干预策略。
7. 请谈一谈不同精准监测技术的优缺点。
8. 请说明分层营养、个性化营养及定向基因型指导的营养之间的区别是什么。

参 考 文 献

刘祖阳. 2007. 营养干预方法与策略. 现代预防医学，34（9）：1682-1683.

Ahmadi K R, Andrew T. 2014. Opportunism: A panacea for implementation of whole-genome sequencing studies in nutrigenomics research? Genes & Nutrition, 9: 387.

Alam M T, Amos G C A, Murphy A R J, et al. 2020. Microbial imbalance in inflammatory bowel disease patients at different taxonomic levels. Gut Pathog, 12: 1.

Bäckhed F, Ley R E, Sonnenburg J L, et al. 2005. Host-bacterial mutualism in the human intestine. Science, 307 (5717): 1915-1920.

Burdge G C, Hanson M A, Slater-Jefferies J L, et al. 2007. Epigenetic regulation of transcription: a mechanism for inducing variations in phenotype (fetal programming) by differences in nutrition during early life? British Journal of Nutrition, 97 (6): 1036-1046.

Cadenas-Sanchez C, Ruiz J R, Labayen I, et al. 2017. Prevalence of metabolically healthy but overweight/obese phenotype and its association with sedentary time physical activity, and fitness. The Journal of Adolescent Heath, 61 (1): 107-114.

Delude C M. 2015. Deep phenotyping: the details of disease. Nature, 527: S14-S15.

Demetrowitsch T J, Schlicht K, Knappe C, et al. 2020. Precision nutrition in chronic inflammation. Frontiers in Immunology, 11: 587895.

Dhurandhar N V, Schoeller D, Brown W, et al. 2015. Energy balance measurement: When something is not better than nothing. International Journal of Obesity, 39 (7): 1109-1113.

Dong Y, Hoover A, Scisco J, et al. 2012. A new method for measuring meal intake in humans via automated wrist motion tracking. Applied Psychophysiology and Biofeedback, 37: 205-215.

Fontana J M, Farooq M, Sazonov E. 2014. Automatic ingestion monitor: a novel wearable device for monitoring of ingestive behavior. IEEE Transactions on Bio-medical Engineering, 61 (6): 1772-1779.

Goodman E, Evans W D, DiPietro L. 2012. Preliminary evidence for school-based physical activity policy needs in Washington, DC. Journal of Physical Activity & Health, 9 (1): 124-128.

Haack A, Novaes C G M R. 2012. Multidisciplinary care in cystic fibrosis: a clinical-nutrition review. Nutricion Hospitalaria, 27: 362-371.

Hebert J R, Frongillo E A, Adams S A, et al. 2016. Perspective: Randomized controlled trials are not a panacea for diet-related research. Advanced Nutrition, 7 (3): 423-432.

Hesketh J. 2013. Personalised nutrition: how far has nutrigenomics progressed? European Journal of Clinical Nutrition, 67 (5): 430-435.

Holland M L, Lowe R, Caton P W, et al. 2016. Early-life nutrition modulates the epigenetic state of specific rDNA genetic variants in mice. Science, 353 (6298): 495-498.

Ideraabdullah F Y, Zeisel S H. 2018. Dietary modulation of the epigenome. Physiological Reviews, 98 (2): 667-695.

Jameson J L, Longo D L. 2015. Precision medicine - personalized, problematic, and promising. The New England Journal of Medicine, 372 (23): 2229-2234.

Katarzyna J, Natascha E S, Sebastian S, et al. 2020. A high-salt diet compromises antibacterial neutrophil responses through hormonal perturbation. Science Translational Medicine, 12 (536): 3850.

Kovatcheva-Datchary P, Nilsson A, Akrami R, et al. 2015. Dietary fiber-induced improvement in glucose metabolism is associated with increased abundance of Prevotella. Cell Metabolism, 22 (6): 971-982.

Li J, Guasch-Ferré M, Chung W, et al. 2020. The Mediterranean diet, plasma metabolome, and cardiovascular disease risk. European Heart Journal, 41 (28): 2645-2656.

Lumey L H. 1992. Decreased birthweights in infants after maternal in utero exposure to the Dutch famine of 1944-1945. Paediatr Perinat Epidemiol, 6 (2): 240-253.

Ma M, Long Q, Chen F, et al. 2019. Nutrition management of congenital glucose-galactose malabsorption: Case report of a Chinese infant. Medicine, 98 (33): e16828.

Marchesi J R, Adams D H, Fava F, et al. 2016. The gut microbiota and host health a new clinical frontier. Gut, 65 (2): 330-339.

Mattfeld R S, Muth E R, Hoover A. 2017. Measuring the consumption of individual solid and liquid bites using a table-embedded scale during unrestricted eating. IEEE Journal of Biomedical and Health Informatics, 21 (6): 1711-1718.

McCabe-Sellers B, Lovera D, Nuss H, et al. 2008. Personalizing nutrigenomics research through community based participatory research and omics technologies. OMICS: A Journal of Integrative Biology, 12 (4): 263-272.

Müller M, Kersten S. 2003. Nutrigenomics: Goals and strategies. Nature Reviews Genetics, 4 (4): 315-322.

Newgard C B. 2017. Metabolomics and metabolic diseases: Where do we stand? Cell Metabolism, 25 (1): 43-56.

Nishi S, Kendall C W C, Gascoyne A M, et al. 2014. Effect of almond consumption on the serum fatty acid profile:

a dose-response study. British Journal of Nutrition, 112 (7): 1137-1146.

O'Sullivan A, Henrick B, Dixon B, et al. 2018. 21st century toolkit for optimizing population health through precision nutrition. Critical Reviews in Food Science and Nutrition, 58 (17): 3004-3015.

Obermeyer Z, Emanuel E J. 2016. Predicting the future-big data, machine learning, and clinical medicine. New England Journal of Medicine, 375 (13): 1216-1219.

Ordovas J M, Mooser V. 2004. Nutrigenomics and nutrigenetics. Current Opinion in Lipidology, 15: 101-108.

Patel D, Albert S, Stacy M, et al. 2022. Understanding cystic fibrosis comorbidities and their impact on nutritional management. Nutrients, 14 (5): 1028.

Pearson B L, Ehninger D. 2018. Impact of paternal nutrition on epigenetic patterns. Epigenomics, 10 (2): 115-117.

Reguero M, Cedrón M G D, Wagner S, et al. 2021. Precision nutrition to activate thermogenesis as a complementary approach to target obesity and associated-metabolic-disorders. Cancers, 13 (4): 866.

Riva A, Kohane I S. 2004. A SNP-centric database for the investigation of the human genome. BMC Bioinformatics, 5 (1): 33.

Robin C, Heitmann B L, Andersen K W, et al. 2018. Impact of red and processed meat and fibre intake on treatment outcomes among patients with chronic inflammatory diseases: protocol for a prospective cohort study of prognostic factors and personalized medicine. BMJ Open, 8 (2): 018166.

Robinson P N. 2012. Deep phenotyping for precision medicine. Human Mutation, 33 (5): 777-780.

Schadt E E, Linderman M D, Sorenson J, et al. 2010. Computational solutions to large-scale data management and analysis. Nature Reviews Genetics, 11 (9): 647-657.

Shan Z, Sun T, Huang H, et al. 2017. Association between microbiota-dependent metabolite trimethylamine-N-oxide and type 2 diabetes. The American Journal of Clinical Nutrition, 106 (3): 888-894.

Shim J S, Oh K, Kim H C, et al. 2014. Dietary assessment methods in epidemiologic studies. Epidemiology and Health, 36: e2014009.

Srinivasan B, Lee S, Erickson D, et al. 2017. Precision nutrition-review of methods for point-of-care assessment of nutritional status. Current Opinion in Biotechnology, 44: 103-108.

Sullivan J S, Mascarenhas M R. 2017. Nutrition: Prevention and management of nutritional failure in cystic fibrosis. Journal of Cystic Fibrosis, 16: S87-S93.

Thomas L R, Jeffrey H T, Dhiren R P. 2018. Gastrointestinal pathophysiology and nutrition in cystic fibrosis. Expert Review of Gastroenterology & Hepatology, 12 (9): 853-862.

Torres N, Tovar A R. 2021. The present and future of personalized nutrition. Revista de Investigation Clinica-Clinical and Translational Investigation, 73 (5): 321-325.

Torres N, Tovar A R. 2021. The present and future of personalized nutrition. Revista de Investigation Clinica-Clinical and Translational Investigation, 73 (5): 321-325.

Wang D D, Hu F B. 2018. Precision nutrition for prevention and management of type 2 diabetes. Lancet Diabetes Endocrinol, 6 (5): 416-426.

Wang J, Li Y, Han X, et al. 2016. Exposure to the Chinese famine in childhood increases type 2 diabetes risk in adults. The Journal of Nutrition, 146 (11): 2289-2295.

Xiao L, Feng Q, Liang S, et al. 2015. A catalog of the mouse gut metagenome. Nature Biotechnology, 33 (10): 1103-1108.

Yu C, Wang J, Li Y, et al. 2017. Exposure to the Chinese famine in early life and hypertension prevalence risk in adults. Journal of Hypertens, 35 (1): 63-68.

Zeevi D, Korem T, Zmora N, et al. 2015. Personalized nutrition by prediction of glycemic responses. Cell, 163 (5): 1079-1094.

Zhao L. 2013. The gut microbiota and obesity: from correlation to causality. Nature Reviews Microbiology, 11 (9): 639-647.

本章思维导图

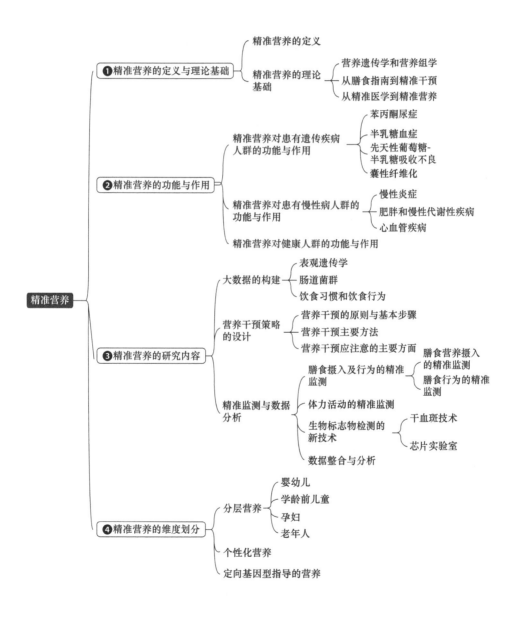

第九章　生命周期的精准营养

学习目标:

(1) 了解人类在生命周期中的生理特点;

(2) 掌握并理解婴幼儿、儿童、孕妇、乳母和老年人的营养需求特征;

(3) 熟悉婴幼儿、儿童、孕妇、乳母和老年人常见营养问题及预防措施;

(4) 掌握不同生命周期人群的营养膳食原则。

生命不同周期对营养素的需求是不同的,其中重点营养干预时期包括婴幼儿、儿童、孕妇、乳母和老年阶段。针对不同生命周期的生理特点和营养需求特征开展精准营养干预,将有效提升国民生命质量和健康水平。《国民营养计划(2017—2030年)》也重点关注了国民生命全周期的营养,提出:①生命早期1000d营养健康行动,提高孕产妇、婴幼儿的营养健康水平;②学生营养改善行动,包括指导学生营养就餐,超重、肥胖干预等内容;③老年人群营养改善行动,采取多种措施满足老年人群营养改善需求,促进"健康老龄化"。本章将介绍婴幼儿、儿童、孕妇、乳母和老年人5个不同生命周期人群的生理特点、营养需求特征、常见营养问题的预防措施及营养膳食指南。

第一节　婴幼儿精准营养

婴幼儿是婴儿和幼儿的统称,一般0~1岁为婴儿期,1~3岁为幼儿期。前一时期是一生中生长发育最快的时期,也是婴儿完成从子宫内生活到子宫外生活的过渡期;后一时期是养成良好饮食习惯的关键时期,也是完成从以母乳为营养到以其他食物为营养的过渡期。由于婴幼儿期的生长极为迅速,对营养的需要量极高。

一、婴幼儿的生长发育特点

(一)婴幼儿身高体重特点

婴幼儿的生理特点是生长发育旺盛,身高、体重都呈迅速增长状态,唾液腺分化逐渐完善。婴儿期是人类生长发育的第一个高峰期,在0~6个月阶段,婴儿的体重平均每月增长0.6kg;6~12个月阶段,体重平均每月增长0.5kg;到12个月时,婴儿体重将增加至出生时的3倍(9kg以上),身长将增加至1.5倍(平均75cm)。幼儿期生长发育虽没有婴儿期旺盛,但仍然是人生中生长迅猛的时期。体重每年增加约2kg,身长第二年增加11~13cm,第三年增加8~9cm。

(二)婴幼儿的消化系统与器官发育特点

婴幼儿的消化系统和消化器官都处在发育的初始阶段,功能还不健全,因此对食物的消化、吸收及排泄能力均较弱,不恰当的喂养方式易造成消化系统功能紊乱及营养不良。此外,婴幼儿的肝、肾功能尚未发育完全,过早或过多地添加辅食都有可能造成肝、肾的负担。

1. 口腔及唾液 新生儿的口腔狭小，嘴唇黏膜的皱褶很多，颊部有丰富的脂肪，有利于婴儿吸吮。新生儿的涎腺欠成熟，唾液分泌较少，唾液中淀粉酶含量低，不利于消化淀粉。到3~4个月时唾液中的淀粉酶逐渐增加，涎腺逐渐发育完善，因此在4个月以前，最好不要添加谷物类辅食，6个月起唾液的作用增强。

2. 胃、肠容量及其酶 新生儿的胃容量较小，为25~50mL，在出生后第10天可增加至约100mL，6个月增加至160~200mL，12个月可达到300~500mL。此外，胃贲门的括约肌闭合不紧，幽门部位的肌肉较紧张，而婴儿胃呈水平位，在吸饱奶后受到轻微震动或在吮吸过程中吞咽过多空气，都容易导致婴儿吐奶或呕吐。胃蛋白酶的活力弱，凝乳酶和脂肪酶含量少，因此消化能力受限，胃排空延迟。胃排空母乳的时间为2~3h。

新生儿的小肠长度为身长的6~8倍，其肠壁肌层较薄弱，弹力较小，肠黏膜的血管及淋巴丰富，通透性强。肠黏膜的绒毛较多，吸收面积与分泌面积均较大，有利于食物的消化和吸收。

3. 牙齿及消化功能 幼儿在2岁半之前会长齐20颗乳牙，但在这个阶段的牙齿仍然处于生长阶段，咀嚼功能还在发育阶段，尚未完全发育成熟。

婴儿的胃液分泌量比成人少，胃酸及胃蛋白酶含量均不及成人，婴儿在摄取蛋白质时需要分解成多肽吸收，因此过早地在婴儿食物中加入食物蛋白，容易出现过敏现象。此外，婴儿消化道虽能分泌消化酶，但消化酶的活力相对较差，特别是淀粉酶，胰淀粉酶要到出生后第4个月才达到成人水平，在摄取淀粉类食物后，胰淀粉酶含量会迅速增加。胰腺脂肪酶的活力也较低，肝分泌的胆盐较少，因此脂肪的消化与吸收较差。幼儿在1岁后，消化液中的胰蛋白酶、脂肪酶、糜蛋白酶等活性接近成人水平。1岁半时，胃蛋白酶分泌量达到成人水平。因此对于婴幼儿来讲，每日饮食最好采用少量多次的喂食方式。

二、婴幼儿的营养需求

（一）能量

与成人不同，婴幼儿能量消耗有5个方面：基础代谢、食物特殊动力作用、婴幼儿的各种动作、生长所需和排泄消化。其中基础代谢是维持机体最基础生命活动消耗的能量。婴幼儿基础代谢率高，随着年龄的增加而逐渐降低。能量摄入不足会导致婴幼儿生长发育迟缓、消瘦、抵抗力下降，严重时可能会危及生命；能量摄入过多则会导致婴幼儿肥胖。研究表明，1周岁时体重超过12kg的婴儿，成年后肥胖的可能性高于普通婴儿。0~6个月的婴儿每日能量需求为90kcal，7~12个月的婴幼儿每日能量需求为80kcal。男婴幼儿在1岁、2岁、3岁阶段的每日能量需求分别为900kcal、1100kcal、1250kcal，女婴幼儿在1岁、2岁、3岁阶段的每日能量需求分别为800kcal、1000kcal、1200kcal。

（二）蛋白质

蛋白质是婴幼儿代谢和机体各组织、器官和细胞合成必需的原材料，同时婴幼儿时期生长迅速，所以对蛋白质需要的质和量均较高。除成人的8种必需氨基酸外，婴儿还需要由食物提供组氨酸、半胱氨酸、酪氨酸及牛磺酸等。蛋白质摄入不足会影响生长发育，表现出生长发育迟缓、抵抗力下降、消瘦、贫血等症状。但由于肾及消化器官还没发育完全，摄入过多的蛋白质也会对婴儿产生不利影响。我国婴幼儿在0～6个月、7～12个月、1岁、2岁、3岁对于蛋白质的推荐摄入量分别为9g/d、20g/d、25g/d、25g/d、30g/d。

（三）脂肪

婴幼儿对脂肪的需求高于成人，且年龄越小，脂肪占能量的比例越高，0～6个月婴儿每天需摄入占总能量48%的脂肪，7～12个月婴儿则降为40%，1岁以后降至35%。但摄入脂肪过多也会影响婴幼儿对蛋白质和碳水化合物的需要，影响婴幼儿对钙的吸收。n-6系亚油酸及其代谢产物、γ-亚麻酸及花生四烯酸（ARA）、n-3多不饱和脂肪酸（如α-亚麻酸）及其代谢产物二十碳五烯酸（EPA）和二十二碳六烯酸（DHA）对婴儿神经、智力及认知功能发育有促进作用。

（四）碳水化合物

碳水化合物是婴幼儿的重要供能物质，也是婴幼儿生长发育重要的物质保障，适量的碳水化合物可以预防低血糖或酮症。对于0～6个月的婴儿，乳糖是主要的能量来源，乳糖适合婴儿胃肠道消化吸收。4个月以下的婴儿消化淀粉的能力尚未成熟，但乳糖酶的活性较高，能够消化吸收乳糖、蔗糖和葡萄糖。母乳的组成中乳糖占37%～38%的热量，而牛乳中仅占26%～30%。若以牛乳代替母乳喂养婴儿，需要额外添加乳糖来增加营养价值，但添加量不宜超过母乳的含量。婴儿食物中含碳水化合物过多，碳水化合物会在肠内经细菌发酵，产酸、产气并刺激肠蠕动引起腹泻。中国营养学会建议1岁以上儿童碳水化合物提供的能量占总能量的50%～65%。

（五）矿物质

钙、铁、锌是婴幼儿较容易缺乏的元素，不仅影响婴幼儿的体格发育，还可影响婴幼儿的行为和智力发育。

1. 钙　由于母乳的钙磷比例合适，易于吸收，前6个月全母乳喂养的婴儿并无明显缺钙现象。考虑到目前婴幼儿补钙情况比较普遍，且钙补充剂对肾结石的作用可能大于膳食钙，因此为安全考虑，建议6月龄前婴儿最高摄入量为1000mg/d，6个月至3岁婴幼儿最高摄入量为1500mg/d。

2. 铁　铁是构成血红蛋白、肌红蛋白、细胞色素及过氧化氢酶等的重要成分。新生儿出生后体内有一定量的储存铁，但4个月后体内储存铁逐步耗尽，因此婴儿应逐渐添加含铁丰富的辅食，如肝泥、蛋黄、肉泥、血旺及强化铁的食物等。中国营养学会推荐6月龄前铁的适宜摄入量为0.3mg/d，6～12个月适宜摄入量为10mg/d，1～3岁适宜摄入量为9mg/d。

3. 锌　锌是蛋白质、核酸合成代谢过程中重要酶的组分。在正常新生儿体内锌有一定量的储备，但母乳中锌含量相对不足，母乳喂养4～5个月后也需要从膳食中补充。中国营养学会推荐6月龄前锌的适宜摄入量为2.0mg/d，6～12个月适宜摄入量为3.5mg/d，1～3岁适宜摄入量为4.0mg/d。

除上述的矿物质外，其他矿物质，如碘、钾、钠、镁、铜、氯和其他微量元素也为机体生长发育所必需，但母乳及牛奶喂养的健康婴儿均不易缺乏。

（六）维生素

1. 维生素A　与婴幼儿的视觉形成、上皮生长分化、骨骼发育等有关。维生素A缺乏会影响婴幼儿的体重增长，导致免疫功能低下、夜盲症及干眼症等。动物性食品，如肝、乳制品、蛋黄等都是维生素A的良好来源。必要时可用维生素A补充剂如浓缩鱼肝油，注意补充时要适量，过量补充会导致中毒。

2. B族维生素　包括维生素B_1、维生素B_2、维生素B_6、维生素B_{12}等，是人体内糖类、脂肪、蛋白质等代谢时不可缺少的物质，对婴幼儿的生长发育有着重要作用。不同的B族维生素贮存在不同的食物中，食物种类丰富的膳食有益于B族维生素的摄入。

3. 维生素C　又名抗坏血酸，有清除自由基、促进铁吸收、提高机体免疫力等作用。母乳喂养的婴儿可从乳汁获得足量的维生素C。牛乳中维生素C的含量仅为母乳的1/4，在煮沸过程中又有所损失，严重缺乏维生素C时可导致婴儿患坏血症，因此纯牛乳喂养儿应及时补充富含维生素C的果汁、菜汁或维生素C制剂等。我国婴幼儿维生素C的推荐摄入量为40mg/d。

4. 维生素D　可促进婴幼儿对钙、磷的吸收，与婴幼儿骨骼及牙齿的形成有关。由于维生素D几乎不能通过乳腺，因此婴儿出生2～4周后应开始适量补充维生素D。我国婴幼儿每天维生素D的适宜摄入量为10μg/d。富含维生素D的食物较少，深海鱼、动物肝、蛋黄中相对较多，因此应让婴儿适量补充维生素D制剂并适当晒太阳。

5. 维生素E　又名生育酚。由于胎盘转运维生素E的效率较低，因此新生儿尤其早产儿体内的维生素E储备量较少，导致细胞膜上的不饱和脂肪酸易被氧化破坏从而导致溶血性贫血、皮肤损伤等。

6. 维生素K　新生儿体内几乎没有维生素K的储备，合成维生素K的菌群尚未建立，母乳中维生素K含量与牛乳和婴儿配方奶相比含量较少，因此单纯母乳喂养的婴儿较易出现维生素K缺乏，导致新生儿患低凝血酶原血症，因此应注意给婴儿添加含维生素K丰富的辅食，如猪肝、菜泥及强化维生素的食品。

三、婴幼儿常见营养问题及预防

婴幼儿期是人生中的第一个快速生长期，该时期对营养要求高，若出现蛋白质、能量和微量元素摄入缺乏等不良情况，则会对婴幼儿的生长发育造成不良影响，使婴幼儿出现生长迟缓的问题。喂养方式及辅食添加不当是这些营养不良问题的常见原因。另外，婴幼儿本身的消化吸收障碍也会引起严重营养不良，甚至危及生命。对于一些消化吸收障碍的婴儿，可选用特殊医学用途婴儿配方食品，常见的特殊医学用途婴儿配方食品种类如表9-1所示。相关拓展阅读可扫码听音频讲解（音频9-1）。

音频9-1

表9-1　常见的特殊医学用途婴儿配方食品种类（引自GB 25596—2010）

名称	适用婴儿	配方特点
无乳糖配方或低乳糖配方	乳糖不耐受婴儿	要求配方中以其他碳水化合物完全或部分代替乳糖；配方中蛋白质由乳蛋白提供

续表

名称	适用婴儿	配方特点
乳蛋白部分水解配方	乳蛋白过敏高风险婴儿	要求乳蛋白经加工分解成小分子乳蛋白、肽段和氨基酸；配方中可用其他碳水化合物完全或部分代替乳糖
乳蛋白深度水解配方或氨基酸配方	食物蛋白过敏婴儿	要求配方中不含食物蛋白；所使用的氨基酸来源应符合标准规定；可适当调整某些矿物质和维生素的含量
早产、低出生体重婴儿配方	早产、低出生体重儿	要求能量、蛋白质及某些矿物质和维生素的含量应高于本规定；应采用容易消化吸收的中链脂肪作为脂肪的部分来源，但中链脂肪不应超过总脂肪的40%
母乳营养补充剂	早产、低出生体重儿	可选择性地添加规定的必需成分和可选择性成分，与母乳配合使用可满足早产、低出生体重儿的生长发育需求
氨基酸代谢障碍配方	氨基酸代谢障碍婴儿	要求不含或仅含有少量与代谢障碍有关的氨基酸；所使用的氨基酸来源应符合标准规定；可适当调整某些矿物质和维生素的含量

四、婴幼儿膳食指南

（一）喂养

科学喂养和良好的营养有益于婴幼儿的生长发育，对其近期和远期身心健康都有重要影响。中国营养学会建议0~6月龄婴儿和7~24月龄婴幼儿的喂养准则如图9-1所示。

6月龄内婴儿母乳喂养准则

1. 母乳是婴儿最理想的食物，坚持6月龄内纯母乳喂养

2. 生后1h内开奶，重视尽早吸吮妈妈乳头

3. 顺应喂养，建立良好的生活规律

4. 适当补充维生素D，母乳喂养不需补钙

5. 任何动摇母乳喂养的想法和举动，都必须咨询医生或其他专业人员，并由他们帮助做出决定

6. 定期监测婴儿体格指标，保持健康生长

7~24月龄内婴幼儿母乳喂养准则

1. 继续母乳喂养，满6月龄起必须添加辅食，从富含铁的泥糊状食物开始

2. 及时引入多样化食物，重视动物性食物，包括易过敏食物

3. 尽量少加糖盐，保持食物原味，油脂适当

4. 提倡回应式喂养，鼓励但不强迫进食

5. 注重饮食卫生和进食安全

6. 定期监测体格指标，追求健康生长

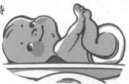

图9-1　0~6月龄婴儿和7~24月龄婴幼儿的喂养准则（引自中国营养学会，2022a）

（二）母乳

6月龄内婴儿需要完成从子宫内依赖母体营养到子宫外依赖食物营养的过渡，来自母体的乳汁是完成这一过渡最好的食物，任何其他食物喂养都不能与母乳喂养相媲美。此阶段婴儿的进食和消化能力还未成熟，胃肠道和肝、肾功能尚不健全，且婴儿脱离母体后，需要独立抵抗外界各种病原侵害，母乳恰好可以适应婴儿消化和代谢能力，调节免疫功能平衡发展，满足婴儿相对较高的营养需要，并通过丰富的免疫物质帮助婴儿抵抗疾病。满6月龄后，有条件的情况下仍应继续母乳喂养到两岁或以上，母乳可为7～12月龄婴儿提供总能量的1/2～2/3，13～24月龄幼儿总能量的1/3。

对因母乳不足或不能按时哺喂婴儿时，采用母乳喂养的同时用婴儿代乳品补充母乳的不足为混合喂养。混合喂养时，婴儿代乳品的补充量应以婴儿吃饱为止，具体用量应根据婴儿体重、母乳缺少的程度而定。

（三）婴儿配方奶粉

婴儿配方奶粉是依据母乳的营养成分及其组成模式，对牛奶或其他奶类进行调整，配制而成的适合婴儿生理特点并能满足婴儿生长发育需要的母乳替代品。由于婴儿配方食品多为乳粉或可直接喂养婴儿的液态乳，因此又常称为婴儿配方乳、婴儿配方粉或婴儿配方奶。婴儿配方粉的营养成分与母乳比较接近，较易消化吸收，随着婴儿配方粉的不断发展和完善，目前市售的配方粉中常添加多种母乳中的免疫因子和生物活性物质，使其更接近母乳的成分和功能。虽然婴儿配方粉的配方都经过一定的设计和工艺加工，使部分营养素数量和比例越来越接近母乳，但却无法模仿母乳中一整套完美独特的营养和生物活性成分体系，如低聚糖、铁蛋白和免疫球蛋白等很多未知的活性成分。此外，母乳喂养过程和奶瓶喂养过程给予婴儿的心理和智力体验完全不同。

（四）婴儿辅食

纯母乳喂养不能为6月龄以上婴儿提供足够的能量和营养素，必须在继续母乳喂养的基础上添加辅食，辅食添加过早或过晚都会影响健康。首先添加肉泥、肝泥、强化铁的婴儿谷分等富铁的泥糊状食物。母乳中的铁含量很低，即使给哺乳母亲补充铁剂，也几乎不能增加母乳中的铁含量，因此需要特别重视为婴幼儿补充优质铁食物。

婴儿添加辅食时每次只引入1种新的食物，从1种到多种逐步达到食物多样化。不盲目回避易过敏食物，比如鸡蛋、小麦、鱼、坚果等。研究证实，1岁内适时引入各种食物达到食物多样化，能帮助婴儿达到营养均衡，也能减少食物过敏风险。婴幼儿辅食应尽量少加糖、盐及各种调味品。不同于成人，婴幼儿需要适量的油脂提供生长所需能量，满1岁后婴儿可尝试淡口味的家庭膳食。辅食添加从泥糊状食物开始，逐渐过渡到颗粒状、半固体、固体食物，辅食频次和进食量也应逐渐增加。

普通鲜乳、酸乳、奶酪等蛋白质和矿物质含量高于母乳，会增加婴幼儿的肾负担，因此不宜给7～12月龄婴儿喂食此类辅食，13～24月龄的幼儿可以将此类辅食作为食物多样化的一部分而逐渐尝试，但建议少量进食为宜，不能以此完全替代母乳和（或）幼儿配方粉。

7～24月龄是婴幼儿添加辅食的关键期，科学膳食有利于顺利完成从母乳喂养到成人饮食模式的转换。中国营养学会推荐7~12月龄婴幼儿的膳食构成为0~10g油、15~50g蛋类、25~75g畜禽肉鱼类、25~100g蔬菜类、25~100g水果类、20~75g谷类及500~700mL母乳。推荐13~24月龄婴幼儿的膳食构成为0~1.5g盐、5~15g油、25~50g蛋类、50~75g畜禽肉鱼类、50~150g蔬菜类、50~150g水果类、50~100g谷类及400~600mL母乳。

第二节 儿童精准营养

根据《中国居民膳食指南（2022）》，儿童主要是指满2周岁至不满18周岁的未成年人，根据他们的生长发育特点，可分为2~5岁学龄前儿童和6~17岁学龄儿童少年两个阶段。学龄前儿童的生长发育速率比婴幼儿略有下降，但仍处于较高水平，食物种类和膳食结构开始改变，是为饮食行为和生活方式的形成奠定基础的关键时期。学龄儿童少年的生长发育进入第二高峰期，新陈代谢旺盛，单位体重的营养素和能量需要量高于成人，因此更需要重视膳食合理性。

一、儿童时期的生长发育特点

（一）学龄前儿童时期的生长发育特点

在学龄前阶段，儿童的新陈代谢旺盛，属于人体神经系统、消化系统和骨骼等组织器官迅速生长发育的时期，对各种营养素的需求量较高。

但需要注意的是，这个阶段，儿童咀嚼和消化能力仍较差。到3岁时，儿童的20颗乳牙已长齐，6岁时第一颗恒牙可能萌出，消化能力仅达成人的40%，胃容量较小，3岁时胃容量在400~600mL，4岁以后的胃容量增加缓慢，6岁达到900mL左右。消化系统还未完全成熟，容易发生消化紊乱，出现肠胃问题，营养需求量仍相对较高，因此需选择容量小、营养丰富的食物。

（二）学龄儿童少年时期的生长发育特点

学龄儿童少年时期可分为学龄期（6~12岁）和青少年期（13~18岁），生长发育进入第二高峰期。相对学龄前期，学龄期儿童维持稳步增长。6~12岁阶段乳牙逐个被同位恒牙替换，此阶段应注意维护牙齿健康。除生殖系统外的器官和系统已逐渐接近成人水平，独立能力逐步增强，运动增强，代谢旺盛。青少年期在神经内分泌的作用下，体格发育迅速，第二性征出现，生殖系统迅速发育及成熟。

学龄儿童青少年的消化和代谢还与成人明显不同，随着年龄增长，消化系统逐渐完善，持续到青春期逐渐完成发育。进入青春期后，内分泌功能活跃，生长发育相关激素分泌明显增加。另外，进入青春期的早晚及持续时间都有很多个体差异，因此在营养上也不宜按年龄一并对待，应根据实际情况做出相应调整。

二、儿童时期的营养需求

人体需要的营养素按其化学结构和功能分为下列几类：蛋白质、脂肪、糖类（碳水化合物）、维生素、矿物质、膳食纤维和水，现代营养学把具有生理调节活性的植物化学物质也归类为营养素。学龄前后儿童生长速率与婴幼儿相比略有下降，但仍处于较高水平，体内合成代谢迅速，能量和各类营养素的均衡摄入尤为重要，营养不良和营养过剩直接关系到成人期的正常发育，因此，应注意学龄前儿童能量的供给要适量，各营养素间供给要平衡。到达学龄期后，儿童青少年学习压力增大，运动消耗增多，体内合成代谢仍处于旺盛时期，青少年时期对营养素的需要量达到最大值，且男生和女生的营养需求量出现较大差异。

（一）能量

儿童基础代谢的能量需要量较成人高，随年龄增长逐渐减少。能量单位是千卡（kcal），或以千焦耳（kJ）为单位，1kcal＝4.184kJ，或1kJ＝0.239kcal。基础代谢率是维持基本的生理活动消耗的能量，占每日能量总消耗的60%～70%；食物的热力作用是指用于摄入和消化吸收食物时所需要的能量。生长所需是儿童特有的，约占能量总消耗的20%；活动消耗与儿童身体大小、活动强度、持续时间有关；排泄消耗所耗能量通常在腹泻时增加。

（二）蛋白质

蛋白质可参与机体所有重要组成部分的生长，是儿童生长发育的物质基础。缺乏蛋白质常引起代谢率下降、免疫力降低等危害，常见的是儿童生长发育迟缓、营养不良、体质量下降等问题。蛋白质也不宜摄入过多，摄入过多会增加肾的负担。蛋白质来源主要包括鱼蛋奶类、大豆、坚果等，所提供能量占所需总能量的12%～14%。

（三）脂类

学龄前儿童的个体发育、脑发育、神经髓鞘的形成等都需要脂肪，尤其是必需脂肪酸的参与。随着儿童年龄增长，摄食量明显增加，但脂肪摄入过多将增加肥胖和成年后心血管病、高血压等某些疾病的风险。学龄前儿童每日每千克体重需要总脂肪4～6g，随年龄增长，青少年每日需要50g左右。

（四）碳水化合物

碳水化合物是膳食中提供能量的主要来源，儿童所需碳水化合物占所需总能量的50%～65%，谷类中含有的丰富碳水化合物是主要来源。当膳食中碳水化合物过多时，就会转化成脂肪贮存于身体内，应保证适量碳水化合物的摄入以提供能量。

（五）矿物质

1. 钙　钙的吸收率随着年龄的增长而下降，学龄儿童时期骨骼和牙齿正处于极速活跃的时期，钙的摄入量可达1200mg/d。钙缺乏是较常见的营养性疾病，儿童中常表现为生长迟缓，引发佝偻病。近几年，钙过量的不良影响也逐渐增加，表现为肾结石，奶碱综合征（高钙血症、碱中毒、肾功能障碍），抑制铁、锌等元素的吸收利用。奶和奶制品中含钙量丰富且吸收率高，海带、豆类、绿色蔬菜等含钙也较为丰富。我国3～4岁儿童对钙的需求量为600mg/d，4～7岁为800mg/d，7～11岁为1000mg/d，11～14岁为1200mg/d，14～17岁降为1000mg/d。

2. 铁　我国儿童缺铁性贫血的比率非常高，长期贫血的孩子会个子矮小、体力差，智力和情绪也会受影响。我国3～4岁儿童对铁的需求量为9mg/d，4～7岁为10mg/d，7～11岁为13mg/d，11～14岁男性需求量为15mg/d、女性需求量为18mg/d，14～17岁男性推荐摄入量为16mg/d、女性推荐摄入量为18mg/d。除在膳食上满足铁的需求量以外，还应更加注意铁的吸收率和利用率。蔬菜、谷物、豆类等植物性食物中存在的非血红素铁主要以$Fe(OH)_3$络合物的形式存在于食物中，被还原为亚铁离子（Fe^{2+}）才能通过黏膜细胞被吸收；血红素铁更容易被人体吸收，主要存在于动物肝、动物全血、鱼类等动物性食物中，是与血红蛋白及肌红蛋白中的卟啉（porphyrin）结合的铁，它以卟啉铁的分子形式直接被肠黏膜上皮细胞吸收。

3. 锌　　锌存在于许多人体组织和器官中，是众多酶系的重要组成部分，核酸、蛋白质、碳水化合物的合成和维生素A的利用等一系列生化反应都离不开锌的参与。儿童缺锌的临床表现为味觉下降，出现厌食、偏食的现象；免疫能力下降，容易患各种感染病，严重时可出现生长迟缓；第二性征发育不全，性成熟延迟。过量的锌则会抑制机体对铁和铜的吸收，间接导致缺铁性贫血。膳食中锌的来源主要有海产贝类、红色肉类、动物内脏，蛋类、谷类、豆类胚芽、燕麦中也富含锌。我国3～4岁儿童对锌的需求量为4mg/d，4～7岁为5.5mg/d，7～11岁为7mg/d，11～14岁男性需求量为10mg/d、女性需求量为9mg/d，14～17岁男性推荐摄入量为9mg/d、女性推荐摄入量为8.5mg/d。

4. 碘　　碘是人体内甲状腺激素合成的重要参与者，其生理功能是通过甲状腺激素表现的，儿童期身高、体重、骨骼发育、性发育都离不开甲状腺激素。碘摄入不足的典型症状为甲状腺肿，由于住所地处山区或远离海洋，长期对碘元素的摄取量不够，儿童青少年发病率较高。碘过量则会引起高碘性甲状腺肿。碘的主要来源是海产品，如海带、紫菜、干贝、海参、海蜇、龙虾等含碘量都十分丰富。我国3～11岁儿童对碘的需求量为90μg/d，11～14岁为110μg/d，14～17岁为120μg/d。

（六）维生素

1. 维生素A　　在儿童时期，维生素A的主要生理功能如下。

1）维持正常的免疫功能　　维生素A缺乏会降低呼吸道、肠道和泌尿生殖道的屏障作用，破坏黏膜屏障而使病原体入侵，使儿童对病菌的免疫力下降，易患感冒、腹泻等疾病。

2）维持上皮组织正常生长和分化　　维生素A可对机体多种组织细胞的分化起调控作用。临床上诊断儿童维生素A缺乏最重要的体征是毕脱斑（Bitot's spot）。

3）维持正常的视觉　　维生素A的缺乏会导致视网膜杆状细胞合成视紫红质受阻，暗适应（dark adaptation）时间延长，严重时甚至导致夜盲症（night blindness）。

4）维持正常骨细胞代谢　　儿童时期正值骨骼发育的旺盛时期，维生素A是维持成骨细胞和破骨细胞的正常功能，保障骨细胞正常代谢的必需物质。

儿童一次或多次连续摄入维生素A制剂达到其RNI的20倍，可引起急性中毒，表现为厌食、嗜睡、呕吐、头痛。维生素A的来源包括动物肝、奶类，深绿色或黄红色的蔬菜和水果如胡萝卜、菠菜、南瓜、芒果、橘子等也富含胡萝卜素和类胡萝卜素。

2. B族维生素　　包括维生素B_1、维生素B_2、维生素B_3、维生素B_5、维生素B_6、维生素B_7、维生素B_9、维生素B_{12}。它们在儿童生长发育和能量代谢方面也有重要作用。

（七）其他营养素

1. 膳食纤维　　膳食纤维是指不被肠道内消化酶消化吸收，且不能被人体吸收利用的一类非淀粉多糖类物质。学龄期儿童膳食纤维的摄入量为年龄数加5～10g/d，膳食纤维的主要来源为植物性食物。

2. 水　　水是一切生命的必需物质，是体内代谢、物质运输、调节体温的重要参与者。由于学龄儿童自己喝水的主动性不够，存在每日饮水量缺乏的问题。一般情况下，3～6岁儿童建议每天水的总摄入量（含饮水和汤、奶等）为1300～1600mL，其中饮水量为600～800mL，并以饮白水为佳，少量多次饮用。学龄儿童应保证足量饮水，6岁儿童每天饮水800mL，7～10岁儿童每天饮水1000mL；11～13岁男生每天饮水1300mL，女生每天饮水1100mL；14～17岁男生每天饮水1400mL，女生每天饮水1200mL。

3. 植物化学物　　植物化学物是存在于植物中的除维生素以外的低分子量的生物活性物质。根据化学结构可分为类胡萝卜素、黄酮类、有机硫化物、萜类等，具有防治癌细胞增殖、避免氧化作用损伤细胞、免疫调节、降胆固醇等作用。其来源广泛，类胡萝卜素来源于黄色蔬菜和水果、绿叶菜；黄酮类来源于各类植物性食物，尤其是深色水果、蔬菜等；有机硫化物来源于葱蒜类蔬菜，包括大蒜、洋葱、大葱、小葱等；萜类主要存在于柑橘的果皮精油中。因此，植物化学物主要通过每日摄入的蔬菜和水果来补充，对于儿童来说，应养成不挑食、不厌食的好习惯，合理分配膳食，达到营养均衡的目的。

三、儿童常见营养问题及预防

（一）肥胖

随着膳食模式和生活方式的快速改变，我国儿童肥胖的问题日益严重，与肥胖相关的慢性病快速增长。儿童肥胖会显著增加其成年后肥胖的风险，儿童期肥胖的危害有高血压、高血脂、呼吸道疾病增加、2型糖尿病、脂肪代谢紊乱、心理行为和认知方面有问题等。儿童时期开始预防超重、肥胖尤为重要。最根本的措施是控制进食量，避免高糖高脂饮食，一天至少60min的中强活动和锻炼，纠正不良饮食习惯。

对于已经超重肥胖的儿童，要在保证正常生长发育的基础上，调整膳食结构，控制总能量摄入，减少高脂肪、高能量食物的摄入，合理安排三餐，避免零食和含糖饮料。

日常膳食中应少吃肥肉、奶油蛋糕、含糖或乙醇软饮料、油炸食品等；补充足够的蛋白质，碳水化合物适量摄入，选择全谷类、粗粮等富含膳食纤维的食物；保证膳食中维生素、无机盐和微量元素的需求，摄入足量的新鲜蔬菜（尤其是绿叶蔬菜）和水果；烹调用油尽量选择富含油酸和必需脂肪酸的橄榄油、玉米油、葵花籽油、豆油等。

（二）营养不足

儿童营养不足包括发育不良（年龄别身高偏低）、消瘦（身高别体重偏低）、体重不足（年龄别体重偏低）和微量营养素缺乏或不足（缺乏重要的维生素和矿物质）。

对于营养不足的儿童，要在保证能量摄入充足的基础上，增加鱼、禽、蛋、瘦肉、豆制品等富含优质蛋白质食物的摄入，每天食用奶及奶制品，每天吃新鲜的蔬菜和水果；保证一日三餐，纠正偏食挑食和过度节食的不健康饮食行为，并保持适宜的身体运动。

（三）龋齿

龋齿是一种常见的营养性疾病，其中产生酸的细菌称为链球菌，生活在口腔组织中并代谢糖。随着时间的推移产生酸，使牙齿结构矿物质脱落，引起龋齿。3岁时儿童20颗乳牙已长齐，乳牙釉质和牙本质薄，矿化度低，抗酸能力弱，因此容易患龋齿。乳牙龋坏对患儿恒牙的正常发育具有严重影响。如不及时或不恰当治疗则会伤害患儿牙齿功能，同时可能牵连其咀嚼能力降低，对正常进食造成一定影响，同时减少肠道及机体对食物、营养的消化吸收，引发营养不良，阻碍正常生长发育。

除了保证口腔卫生、涂氟、窝沟封闭等，注意饮食也是预防龋齿的重要方面。钙和磷是组成牙齿的主要成分，加强钙、磷的摄入，有助于牙齿健康；维生素D能促进人体对钙、磷的吸收及骨化作用，保证牙齿的健康发育；摄入足量的维生素C也是预防牙病的重要措施，一旦缺少，则可导致牙周病；广泛存在于蔬菜、粗粮的膳食纤维也是护齿的营养素；另外，多吃适当硬度的粗糙性食品，如山芋、大豆等粗粮，可增加牙齿的自洁作用和牙龈按摩作用，从而增强抗龋力。

四、儿童膳食指南

（一）学龄前儿童膳食指南

2～5岁学龄前期是儿童生长发育的关键时期，对能量和各种营养素的需求量高于成人。奶类富含多种营养素，世界各国膳食指南中均将奶类作为儿童每日膳食的必要组成部分。建议每天饮奶量300～500mL或相当量的奶制品。学龄前期儿童新陈代谢旺盛，需要及时补充水分，建议每天水的总摄入量（含饮水和汤、奶等）为1300～1600mL，其中饮水量为600～800mL，并以饮白水为佳，少量多次饮用。零食只能作为日常膳食的补充，不能代替正餐，应选择天然、营养全面、易于消化、糖脂少的零食。另外，应从小培养儿童清淡口味，尽量采用蒸、煮、炖、煨等烹调方式而少用炸、煎、烤等方式，并控制食盐用量和含盐量的腌制品，少用鸡精、味精、糖精等调味品。

《中国居民膳食指南（2022）》中关于学龄前儿童的膳食指南在一般人群膳食指南的基础上特别推荐了以下5条原则：食物多样，规律就餐，自主进食，培养健康饮食行为；每天饮奶，足量饮水，合理选择零食；合理烹调，少调料少油炸；参与食物选择与制作，增进对食物的认知和喜爱；经常户外活动，定期体格测量，保障健康成长。

（二）学龄儿童膳食指南

处于6～17岁的学龄儿童少年生长发育迅速，充足的营养是智力和体格正常发育的基础，同时学龄期也是饮食行为和生活方式形成的关键时期。应做到每天吃早餐，并吃好早餐。早餐的食物量要充足，提供的能量和营养素应占全天的25%～30%；午餐占30%～40%；晚餐占30%～35%。学龄儿童可以在正餐的基础上，合理选择零食，但零食不能代替正餐，也不能影响正餐。学龄儿童每天应摄入300mL及以上液体奶或相当量的奶制品。不要等口渴了再喝水，应主动喝水，少量多次。饮料不能代替水，含糖饮料会增加患龋齿、肥胖的风险。《中国居民膳食指南（2022）》提出了学龄儿童营养的5项核心原则，包括：主动参与食物选择和制作，提高营养素养；吃好早餐，合理选择零食，培养健康饮食行为；天天喝奶，足量饮水，不喝含糖饮料，禁止饮酒；多户外活动，少视屏时间，每天60min以上的中高强度身体活动；定期监测体格发育，保持体重适宜增长。

第三节　孕妇精准营养

妊娠期作为生命早期1000d生长发育"机遇窗口期"的初始阶段，该期间的营养状况不仅关系到孕期母体生殖器官和胎儿的生长发育，也对成年后的健康产生至关重要的影响，是决定人一生健康的关键时期。妊娠期的合理营养干预不仅是对胎儿生长发育的重要保障，同时也有助于预防妊娠期贫血、糖尿病、高血压等妊娠并发症，对母婴健康均有重要意义。

自精子与卵细胞结合形成受精卵开始，孕卵在宫腔着床直至胎儿及其附属物发育成熟娩出之前这段时间，称为妊娠期，即孕期。妊娠期合计280d：孕早期（0～3个月），胎龄1～12周；孕中期（4～6个月），胎龄13～28周；孕晚期（7～10个月），胎龄29～40周。

一、孕妇的生理特点

妊娠期间，为适应胎儿生长的需要，并为分娩准备条件，妊娠期妇女会发生一系列的生理性变化，除了生殖器官的变化，孕妇在消化、内分泌、代谢、肾功能等多个方面也发生明显变化。这里主要介绍妊娠期体重和消化系统的变化。

（一）体重

孕早期因妊娠反应及食欲不振，体重可下降，随着妊娠月份的增长、胎儿的发育、体内水分的潴留、血液总量的增加及蛋白质和脂肪的储存等，从妊娠第5个月开始，孕妇体重逐渐增加。

（二）消化系统

1. 口腔疾病　　妊娠期间，受孕激素影响，孕妇唇齿肥厚，容易充血、水肿，因此多发牙龈炎、牙齿松动或侵蚀、口腔牙龈病变、龋齿等疾病。少数孕妇牙龈出现血管灶性扩张，即妊娠龈瘤，分娩后自然消失。

2. 恶心、呕吐　　因妊娠期间胃肠蠕动减少，排空时间延长引起的食欲不振、恶心、呕吐、厌食及唾液分泌增多是妊娠期常见的消化系统症状，50%以上的妊娠期妇女均可出现，在孕早期尤为常见，多达15%的孕妇恶心、呕吐症状可持续超过16周或整个妊娠期。

3. 胃食管反流　　由于食管下端括约肌压力降低和括约肌的适应反应受到抑制，妊娠期胃食管反流较为常见，产后缓解。胆囊排空时间延长，胆汁黏稠易使胆汁淤积，易诱发胆囊炎及胆石症。

4. 便秘、痔疮　　妊娠期间，由于孕酮浓度增加，引起胃肠道蠕动缓慢，以及逐渐增大的子宫引起肠压迫，易引起胃肠胀气与便秘；肠蠕动减弱加之直肠静脉压增高，妊娠期易发生痔疮。

二、孕妇的营养需求

因受孕妇消化道变化的制约，如早孕反应、胃肠道排空缓慢、便秘等因素，孕妇的营养摄入会受到影响。同时，胎儿生长发育所需要的各种营养主要来自母体，妊娠期子宫、胎盘、乳房发育也为分娩和泌乳等做好营养准备，因此，孕妇对能量和多数营养素的需求更大。在妊娠的不同时期，为适应孕育的需要，孕妇对于营养的需求也有所不同。

（一）能量

妊娠早期，孕妇的基础代谢与正常的成年女性相似，能量需要量无显著性增加。但在妊娠中、末期的妇女，由于胎儿的生长发育及自身组织的增长、脂肪及蛋白质的蓄积等明显增加，相应地也对各营养素及能量的需求量急剧增加，基础代谢率相较于正常的成年女性增加15%~20%。《中国居民膳食营养素参考摄入量（2023版）》推荐孕妇妊娠中、晚期每日能量摄入比妊娠前分别增加1.05MJ（250kcal）和1.67MJ（400kcal）。

由于每一个孕妇妊娠前体重、体成分、生活习惯及劳动强度各不相同，对能量的供给可主要根据体重增减来调整。妊娠中、晚期每周的体重增长保持在适宜的范围内（每周0.35~0.50kg），整个妊娠期体重增长维持在12.5kg左右为宜。能量摄入不足和过多都不利于孕妇和胎儿的健康。当连续2周体重增长偏离正常范围时，应排除病理原因，并考虑调整能量摄入和体力活动水平。

（二）蛋白质

孕妇必须摄入足量的蛋白质以满足自身及胎儿生长发育的需要。整个妊娠期间，孕妇及胎儿需要储存的蛋白质约为924g，包括胎儿体重440g、胎盘100g、羊水3g、子宫增加166g、乳腺80g、增加的血液135g。中国营养学会在《中国居民膳食营养素参考摄入量（2023版）》中建议，孕妇膳食中优质蛋白质应占蛋白质总量的一半以上，妊娠中、晚期蛋白质摄入比妊娠前分别增加15g/d、30g/d。

（三）脂类

妊娠期间孕妇体内脂类的生理变化最多，脂类是脑及神经系统的重要成分，主要用于构成脑及神经系统的固体物质，其中1/3的脑脂肪酸为人体不能合成的亚油酸及亚麻酸。妊娠期胎儿所需要的亚油酸及亚麻酸完全靠母体膳食提供，出生后由母乳或新生儿食品供给。由此可见，妊娠期孕妇增加含脂肪酸的膳食有利于胎儿的发育，尤其是神经系统的发育，也为优质的哺乳做好准备。《中国居民膳食营养素参考摄入量（2023版）》建议孕期妇女膳食总脂肪摄入量为总能量的20%~30%。

（四）碳水化合物

碳水化合物作为能量的主要来源，为孕妇的各项生命活动供能的同时，也为胎儿代谢所必需，多用于胎儿呼吸。当碳水化合物摄入不足时，易患酮血症，从而损伤胎儿大脑和神经系统的发育。为保持血糖的正常水平，碳水化合物每日摄入量应至少占总能量的50%。《中国居民膳食营养素参考摄入量（2023版）》建议妊娠早期妇女早孕反应严重影响进食，也应保证每日摄入不低于130g碳水化合物。

（五）矿物质

矿物质在机体中的含量非常少，但在维持人体健康与活力方面却举足轻重。与孕妇和胎儿有关的矿物质主要是铁、钙、碘、锌。

1. 铁　孕期妇女因为月经终止，对铁的需求量下降，但会发生血管扩张、血浆量增加、红细胞增加、胎儿组织器官的生长发育、对于血氧需求的增加及铁的储备，都会导致孕期妇女对铁的需求量有所增加。因此应常吃富含铁的食物，孕中期和孕晚期每天铁的推荐摄入量比孕前分别增加7mg和11mg，动物血、肝及红肉中含铁量较为丰富，且铁的吸收率较高，妊娠期妇女应适当多摄入。铁缺乏严重者可在医师指导下适量补铁。

2. 钙　钙主要存在于骨骼和牙齿中，血钙水平还对维持神经肌肉的兴奋性、神经冲动的传导及心脏正常的跳动起到重要作用。妊娠中、晚期，钙逐渐沉积于胎儿的骨骼和牙齿中，孕中期和孕晚期胎儿平均储存钙约为100mg/d和200mg/d，但孕期可增加钙吸收率及减少尿钙排出等方式，满足胎儿对钙的需求。因此，孕妇的RNI推荐值与同龄妇女相同，为800mg/d。

3. 碘　妊娠期新陈代谢增强，甲状腺激素合成增加，对碘的需要显著增加。在日常生活中，大多数食物中缺碘，因此，加碘盐可以有效地确保碘的摄入。以食盐中加碘量为25mg/kg为例，若每天摄入6g盐，烹调损失20%，每天可从碘盐中摄取120μg碘，能基本满足非孕期女性对碘的需求（120μg/d）。孕期妇女碘的推荐摄入量为230μg/d，因此，建议孕妇每周吃1~2次含碘丰富的海产食物。海带（鲜，100g）、紫菜（干，2.5g）、裙带菜（干，0.7g）、贝类（30g）、海鱼（40g）均可提供110μg碘。

4. 锌　锌与胎儿生长发育和智力发展有关。妊娠期母体及胎儿体内的锌总量约为100mg，其中约53mg储存在胎儿体中。妊娠期足量的锌摄入可以促进胎儿的生长发育、预防先天性畸形。《中国居民膳食营养素参考摄入量（2023版）》建议妊娠期妇女锌的推荐摄入量为10.5mg/d，相较于非妊娠期增加2mg/d。

（六）维生素

1. 维生素A　妊娠早期维生素A缺乏，可能导致胎儿发育不良、流产、早产、死胎及产褥感染等。维生素A属于脂溶性维生素，过量摄入容易在体内蓄积，且能够通过胎盘屏障影响胎儿，妊娠期过量补充维生素A不仅对母体不利，还会导致胎儿畸形和流产。中国营养学会建议孕妇通过摄取富含类胡萝卜素的食物来补充维生素A。

2. B族维生素　维生素B_1参与体内能量及产能营养素的代谢，妊娠早期极易引起维生素B_1缺乏，导致胃肠道功能下降，进一步加重早孕反应，引起营养不良。维生素B_1为水溶性维生素，不能在体内长期储存，需要每日摄入。

妊娠期维生素B_2缺乏，影响能量代谢，胎儿生长发育缓慢。同时，充足的维生素B_2有利于铁的吸收，缺铁性贫血与维生素B_2缺乏相关。

维生素B_{12}缺乏会导致巨幼红细胞贫血、损害神经系统，同时还会影响血中同型半胱氨酸的水平。肉类及肉制品、鱼、禽、动物内脏、贝类及蛋类是维生素B_{12}的主要食物来源，乳及乳制品中含有少量的维生素B_{12}。

3. 维生素C 维生素C对胎儿的骨骼、牙齿发育十分重要，还有助于预防缺铁性贫血，增强对疾病的抵抗能力，主要食物来源是新鲜蔬菜和水果。妊娠期维生素C缺乏易导致孕妇坏血病、胎膜早破、新生儿死亡率增加。

4. 维生素D 维生素D可促进钙的吸收和在骨骼中的沉积，因而妊娠期维生素D的需要量增加。同时，维生素D缺乏会增加妊娠性糖尿病的风险。人体皮肤经紫外线照射可以合成维生素D，平均每天接受阳光照射10～20min所合成的维生素D基本上可以满足身体的需要。生活在高纬度地区，冬季缺乏阳光或户外活动不足，不能通过日光合成维生素D的妇女，可以服用维生素D补充剂10μg/d。

5. 叶酸 叶酸对预防神经管畸形、高同型半胱氨酸血症，以及促进红细胞成熟和血红蛋白合成起着重要作用。孕期叶酸的推荐摄入量为600μg DFE/d，相比于非孕期妇女增加了200μg DFE/d。因此，育龄妇女应从计划妊娠开始尽可能早地多摄取富含叶酸的动物肝、深绿色蔬菜及豆类。由于叶酸补充剂比食物中的叶酸更能被人体吸收，建议最迟应从孕前3个月开始每日补充叶酸400μg，并持续整个孕期，也有助于降低妊娠高脂血症的风险。

三、孕妇常见营养问题及膳食营养建议

（一）贫血

妊娠期血容量的增加与血浆及红细胞的增加不成比例是妊娠期贫血多发的重要原因。妊娠期贫血的分类很多，包括缺铁性贫血、巨幼红细胞性贫血、急性失血致贫血、地中海贫血（地贫）及再生障碍性贫血等，其中缺铁性贫血最为常见。妊娠期贫血可增加母体妊娠期高血压疾病、胎膜早破、产褥期感染和产后抑郁的发病风险，可增加胎儿生长受限、胎儿缺氧、羊水减少、死胎、死产、早产、新生儿窒息、新生儿缺血缺氧性脑病的发病风险。

目前对于妊娠期缺铁性贫血最主要的防治方法是口服铁剂和注射铁剂补铁。铁缺乏和轻、中度贫血者以口服铁剂治疗为主，并改善饮食，进食富含铁的食物。重度贫血者口服铁剂或注射铁剂治疗，还可以少量多次输注浓缩红细胞。治疗至血红蛋白恢复正常后，应继续口服铁剂3～6个月或至产后3个月。

（二）妊娠期糖尿病

妊娠期发生或发现的糖尿病称为妊娠期糖尿病，妊娠期间，母体由于生长激素、性激素、肾上腺皮质激素及甲状腺激素的分泌增加，对胰岛素产生拮抗作用导致胰岛素敏感性下降。为了维持正常的糖代谢，胰岛素的分泌量增加，如果妊娠期妇女的胰岛素分泌未能相应增加，就会出现糖尿病的症状或糖耐量异常。

妊娠期糖尿病对母子影响的程度与糖尿病病情程度及血糖控制等因素密切相关。患糖尿病的孕妇自然流产率会增加15%～30%，高血压综合征的发生率也会上升。此外，孕妇的抵抗力下降，易合并细菌或真菌性的泌尿系统感染，引起肾盂肾炎，严重的引起感染性休克，而糖尿病一旦并发感染易导致胰岛素抵抗，迅速引起酮症酸中毒。妊娠期糖尿病患者易发生手术产及产伤，发生酮症酸中毒时对母体和胎儿产生严重的影响，可引起胎死宫内；早产率增加；如血糖控制不理想可发生胎儿宫内发育迟缓。《妊娠期高血糖诊治指南（2022）》建议妊娠期糖尿病的营养管理如下。

1. 控制每日总能量摄入　妊娠早期不低于1700kcal/d，妊娠中、晚期以不低于1950kcal/d、2100kcal/d为宜；伴孕前肥胖者应适当减少能量摄入，但妊娠早期不低于1700kcal/d，妊娠中、晚孕期适当增加。妊娠期高血糖孕妇每日各类食物推荐摄入量见表9-2。

表9-2　妊娠期高血糖孕妇每日各类食物的推荐摄入量

（引自中华医学会妇产科学分会产科学组等，2022）　　（单位：kcal/份）

食物类别	推荐每日能量摄入总量及食物交换份			
	1600kcal	1800kcal	2000kcal	2200kcal
谷薯类	800（9）	900（10）	920（10）	1000（11）
蔬菜类	90（1）	90（1）	140（1.5）	200（2）
水果类	90（1）	90（1）	90（1）	100（1）
奶制品	180（2）	270（3）	270（3）	270（3）
肉、蛋、豆类	270（3）	270（3）	360（4）	360（4）
油、坚果类	170（2）	180（2）	220（2.5）	270（3）
合计	1600（18）	1800（20）	2000（22）	2200（24）

2. 营养素的供能占比　推荐每日摄入的碳水化合物不低于175g（主食量200g以上），摄入量占总热量的50%～60%为宜；蛋白质不应低于70g；饱和脂肪酸不超过总能量摄入的7%；限制反式脂肪酸的摄入；推荐每日摄入25～30g膳食纤维。

3. 餐次安排　建议妊娠期高血糖孕妇每天的餐次安排为3次正餐和2～3次加餐，早、中、晚三餐的能量应分别控制在每日摄入总能量的10%～15%、30%、30%，每次加餐的能量可以占5%～10%。

4. 保证维生素和矿物质的摄入　有计划地增加富含铁、叶酸、钙、维生素D、碘等的食物，如瘦肉、家禽、鱼、虾、奶制品、新鲜水果和蔬菜等。

5. 控制体重　妊娠期高血糖孕妇应根据孕前BMI制定妊娠期的增重目标，建议孕前正常体重孕妇妊娠期增重8.0～14.0kg，孕前超重和肥胖孕妇妊娠期增重应减少。

（三）骨质软化

妊娠期间，当母体内钙、维生素D相对缺乏时，为维持血钙水平和满足胎儿钙沉积的需要，母体动员自身骨骼中的钙，导致骨钙流失，引起脊柱、骨盆骨质软化，骨盆发生变形，重者甚至发生难产。同时孕期骨质软化可使妇女在中老年时期患骨质疏松症及骨折的风险增加。

为了使胎儿的骨骼和牙齿发育正常，妊娠期需增加钙摄入以保证母亲的骨钙不至于被耗竭，富含钙的食物有奶及奶制品、小虾皮，其次是海带、豆及豆制品，孕妇应经常食用。生活在高纬度地区，冬季缺乏阳光或户外活动不足，不能通过日光合成维生素D的妇女，可以服用维生素D补充剂10μg/d。妊娠期孕妇体内磷缺乏也会导致软骨病，应注意磷的补充。

四、孕妇膳食指南

孕期为了适应胎儿的生长发育、母体自身的营养需求，以及为分娩后乳汁分泌进行营养储备，孕期妇女的营养膳食也要进行相应调整。孕早期，胎儿的生长发育速度相对缓慢，所需的营养与妊娠前差别不大。孕中期开始，胎儿生长发育速度逐渐增加，母体自身营养需求增加，应合理地增加食物摄入量。中国营养学会根据孕期生理变化和营养需要特点，在一般人群膳食指南的基础上，对孕期妇女提出了以下5条核心推荐：保证孕期体重适宜增长；常吃含铁丰富的食物，适用碘盐，合理补充叶酸和维生素D；孕吐严重者，可少量多餐，保证摄入含必需量碳水化合物的食物；孕中、晚期适量增加奶、鱼、禽、蛋、瘦肉的摄入；经常户外活动，禁烟酒，保持健康生活方式。

孕早期无明显早孕反应者可继续保持孕前平衡膳食，孕吐较明显或食欲不佳的孕妇不必过分强调平衡膳食、规律用餐，可根据个人的饮食嗜好和口味选用清淡适口、容易消化的食物，少食多餐，尽可能多地摄入食物，特别是富含碳水化合物的谷、薯类食物。

孕吐严重影响孕妇进食时，为保证基本的能量供应，预防酮症酸中毒对胎儿的危害，每天必须摄取至少130g碳水化合物。应首选富含碳水化合物、易消化的粮谷类食物，如米饭、面条、烤面包、烤馒头片、苏打饼干等。各种糕点、薯类、根茎类蔬菜和一些水果中也含有较多的碳水化合物，可根据孕妇的口味选用。食糖、蜂蜜等的主要成分为简单碳水化合物，易于吸收，进食少或孕吐严重时食用可迅速补充身体需要的碳水化合物。以下食物中的任何一份均可提供130g碳水化合物：180g米或面食、550g鲜玉米、550g薯类。若呕吐严重，尿酮体为"++"，可考虑通过静脉输液的方式补充必要量的碳水化合物。

鱼、禽、蛋、瘦肉是优质蛋白质的良好来源，其中鱼类除提供优质蛋白质外，还可提供 n-3 多不饱和脂肪酸（如DHA），这对孕20周后胎儿的脑和视网膜功能的发育极为重要。蛋类尤其是蛋黄为卵磷脂、维生素A和维生素B_2的良好来源。

低至中度身体活动水平妇女孕期一日食物推荐摄入量见表9-3。

孕妇应戒烟、禁酒，并远离吸烟环境。孕妇吸烟或经常被动吸烟，烟草中的尼古丁和烟雾中的氰化物、一氧化碳可能导致胎儿缺氧和营养不良、发育迟缓。孕妇饮酒，乙醇可以通过胎盘进入胎儿血液，造成胎儿宫内发育不良、中枢神经系统发育异常、智力低下等，称为酒精中毒综合征。另外，浓茶、咖啡应尽量避免，刺激性食物也应尽量少吃。

表9-3　我国孕妇一日食物推荐摄入量（低至中度身体活动水平）（引自中国营养学会，2022a）

食物类别	单位	妊娠早期	妊娠中期	妊娠晚期
粮谷类[a]	g/d	200~250	200~250	225~275
薯类	g/d	50	75	75
蔬菜类[b]	g/d	300~500	400~500	400~500
水果类	g/d	200~300	200~300	200~350
鱼、禽、蛋、肉（含动物内脏）	g/d	130~180	150~200	175~225
奶	g/d	300	300~500	300~500
大豆	g/d	15	20	20

续表

食物类别	单位	妊娠早期	妊娠中期	妊娠晚期
坚果	g/d	10	10	10
烹调油	g/d	25	25	25
加碘食盐	g/d	<5	<5	<5
饮水量	mL/d	1700	1700	1700

a. 全谷物和杂豆不少于1/3

b. 新鲜绿叶蔬菜或红黄色蔬菜占2/3以上

第四节 乳母精准营养

一、乳母的生理特点

从产妇分娩后到产妇机体和生殖器基本复原一般需要6～8周，民间俗称"坐月子"，是哺乳期的较早阶段。在哺乳期，尤其是其早期阶段的母体身体变化明显。产后子宫需要复旧，子宫内膜需要修复，在产后4～6周内会有恶露排出。母体激素水平发生极大的改变，雌激素、孕激素在1周以内降低到妊娠之前的水平，胎盘生乳素也急剧下降，而催乳素（垂体分泌）水平持续升高，开始为乳汁的分泌做准备。哺乳期妇女的基础代谢率增高，一般要比未哺乳妇女高20%（相当于增加热能消耗250～300kcal/d）。需要注意的是，这段时期产妇胃肠功能较差，消化系统对营养素的吸收不良，且易发生便秘。

二、乳母的营养需求

产后妇女需要逐步补偿妊娠、分娩时的营养素损耗并恢复各器官、系统的功能，同时还要分泌乳汁、抚育后代，因此，比一般育龄妇女需要更多的营养。

（一）能量

乳母的能量需求包括自身消耗和哺乳需要两部分。中国营养学会建议乳母的能量摄入量比怀孕前增加400kcal。各营养素之间的比例最好遵循蛋白质、脂肪和碳水化合物的供热比分别为10%～20%、20%～30%、50%～65%。哺乳期这种能量的变化更多作用于母体的健康，而对泌乳量无明显影响。

（二）蛋白质

乳母膳食蛋白质的摄入量和质量对泌乳量有明显影响。当蛋白质与能量摄入不足时，泌乳量可减少到正常的40%～50%，还会影响乳汁中蛋白质的组成。我国乳母的平均泌乳量为750mL/d，乳汁中蛋白质含量为11.6g/L，故每日泌乳至少需要消耗蛋白质13g。考虑到乳母膳食蛋白的有效转化率为70%，以及生理价值等因素，中国营养学会建议乳母每天应在原有基础上增加蛋白质的摄入量25g，并保持摄入蛋白质的AMDR（宏量营养素、可接受范围）为10%E～20%E。同时，要保证其中优质蛋白质占比为1/3～2/3，鱼、禽、蛋和瘦肉等都是膳食中优质蛋白质的良好来源，如受经济条件等因素限制，富含优质蛋白质的大豆及豆制品也可以作为替代品。

（三）脂质

成熟的母乳中50%的能量来源于脂肪，这种脂肪对婴儿的神经系统、视网膜和其他组织结构的发育具有十分重要的意义。乳汁中脂肪酸的组成及含量主要与乳母膳食脂肪的摄入情况有关，《中国居民膳食营养素参考摄入量（2023版）》中并未给出每日建议的脂肪摄入量，但建议乳母的每日脂肪摄入量为其能量占总热能的20%～30%，其中饱和脂肪酸供能比小于10%，n-3多不饱和脂肪酸供能比为0.5%～2.0%，n-6多不饱和脂肪酸供能比为2.5%～9%。并尽量选用熔点低、消化吸收率高、含必需脂肪酸多的食物脂肪来源。

（四）碳水化合物

碳水化合物是主要的能量来源，乳母哺乳期的能量需求增加，碳水化合物的摄入量也应相应的增加。中国营养学会建议乳母碳水化合物摄入量应在相应年龄阶段的成年女性需要量基础上增加50g/d，供能比为50%～65%，其中糖类供能比低于10%。此外，在评估乳母饮食时，必须同时考虑碳水化合物和脂质的摄入，因为高碳水化合物的饮食会增加乳汁中月桂酸和肉豆蔻酸的含量。

（五）矿物质

1. 铁   铁是血红蛋白、肌红蛋白及一些呼吸酶的组分和活性中心，参与人体造血和氧的运输。而铁不能通过乳腺输送到乳汁，故乳汁中铁含量非常有限，仅为0.1mg/100mL，不能满足婴儿的正常生长需要。人所需铁质为14～16mg/d，中国营养学会发布乳母铁的推荐摄入量为24mg/d。乳母宜多食用含铁丰富的食物，最好是血色素铁的形式，而动物肝、海产品、坚果和豆类等都是较好的铁来源。

2. 碘   乳母膳食碘推荐摄入量为240μg/d，比一般人群增加了120μg/d。每天通过食盐摄入碘量约100μg，因此，为了满足碘的需求量，乳母饮食除选用碘盐烹调食物外，还应额外补充140μg膳食碘。由于海产品中碘量较为丰富，建议乳母每周摄入1～2次含碘海产品。可提供140μg碘的常见食物有：海带（鲜，120g）、紫菜（3g）、贻贝（40g）、海鱼（50g）。

（六）维生素

乳母维生素缺乏不仅会影响自身健康，还可能对宝宝的生长发育造成影响。一些地区月子风俗还保留食物禁忌，如不吃蔬菜、水果，容易造成乳母维生素缺乏。例如，乳母长时间不进食绿色蔬菜可导致维生素K缺乏，可造成纯母乳喂养婴儿发生晚发型维生素K缺乏，进而引发一系列凝血功能障碍疾病。

由于维生素A可随乳汁流失，乳母的维生素A推荐量比一般成年女性每天增加600μg RAE。动物肝富含维生素A（视黄醇），建议每周增选1～2次猪肝（85g）或鸡肝（40g），可以达到推荐摄入量。

（七）水

水也是膳食的重要组成部分，但很容易被忽略。由于乳母的基础代谢率较高，出汗多，再加上乳汁分泌，需水量一般高于正常女性（正常女性每日推荐饮水量为1000～1500mL，乳母每天至少需要2100mL）。哺乳期妇女每天摄入的水分与乳汁的分泌量有很大关系，当水分摄入不足时，可使乳汁的分泌量减少，故乳母应保证充足的水分摄入。可以多吃流质食物，如鸡汤、鲜鱼汤、猪蹄汤、排骨汤、菜汤、豆腐汤等，每餐都应保证有带汤的食物。

三、乳母常见营养问题及预防

由乳母营养现状来看，能量基本能满足需要，甚至在发达国家有能量及蛋白质摄入超标的现象，三大营养素供能比失衡，以碳水化合物供能不足、脂肪供能过高为特点。与宏量营养素不同，微量营养素以摄入不足为主。经调查发现，哺乳期母亲常见的营养不良状况包括BMI评分低/高、骨质疏松等。乳母的营养不良通常是由膳食营养素摄入不足或者营养过剩等膳食失衡引起的，如果不及时处理，会在一定程度上给婴幼儿造成伤害。

（一）膳食结构失衡

乳母产褥期（民间俗称"坐月子"）既要分泌乳汁哺育后代，还需要逐步补偿妊娠、分娩时的营养损耗，并促进身体各机能的恢复，因此比一般非产褥期妇女需要更多的营养。然而，乳母的"月子饮食"往往过分重视蛋白质（肉、蛋、奶）的摄入，导致钙、锌、维生素A等微量元素的摄入相对不足。这种膳食结构的差异多体现在南、北方城市和城区、农村之间，可见地理位置和经济水平影响了乳母饮食的结构及营养元素的摄入，间接影响到母乳喂养的持续和婴儿生产发育。针对我国各地区存在的膳食结构问题，提倡乳母在哺乳期食用促进泌乳的食物，并且合理搭配肉、鱼、蛋、乳类及新鲜果蔬和豆类食物，保证乳母对各类营养素的均衡摄入。

（二）能量过剩与肥胖

孕前超重、产褥期高能量饮食、久坐、睡眠减少等是导致产后体重滞留的影响因素，产后1年内是体重控制的关键时期。用母乳喂养婴儿，可有效消耗妊娠期间贮存的能量，有利于乳母的体重尽快复原，预防产后肥胖。而产后摄入过多的高脂肪和高糖食物，过多的脂肪将蓄积在体内，产生肥胖。传统习俗中的"月子膳食"往往动物性食物过多，而蔬菜和膳食纤维不足，容易造成能量过剩而导致产后体重滞留。产后体重管理的最有效措施是合理膳食和适宜身体活动的联合干预。

四、乳母膳食指南

我国很多地区传统产褥期饮食风俗膳食单调，主要进食肉蛋类食物，很少选用蔬菜水果和海产品，容易造成营养不均衡，应予以纠正，注意保持食物的多样性和适量。每日膳食应包括薯类、蔬菜水果类、畜禽鱼蛋奶类、大豆坚果类食物。可以通过选择小分量食物、同类食物互换、粗细搭配、荤素双拼、色彩多样的方法，达到食物多样的目的，其中应注重杂豆和全谷物的摄入量，蔬菜应以新鲜绿叶蔬菜或红黄色蔬菜为主。另外，《中国居民膳食营养素参考摄入量（2023版）》还建议乳母适量增加富含优质蛋白质及维生素A的动物性食物，富含多不饱和脂肪酸的海产品，选用碘盐，合理补充维生素D；多喝汤和水，限制茶和咖啡，忌烟酒。

中国营养学会推荐我国乳母每日各类食物的建议摄入量可扫码查看视频资源（视频9-2）。

视频9-2

第五节　老年人精准营养

营养对于老年人身体的健康、长寿都有着重要意义。合理的营养摄入可以维持老年人的身体健康、延缓机体的衰老过程，避免一些老年阶段常见疾病的发生或对其有改善作用。不合理的饮食结构及营养摄入会对老年人的身体健康造成很多不良的影响，严重时可能会危及生命。老年人身处的生理阶段造成了其对于营养的需求有别于一般的成人，这是由于老年阶段机体老化，各生理系统功能下降，老年人对于能量的需求低于一般青壮年，对于食物消化吸收和营养素的利用能力明显低于一般成人，体内代谢调节能力显著降低等，因此老年人对于营养结构合理性的要求更加严格。

一、老年人的生理特点

在衰老的过程中，人体表现出功能性的衰退和身体结构的退行性变，老年人主要的生理特点包括以下几个方面。

（一）体成分改变

人体进入老年阶段之后，体成分的改变具体表现为身体脂肪比例的不断增加及其分布的改变，如皮下脂肪减少、腹部脂肪增多。肌肉组织随着年龄的增加而减少，即人体蛋白质的存储水平随年龄增长逐渐下降，表现为肌肉块体积缩小、肌萎缩，组织再生能力降低。骨组织中矿物质减少（尤其是钙减少），导致骨吸收大于骨形成，骨量不断丢失且骨密度降低，易造成骨质疏松症和骨折的发生，且老年女性患骨质疏松的概率远大于老年男性。

（二）代谢改变

老年人代谢改变总的特点表现为代谢机能的降低。当人体进入老年阶段时，机体的合成代谢降低，分解代谢增强。脂肪组织逐渐增加，瘦体组织逐渐降低，机体的基础代谢率下降。

糖代谢的变化：老年人的糖代谢功能下降，有患糖尿病的倾向。研究证明，50岁以上糖代谢异常者占16%，70岁以上异常者占25%。

脂代谢的变化：随着年龄的增长，不饱和脂肪酸形成的脂质过氧化物易积聚，后者极易产生自由基；再者，老年人血清甘油三酯增加，血清脂蛋白脂酶的活性及含量降低，血中脂质明显增加，高脂血症、动脉粥样硬化、高血压及脑血管等疾病的患病概率大大增加。

蛋白质代谢的变化：老年人蛋白质代谢分解大于合成，血清白蛋白含量下降，球蛋白含量上升，各种蛋白质的量趋于降低。蛋白质轻度缺乏时，可出现易疲劳、体重减轻、抵抗力降低等症状。严重缺乏时则可导致营养不良性水肿、低蛋白血症及肝、肾功能降低等疾病。

（三）消化功能改变

老年人消化器官的功能伴随老化进程逐渐减退，表现为牙齿的逐渐松动和脱落影响对食物的咀嚼；味蕾、舌乳头和神经末梢的改变导致味觉和嗅觉功能减退，导致吃食物的口味加重；胃酸、内因子和胃蛋白酶分泌减少使矿物质、维生素和蛋白质的生物利用率下降，对食物的吸收能力下降；胃肠蠕动减慢，胃排空时间延长，易引起食物在胃中发酵，容易出现嗳气、胃胀气和便秘等症状；胆汁分泌减少，对脂肪的消化能力下降。

二、老年人的营养需求

合理的营养摄入为机体的各项生理功能提供了保障，在衰老的过程中发挥了重要的作用，如通过抗氧化作用清除体内的自由基；通过改善免疫功能提高机体抵抗力。合理饮食与营养是身体健康的物质基础，对改善老年人的营养状况、增强抵抗力、预防疾病、延年益寿、提高生活质量具有重要作用。老年人的营养需求不同于其他人群，有着一定的特殊性。这是因为：老年人活动量减少，机体的代谢率降低，生理功能减退，消化系统的调节适应能力下降。这一系列的生理性变化，使得老年人的营养需求相应地发生了一些变化，呈现一定的特殊性，特别需要注意以下几个方面。

（一）能量

进入中年期后，人体各组织器官的功能逐渐减弱，基础代谢率降低且活动量下降，所以每日的能量需求降低，50岁后每增加10岁，总能量的需求降低10%左右。老年人每天获得1600～2000kcal的能量便可满足机体需要。

（二）蛋白质

人体进入老年后，分解代谢逐渐高于合成代谢，机体逐渐进入"负氮平衡"，因此老年人对于蛋白质的摄入不应减少，且因为其对蛋白质的利用效率下降，应提高每日膳食中优质蛋白质的比例。我国中老年人每日蛋白质参考摄入量为男性65g，女性55g。

（三）脂质

进入老年期后，体内的分泌代谢紊乱致使老年人的血脂代谢异常，容易出现高血脂、机体脂肪含量升高。在日常生活中应注意油脂的摄入，选择富含多不饱和脂肪酸的植物油为主，且脂类摄入量占总热量的20%～30%最佳。

（四）碳水化合物

随着年龄的增长，老年人胰岛素分泌减少，同时身体内各器官对于胰岛素的敏感度下降，会导致老年人糖耐量下降，血糖调节能力降低，容易出现血糖增高的情况。日常饮食中不宜食用含精制糖的食物（如单糖、双糖高的食物），应选用含复合碳水化合物的食物，且使用量以占总热能的50%～65%为宜，我国中老年碳水化合物参考摄入量为120g/d。

（五）矿物质

老年人应注意矿物质元素的摄入，随着年龄的增加，老年人对一些重要矿物质元素的需求量不但没有减少，反而会增加，如钙。老年人对钙的吸收利用能力降低，骨量以每年0.2%～0.4%的速率不断丢失，建议每日钙摄入量为1000mg以减缓骨量丢失。我国中老年人每日矿物质元素的参考摄入量为：钙1000mg/d、铁12mg/d、硒60μg/d、铬30mg/d、钠1400μg/d。男性每日推荐摄入锌12.5mg/d，女性每日推荐摄入锌7.5mg/d。

（六）维生素

当机体进入老年后，维生素的摄入量应适当提高，在确保维持正常生理功能的同时还能够预防一些由年龄增长引起的慢性疾病，如抗氧化维生素对心血管疾病的作用。

1. 维生素A　维生素A主要可以维持老年人正常视力和上皮组织的健康，提高老年人的免疫能力，且具有良好的抗氧化作用和防癌功效。每日饮食中可以多食用动物肝、蛋、奶等动物性食品以摄取维生素A，也可以多摄入黄绿色蔬菜以补充β-胡萝卜素来促进人体内维生素A的合成。中老年男性每日推荐摄入量为800μg RAE，女性为700μg RAE。

2. B族维生素　B族维生素是一组水溶性维生素，包括维生素B_1、维生素B_2、维生素B_6、维生素B_{12}、烟酸、叶酸、泛酸等。B族维生素是推动人体代谢能量转化必不可少的物质，如缺乏B族维生素会引起细胞功能降低、代谢紊乱、食欲不振等一系列症状。中老年人每天对维生素B_1、维生素B_2的摄入不能低于1.2mg。维生素PP可促进代谢，有降血脂的作用，每日摄取不能低于12mg。

3. 维生素C　维生素C又名抗坏血酸，具有极强的自由基清除能力，广泛参与组织细胞的生理功能，是防病和抗衰老还原物质。维生素C缺乏会导致胆固醇转化受到影响，造成血脂增高，出现动脉粥样硬化性疾病风险增加，能量代谢受到影响，容易导致感染的疾病增加，身体容易疲乏等症状。补充维生素C过多也会发生胃部胀疼不适、恶心、呕吐、腹痛、腹泻等中毒症状。老年人由于体内光氧化物堆积、血管弹性降低、肌肉骨骼柔软性下降，需要充足的维生素C供给，每日推荐摄入量为100mg。

4. 维生素D　老年人通过日照从皮肤合成维生素D的能力下降约40%，加上肝肾功能的下降对维生素D的羟化作用减弱，应适当通过每日膳食补充维生素D，中老年人每日维生素D推荐摄入量为10μg，65岁以上推荐摄入量为15μg。

5. 维生素E　维生素E又称生育酚，具有很强的抗氧化能力，可以通过抑制自由基的形成、抑制核酸内切酶的活化、加快受损DNA的清除等一系列途径减轻自由基对细胞膜中多不饱和脂肪酸、富含巯基的蛋白质成分及细胞骨架和核酸的损伤。此外，维生素E还参与了细胞信号转导、影响酶活性、调节细胞凋亡和调控基因转录等作用。随着衰老的进程，体内有害的氧化产物不断增加，因此老年人平时应摄入充足的维生素E，每日适宜摄入量为14mg TE。

（七）其他膳食成分

中老年人因膳食精细、蔬菜水果摄入量下降，每日膳食纤维摄入量不足。而膳食纤维具有促进肠蠕动，预防便秘；改善肠道菌群，促进消化吸收；调节血糖、血脂（尤其是可溶性纤维）；预防心脑血管疾病、糖尿病、癌症等功能。这些恰好是中老年人易出现的健康问题，因此老年人应适当摄入蔬菜、水果以补充膳食纤维。与此同时，蔬菜、水果中其他丰富的植物化学物质有很好的抗氧化作用，可减缓衰老。中国营养学会对多种植物化学物如植物甾醇、花色苷、原花青素、槲皮素等设定了推荐摄入水平。

三、老年人常见营养问题及预防

随着社会经济和医学保健事业的发展，人类寿命逐渐增长，老年人口比例不断增高，随之而来出现了一系列相关问题，老年人的营养问题便是其中之一，与营养相关的疾病也成为威胁中老年人健康的重要公共卫生问题。营养在某些疾病的发生和发展过程中起着重要作用，所以对于营养相关疾病的营养防治就显得非常重要。中老年人常见的营养问题包括以下几个方面。

（一）能量失衡

能量平衡是指在一定的时间内，人体中的能量相对保持平衡稳定，即在一定的时间内输入和输出人体的某能量之比，等于该人体蓄存能量的变化率。若能量摄入过多或过少，表现在人体上就是体重的过多增加或减少，具体为身体的肥胖或消瘦，这时便是人体内的能量平衡被打破，即人体能量失衡。老年人因体力活动水平下降或身体的疾病情况易造成体内的能量失衡，因此应根据个人情况合理地摄入每日的能量，使体内能量处于相对平衡的状态（蔡美琴，2017）。

（二）肥胖

老年人因每日的总能量消耗显著减少而易发生肥胖。总能量消耗包括基础代谢、体力活动、食物的特殊动力作用、棕色脂肪组织和骨骼肌的产热效应。研究表明，静息代谢率（rest metabolism rate，RMR）会随着年龄的增长逐渐降低，每增长10岁RMR下降1%～2%。老年人体力活动的减少也是导致总能量消耗的原因之一，尤其是年龄在90岁以上的老年人，身体行动的不便易造成总能量消耗的减少而发生肥胖。老年人能量消耗的减少使得摄入的能量高于消耗掉的能量，剩余的这部分能量会以脂肪的形式存储在人体中，造成老年人肥胖的发生。另外，老年人对于能量摄取的调节能力下降，即对摄取食物量的主动调节能力不够及时和准确。目前普遍认为能量代谢的改变在老年人肥胖发生的过程中占主要地位。

老年人在发生肥胖的过程中，机体的肥胖会造成很多其他的身体疾病即并发症，如肥胖常常是中老年人患心脑血管疾病及糖尿病的前奏，除此之外还有因体重过大，耗氧量增加，换气障碍而导致的阻塞型睡眠呼吸暂停综合征，心肌内外大量沉着脂肪易致的心肌退变劳损甚至冠心病，肥胖患者常见的高血压、脂肪肝和糖尿病，以及其他许多疾病。

老年肥胖的发生会影响机体的正常功能，是一种易发现的、明显的代谢紊乱。而日常饮食营养摄入是可以有效预防这种代谢紊乱的方法之一。营养治疗的目标是在保证蛋白质、矿物质、维生素等各类营养素供给的前提下使机体的能量处于一个"负平衡"状态，使体重逐渐下降至理想体重，其规则主要是：①保证各种营养素的平衡和代谢的需求；②根据患者的肥胖程度确定总能量；③饮食结构合理。

（三）肌肉衰减综合征

肌肉衰减综合征是因为年龄的增加而产生的进行性骨骼肌量减少、伴有肌肉力量或肌肉功能衰退的综合征。肌肉衰减综合征根据病因可以分为原发性、继发性和营养相关性三种。原发性肌肉衰减综合征单纯是年龄的增长，机体发生老化引起的，无其他原因。继发性肌肉衰减综合征又分为活动相关性肌肉衰减综合征和疾病相关性肌肉衰减综合征，前者是由老年人长期卧床、久坐缺乏运动的生活方式造成的，后者是由老年人体内器官功能衰竭、炎症疾病或内分泌疾病等原因造成的。营养相关性肌肉衰减综合征则是由老年人对于能量和蛋白质摄入的不足，或胃肠道功能紊乱、消化吸收能力受阻碍或由药物造成的厌食等引发的。

老年人患肌肉衰减综合征后会造成日常生活中活动减少、行动缓慢且容易摔倒等情况的发生。在日常生活中可以通过补充相关营养素以预防或减缓肌肉衰减综合征。在营养摄入方面：老年人的三餐应多摄入含优质蛋白质的食物，如乳清蛋白及其他动物蛋白；在控制总脂肪摄入量的前提下，增加深海鱼油、海产品的摄入比例；增加户外运动，适当食用海鱼、动物肝、黄绿色蔬菜以增加维生素D的摄入量；鼓励多食用深色蔬菜、水果和豆类等富含抗氧化营养素的食物；口服营养补充剂。

四、老年人膳食指南

在《中国居民膳食指南（2022）》中，针对不同年龄段的老人提出了不同的核心推荐。

（一）对于一般老人（65～79岁）的核心推荐

（1）食物品种丰富，动物性食物充足，常吃大豆制品。
（2）鼓励共同进餐，保持良好食欲，享受食物美味。
（3）积极户外活动，延缓肌肉衰减，保持适宜体重。
（4）定期健康体检，测评营养状况，预防营养缺乏。

（二）对于高龄老年人（80岁以上）的核心推荐

（1）食物多样，鼓励以多种方式进食。
（2）选择质地细软、能量和营养素密度高的食物。
（3）多吃鱼禽肉蛋奶和豆类，适量蔬菜配水果。
（4）关注体重丢失，定期营养筛查评估，预防营养不良。
（5）适时合理补充营养，提高生活质量。
（6）坚持健身与益智活动，促进身心健康。

对高龄和虚弱老人，要加强营养筛查和营养指导，膳食摄入量不足或伴有慢性疾病，应在医生和临床营养师的指导下，适时合理补充营养，如搭配特殊医学用途配方食品（特医食品）、强化食品和营养素补充剂等。

思 考 题

1. 婴幼儿对能量、蛋白质、脂肪、碳水化合物的需求量有哪些特点？
2. 婴幼儿较容易缺乏的矿物质元素有哪些？应如何补充？
3. 0～6月龄婴儿和7～24月龄婴幼儿的喂养准则是什么？
4. 儿童常见的营养问题有哪些？应如何预防？
5. 孕妇应注意补充哪些矿物质元素和维生素？为什么？
6. 乳母膳食应注意哪些问题？
7. 老年人对营养的需要有哪些特征？为什么？

参 考 文 献

阿曼古丽·阿布都瓦克. 2010. 哺乳期妇女的合理营养. 中国社区医师（医学专业），12（15）：223.

蔡美琴. 2017. 特殊人群营养学. 北京：科学出版社：41-63.

程义勇. 2014.《中国居民膳食营养素参考摄入量》2013修订版简介. 营养学报，36（4）：313-317.

丁利君，成晓玲. 2015. 食品营养与健康. 北京：化学工业出版社：163-167.

都梁. 2013. 小心B族维生素缺乏影响您的健康. 健康向导，2：2.

杜菲菲. 2014. 延安市郊区小学生生长发育情况及影响因素调查. 延安：延安大学硕士学位论文.

高秀兰. 2015. 食品营养与卫生. 重庆：重庆大学出版社：42.

郭建波，于雪萍. 2013. 乳母营养和合理膳食. 北方药学，10（2）：104.

郭艳红，苏米亚，刘翠平，等. 2015. 中国乳母膳食营养研究现状. 乳业科学与技术，38（2）：20-22.

郭燕，杜玉开. 2005. 妊娠期的生理及心理特点. 中国社区医师，273（21）：8-9.

胡敏. 2015. 新编营养师手册. 3版. 北京：化学工业出版社：210-219.

季兰芳，陈灵娟. 2015. 膳食营养与食品安全. 北京：化学工业出版社：169-171.

金庆跃，程瑞峰. 2015. 妇产科护理. 上海：同济大学出版社：47-48.

鲁姝梅. 2015. 儿童替牙期龋齿发生与饮食、口腔卫生习惯的相关性分析. 中国初级卫生保健，29（12）：38-39.

孟笑梅. 1995. 浅谈孕妇乳母的营养和饮食. 人口战线，1：59-62.

潘玉惠. 2022. 膳食模式与婴幼儿营养不良关系的研究进展. 中国处方药，20（5）：140-142.

沈海源. 2020. 维生素C和E过多过少都有害. 家庭医学，647（11）：30-31.

孙远明. 2010. 食品营养学. 北京：中国农业大学出版社：254-257.

唐宇平，应豪. 2014. 妊娠期贫血及其规范管理. 中国实用妇科与产科杂志，20（6）：431-434.

王慧，刘烈刚. 2020. 食品营养与精准预防. 上海：上海交通大学出版社：353-409.

王兰. 2022. 从老年人的生理变化谈退烧药的使用. 肝博士，2：48-49.

吴朝霞，张建友. 2020. 食品营养学. 北京：中国轻工业出版社：157-354.

吴莹. 2010. 婴幼儿营养全书. 长春：吉林科学技术出版社：34-43.

闫文清. 2020. 哺乳期妇女及婴儿碘营养状况的调查研究. 上海：上海海洋大学硕士学位论文.

尹凤玲. 2014. 婴幼儿健康与预防保健. 济南：山东科学技术出版社：286-305.

曾玲，郭蓉梅，陈蓉，等. 2018. 婴幼儿时期营养性疾病的营养保健防治与干预. 双足与保健，27（18）：59-60.

张爱珍. 2018. 营养与健康. 杭州：浙江大学出版社：102-107.

张娜，马冠生. 2017.《中国儿童肥胖报告》解读. 营养学报，39（6）：530-534.

张体华. 2017. 营养与膳食. 郑州：河南科学技术出版社：69-71.

中国营养学会. 2022a. 中国居民膳食指南（2022）. 北京：人民卫生出版社：179-263.

中国营养学会. 2022b. 中国学龄儿童膳食指南（2022）. 北京：人民卫生出版社：95.

中华医学会妇产科学分会产科学组，中华医学会围产医学分会，中国妇幼保健协会妊娠合并糖尿病专业委员会. 2022. 妊娠期高血糖诊治指南（2022）. 中华妇产科杂志，57（2）：10.

中华医学会围产医学分会. 2014. 妊娠期铁缺乏和缺铁性贫血诊治指南. 中华围产医学杂志，7：4.

中华预防医学会儿童保健分会. 2019. 婴幼儿喂养与营养指南. 中国妇幼健康研究，30（4）：392-417.

周喆啸. 2017. 3～6岁幼儿身体功能性动作体系的构建与实证研究. 石家庄：河北师范大学博士学位论文.

Chen Y, Zhu B, Wu X, et al. 2017. Association between maternal vitamin D deficiency and small for gestational age: evidence from a meta-analysis of prospective cohort studies. BMJ Open, 7 (8): 016404.

Cui J, Li Y, Yu P, et al. 2018. A novel low molecular weight *Enteromorpha* polysaccharide-iron（Ⅲ）complex and its effect on rats with iron deficiency anemia (IDA). International Journal of Biological Macromolecules, 108: 412-418.

Hart T L, Petersen K S, Kris-Etherton P M. 2022. Nutrition recommendations for a healthy pregnancy and lactation in women with overweight and obesity - strategies for weight loss before and after pregnancy. Fertil Steril, 118 (3): 434-446.

Leere J S, Vestergaard P. 2019. Calcium metabolic disorders in pregnancy: Primary hyperparathyroidism, pregnancy-induced osteoporosis, and vitamin D deficiency in pregnancy. Endocrinology and Metabolism Clinics of North America, 48 (3): 643-655.

Masumo R, Bardsen A, Mashoto K. 2012. Prevalence and socio-behavioral influence of early childhood caries, ECC, and feeding habits among 6-36 months old children in Uganda and Tanzania. BMC Oral Health, 12: 24.

WS/T 578.1—2017. 中国居民膳食营养素参考摄入量 第1部分：宏量营养素.

WS/T 578.2—2018. 中国居民膳食营养素参考摄入量 第2部分：常量元素.

WS/T 578.3—2018. 中国居民膳食营养素参考摄入量 第3部分：微量元素.

WS/T 578.4—2018. 中国居民膳食营养素参考摄入量 第4部分：脂溶性维生素.

WS/T 578.5—2018. 中国居民膳食营养素参考摄入量 第5部分：水溶性维生素.

Xu C, Ma H H, Wang Y. 2018. Maternal early pregnancy plasma concentration of 25-hydroxy vitamin D and risk of gestational diabetes mellitus. Calcified Tissue International, 102 (3): 280-286.

本章思维导图

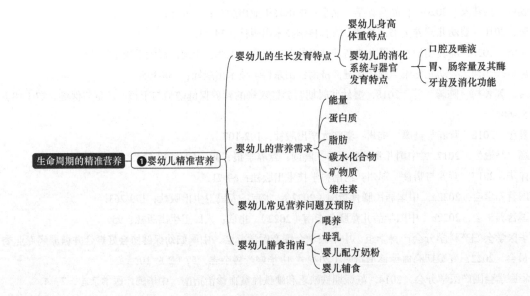

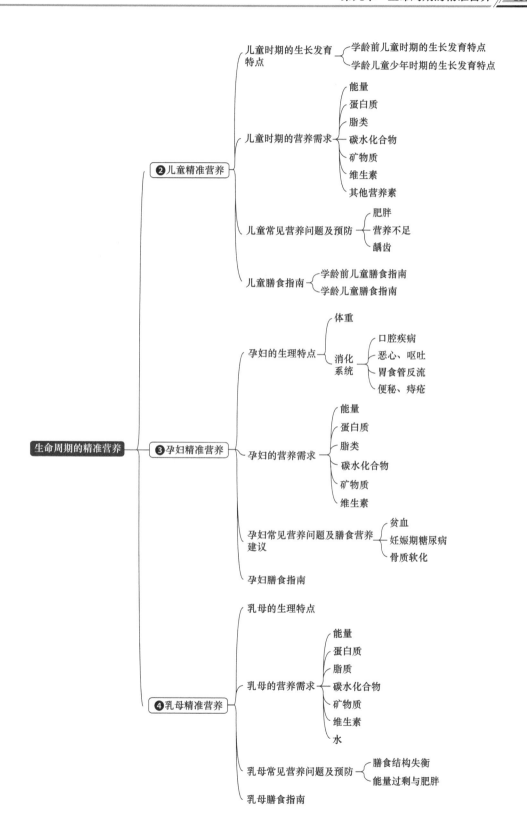

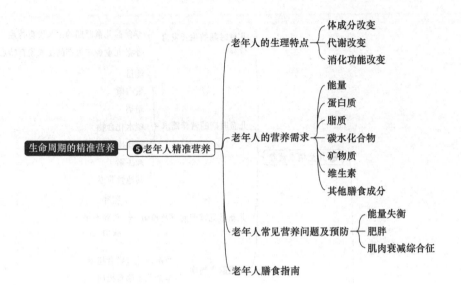

第十章 疾病状态的精准营养

学习目标:
(1) 本章要求掌握代谢性疾病、恶性肿瘤及围手术期患者的营养治疗目的和原则;
(2) 熟悉代谢性疾病、恶性肿瘤及围手术期患者的营养代谢特点;
(3) 了解糖尿病、肥胖和痛风的临床表现及诊断标准。

人体在适应不断变化的外界环境时,要保持机体内环境的相对稳定,从而使机体各器官系统保持协调,共同维持生命活动。代谢性疾病、肿瘤及围手术期应激状态会导致局部或全身系统功能紊乱,甚至衰竭,而营养治疗是综合性治疗的基石。精准营养治疗作为精准医学的重要分支,旨在考察个体遗传背景、生活特征、代谢指征及肠道微生物特征等因素的基础上,进行安全、高效的个体化营养干预,以达到维持机体健康、有效预防和控制疾病发生发展的目的。目前临床研究表明,多种类型单基因遗传病和复杂的多因素导致的疾病患者大多可通过精准化的营养干预,达到有效地控制病情进展,改善治疗效果的目的。因此,疾病状态的精准营养研究及转化也将成为国内外营养科学和相关领域的前沿与热点。

第一节 代谢性疾病的精准营养

一、糖尿病

(一)糖尿病概述

糖尿病(diabetes mellitus,DM)是一组以慢性血糖水平升高为特征的代谢性疾病,是由遗传、环境、行为等多因素作用所致的高度异质性的临床综合征。长期高血糖会导致碳水化合物、脂肪及蛋白质代谢紊乱,可引起心血管、肾、视网膜、神经等组织器官慢性进行性病变,病情严重或应激时可发生急性严重代谢紊乱,威胁生命。

随着全球经济的发展及生活水平的提高,饮食结构和环境因素发生很大改变,在世界范围内,糖尿病的患病率、发病率急剧上升,糖尿病已成为严重威胁人类健康的世界性公共卫生问题。国际糖尿病联盟最新报告显示,2021年全球约5.37亿成人患糖尿病,中国是世界上糖尿病第一大国。儿童和青少年2型糖尿病的患病率显著增加,目前已成为超重和肥胖儿童的重要健康问题。因此,尽早采取对糖尿病有效的治疗措施可明显减少糖尿病并发症的发生发展,提高患者的生活质量,降低病死率,延长寿命。

(二)糖尿病的分型

1. 糖尿病病因学分型体系 糖尿病的病因目前尚未完全阐明。胰岛素由胰岛β细胞合成和分泌,经血液循环到达体内各组织器官的靶细胞,与特异受体结合并引发细胞内物质代谢效应,在此过程中任何一个环节发生异常均可导致糖尿病。糖尿病分型仍采用世界卫生组织(World Health Organization,WHO)(1999年版)的病因学分型体系,将其分为1型糖尿病、

2型糖尿病、特殊类型糖尿病和妊娠期糖尿病4种类型。

1型糖尿病的病因和发病机制尚不完全明确，绝大多数是自身免疫病，遗传因素和环境因素共同参与其发病。其病理生理学特征是胰岛β细胞破坏所导致的胰岛素分泌绝对不足或缺乏。患者有酮症酸中毒倾向，血浆胰岛素水平低于正常值下限，我国1型糖尿病占糖尿病群体的5%以下。

2型糖尿病的病因和发病机制目前也不明确，其病理生理学特征为胰岛素抵抗（胰岛素调控葡萄糖代谢能力的下降）伴或不伴胰岛β细胞功能缺陷所导致的胰岛素分泌减少。目前认为胰岛素抵抗是2型糖尿病的特征，是大多数2型糖尿病发病的始发因素，且产生胰岛素抵抗的遗传背景也会影响胰岛β细胞对胰岛素抵抗的代偿能力。患者血浆胰岛素水平可正常或升高，很少自发性发生酮症酸中毒，但在应激情况下可诱发酮症酸中毒。年龄、肥胖和缺乏体力活动是2型糖尿病的危险因素，常伴家族史，且更为复杂，是最常见的糖尿病类型，占糖尿病群体的90%以上。

特殊类型糖尿病是指病因学相对明确的糖尿病，目前共有8种亚型，随着对糖尿病发病机制研究的深入，特殊类型糖尿病的种类会逐渐增加。

妊娠期糖尿病是指妊娠期间发生的糖代谢异常，但血糖未达到显性糖尿病的水平，占妊娠期高血糖的83.6%。妊娠期糖尿病与妊娠显性糖尿病和孕前糖尿病共同称为妊娠高血糖。

2. 基于病因认识和精准医学的糖尿病分型　糖尿病的病因分型诊断是精准治疗的基础与关键前提，但随着对糖尿病病因认识的进步，该分型方式已经无法满足临床对糖尿病精准分型的需求。基于病因认识和精准医学原则，2022年中国医师协会内分泌代谢科医师分会和国家代谢性疾病临床医学研究中心基于我国的临床实践，结合国内外最新指南和专家意见，形成了《糖尿病分型诊断中国专家共识》，建议将糖尿病分为1型糖尿病、单基因糖尿病、继发性糖尿病、妊娠期糖尿病、未定型糖尿病和2型糖尿病共6种类型，旨在探索及规范糖尿病分型诊断流程，早期识别病因明确的糖尿病个体，推进实现精准治疗。

（三）糖尿病的临床表现

1. 典型糖尿病症状　糖尿病的典型症状是"三多一少"的代谢紊乱症状群，即多饮、多尿、多食和体重减轻。胰岛素分泌不足或胰岛素抵抗引起血糖升高，由渗透性利尿引起多尿，继而口渴多饮；外周组织对葡萄糖利用障碍，脂肪分解增多，蛋白质代谢负平衡，患者逐渐消瘦乏力，儿童则生长发育不良；患者因体内可利用能量缺乏，常感易饥、多食。糖尿病的全身症状可有手足蚁走感、麻木，皮肤瘙痒，尤其外阴瘙痒，性欲减退，女性月经失调，闭经，男性勃起功能障碍等。血糖升高较快时可使眼房水、晶状体渗透压改变而引起屈光改变致视物模糊。也有很多患者无任何症状，仅于体检化验时发现血糖升高。

1型糖尿病患者大多起病较快，病情较重，症状明显。2型糖尿病常有家族史，多在40岁以后起病，起病隐匿，症状相对较轻，半数以上无任何症状，常在出现并发症时才被发现，如视物模糊、牙周炎、皮肤感染等，常与肥胖、血脂异常、高血压等疾病同时或先后发生。部分2型糖尿病患者在疾病早期第二时相胰岛素分泌呈代偿性升高及高峰延迟，餐后3～5h出现反应性低血糖，可成为这些患者的首发表现。大多数妊娠期糖尿病在妊娠中末期出现，一般仅表现为血糖升高，无明显症状。大多分娩后血糖可恢复正常，但未来发生2型糖尿病的风险显著增加，故应在产后4～12周筛查糖尿病，并长期观察随诊。

2. 常见并发症

1）急性并发症　表现为急性严重代谢紊乱，包括糖尿病酮症酸中毒、高渗高血糖综合征、乳酸性酸中毒等。

2）慢性并发症　主要为大血管病变和微血管病变，可累及全身各重要器官。大血管病变包括大、中动脉粥样硬化，引起冠心病、缺血性或出血性脑血管病、肢体动脉硬化等。微血管病变包括视网膜、肾、神经、心肌病变等。糖尿病慢性并发症是患者致残、致死的主要原因，强调早期防治。

3）感染　糖尿病容易并发各种感染，血糖控制差者更易发生也更严重。如糖尿病足，是指与下肢远端神经异常和不同程度周围血管病变相关的足部溃疡、感染，是糖尿病非外伤性截肢的最主要原因。轻者表现为足部畸形、皮肤干燥和发凉，重者可出现足部溃疡、坏疽。

3. 低血糖反应
糖尿病患者使用口服降糖药物和胰岛素时易出现低血糖。其主要症状是心慌、出汗、头晕、饥饿、烦躁、手抖、全身无力，严重时可致神志不清、精神抑郁、全身抽搐，甚至昏迷等。在发生这种情况时，对于症状轻、神志清楚者，应给予口服葡萄糖或蔗糖20～50g，几分钟后症状可消失；对于病情严重、神志不清者，应立即送医院抢救。

（四）糖尿病的诊断标准和糖代谢状态分类

我国目前采用国际上通用1999年WHO糖尿病专家委员会提出的诊断和分类标准。

1. 糖尿病诊断标准　糖尿病诊断标准为：糖尿病"三多一少"症状（指多饮、多尿、多食和不明原因的体重减轻）加上随机血浆葡萄糖（plasma glucose，PG）≥11.1mmol/L，或空腹血浆葡萄糖（fasting plasma glucose，FPG）≥7.0mmol/L，或口服葡萄糖耐量试验（oral glucose tolerance test，OGTT）中2h血浆葡萄糖（2h plasma glucose，2hPG）≥11.1mmol/L。若患者无典型糖尿病症状，需改日复查确认，诊断才能成立。

糖化血红蛋白A1c（glycated hemoglobin A1c，HbA1c）是血红蛋白与糖类通过非酶促反应所合成的糖化血红蛋白的一种，它在红细胞的生命周期中持续而不可逆地合成积累，与血糖浓度呈正相关，不受短期血糖波动的影响，主要反映测定前8～12周的平均血糖水平，可作为慢性血糖水平的标志。2011年，WHO建议在条件具备的国家和地区，将HbA1c≥6.5%纳入糖尿病诊断标准。

妊娠期糖尿病诊断标准为：孕期任何时间行75g OGTT，5.1mmol/L≤空腹血糖<7.0mmol/L，1hPG≥10.0mmol/L，8.5mmol/L≤2hPG<11.1mmol/L，任意一时间点血糖达到上述标准即可诊断。

2. 糖代谢状态分类　1999年，WHO根据静脉血浆葡萄糖的情况，进行糖代谢状态分类，将空腹血糖受损和糖耐量减低统称为糖调节受损，也称糖尿病前期（表10-1）。

表10-1　糖代谢状态分类

血糖代谢状态	FPG/（mmol/L）	2hPG/（mmol/L）
正常血糖	<6.1	<7.8
空腹血糖受损	6.1～7.0	<7.8
糖耐量减低	<7.0	7.8～11.1
糖尿病	≥7.0	≥11.1

（五）糖尿病的营养代谢特点

胰岛素是体内唯一降低血糖的激素，它的主要功能是促进合成代谢、抑制分解代谢。胰岛素绝对或相对不足可引起碳水化合物、蛋白质、脂肪、水与电解质等物质代谢紊乱。长期的代谢紊乱可导致糖尿病并发症，出现酮症酸中毒，甚至危及生命。

1. 能量代谢　糖尿病患者体内因胰岛素分泌不足或胰岛素抵抗，易发生能量代谢的紊乱。能量摄入过高易导致体重增加，血糖难以控制，加重病情；能量摄入过少，机体处于饥饿状态，脂肪动员增加，易出现酮血症。故应根据糖尿病患者的性别、年龄、体重和活动状况来确定个性化的能量供给量。

2. 碳水化合物代谢　碳水化合物是机体主要的能源物质。中枢神经系统几乎只能依靠碳水化合物（葡萄糖）供能。糖尿病患者胰岛素缺乏或胰岛素受体数目减少，组织对胰岛素反应性降低，肝糖原合成减少，分解增加，糖异生作用增强。糖代谢紊乱的结果是血糖升高、尿糖排出增多，引起多尿、多饮和多食。糖尿病患者碳水化合物摄入不足时，体内需动员脂肪和蛋白质分解供能，易引起酮血症；摄入碳水化合物过高时，因血糖调节机制失控，极易出现高血糖。

3. 蛋白质代谢　由于糖尿病患者糖代谢异常，能量供应不足，因此分解蛋白质供能，易发生负氮平衡。由于胰岛素缺乏，糖异生作用增强，肝摄取血中生糖氨基酸（包括丙氨酸、甘氨酸、苏氨酸、丝氨酸和谷氨酸）转化成糖，使血糖进一步升高；生酮氨基酸（如亮氨酸、异亮氨酸、缬氨酸）脱氨生酮，使血酮升高。由于胰岛素不足，肝和肌肉中蛋白质合成减慢，分解代谢亢进。患者常出现抵抗力减弱、感染、伤口愈合不良等情况。

4. 脂类代谢　糖尿病患者由于磷酸戊糖途径减弱，还原型辅酶Ⅱ生成减少，脂肪合成减少。由于糖代谢异常，大量葡萄糖从尿中丢失，引起能量供应不足，脂肪分解增加，经β氧化而产生大量的乙酰辅酶A，同时又因糖酵解异常，草酰乙酸生成不足，乙酰辅酶A未能充分氧化而转化为大量酮体（乙酰乙酸、β-羟基丁酸及丙酮三者统称为酮体，前两者为酸性代谢产物），再加上胰岛素不足所致的酮体氧化利用减慢，过多的酮体积聚造成机体有机酸增加，导致代谢性酸中毒。为防止酮血症和酮症酸中毒，需要适量地供给碳水化合物，以减少脂肪的过多动员氧化。

乙酰辅酶A的增多促进肝胆固醇合成，导致高胆固醇血症，且常伴有血甘油三酯、低密度脂蛋白、极低密度脂蛋白、游离脂肪酸水平升高，促使糖尿病血管并发症的发生发展。为防止和延缓心脑血管并发症，必须限制饱和脂肪酸的摄入量。

5. 维生素代谢　维生素是调节机体生理功能和物质代谢的重要酶类的辅酶，对调节机体的物质代谢有重要作用。糖尿病患者葡萄糖和糖基化蛋白质易氧化产生大量自由基，导致细胞膜上磷脂成分中的多不饱和脂肪酸氧化形成过氧化脂质，膜的流动性减弱，脆性增加，细胞功能受损。而维生素E、维生素C、β-胡萝卜素和微量元素硒等能帮助消除积聚的自由基，防止生物膜的脂质过氧化。维生素C是谷胱甘肽过氧化物酶的辅酶，有清除过氧化脂质的作用。糖尿病患者糖异生作用旺盛，B族维生素（维生素B_1、维生素B_2、维生素PP）消耗增多，B族维生素参与糖类代谢，如果供给不足，会进一步减弱糖酵解、有氧氧化和磷酸戊糖途径，加重糖代谢紊乱。

6. 微量元素代谢　糖尿病患者的多尿可导致锌、镁、钠、钾、锰、铬等从尿中丢失增加。锌是体内许多酶的辅基，参与体内蛋白质合成和细胞的分裂增殖，协助葡萄糖的膜转运，并与胰岛素的合成与分泌有关。锌缺乏可引起胰岛素分泌减少，胰岛素抵抗增强，但锌过多也会损害胰岛素分泌，导致葡萄糖耐量降低，并可加速老年糖尿病患者的下肢溃疡。低镁血症会引起2型糖尿病患者组织对胰岛素不敏感，并与视网膜病变和缺血性心脏病有关。锰是羧化酶的激活剂，参与糖和脂肪的代谢，锰缺乏可加重糖尿病患者的葡萄糖不耐受。三价铬是葡萄糖耐量因子的组分，是胰岛素的辅助因素，有增强葡萄糖利用和促进葡萄糖转变为脂肪的作用。

（六）糖尿病的营养治疗

糖尿病综合治疗包括健康教育、血糖监测、营养治疗、运动治疗、药物治疗（口服药物、胰岛素）、手术治疗、基因治疗等，强调以患者为中心的协同管理模式。但无论采用哪种方法都必须长期坚持营养治疗，规范化的医学营养治疗（medical nutrition therapy，MNT）是糖尿病预防和治疗的重要基石。推荐所有糖尿病患者接受由营养师制订的个体化的MNT。对MNT的依从性是决定患者能否达到理想代谢控制的关键影响因素。随着精准医疗、人工智能、大数据的进展，糖尿病营养管理的知识也在不断被更新。

1. 营养治疗目的　糖尿病的病因和发病机制尚未被完全阐明，目前仍不能治愈。临床强调早期治疗、综合长期治疗和治疗措施个体化。糖尿病营养治疗的目的是：为患者提供平衡膳食，调整每日摄入总能量，保持碳水化合物、蛋白质和脂肪的合理比例，同时保证食物多样化，以维持正常活动，提高生活质量；维持理想体重，避免体重的过轻或过重，可在一定程度上预防疾病的发生和发展，使儿童或胎儿生长发育趋于正常；通过低血糖负荷膳食，维持血糖平稳，避免低血糖、高血糖和酮症的发生；保护胰腺功能，帮助患者达到并保持较好的代谢控制，使血糖、尿糖和血脂恢复至正常水平，以减少急、慢性并发症发生的风险。

2. 营养治疗原则

1）合理控制能量摄入　糖尿病营养治疗的首要原则是合理控制能量摄入量。根据年龄、性别、身高、体重、活动量大小、血糖等制订个体化能量平衡计划，确定能量的供给，以达到或维持理想体重且满足不同情况下的营养需求。

糖尿病患者能量摄入参考通用系数方法，一般按照标准体重25~30kcal/（kg·d）计算能量摄入。标准体重（又称理想体重）的计算方法为

$$标准体重（kg）=身高（cm）-105$$

或者根据性别

$$男性标准体重（kg）=[身高（cm）-100]×0.9$$

$$女性标准体重（kg）=[身高（cm）-100]×0.85$$

体重指数（body mass index，BMI）是目前国际上常用的衡量人体胖瘦程度的指标，主要用于反映体重对于不同身高的人所带来的健康影响。计算公式为

$$BMI（kg/m^2）=体重（kg）/[身高（m）]^2$$

我国体重指数的评判标准为BMI≤18.5kg/m²为消瘦，18.6~23.9kg/m²为正常体重，24.0~27.9kg/m²为超重，≥28.0kg/m²为肥胖。根据标准体重评判，标准体重±10%为正常，超过标准体重10%~20%为超重，超过标准体重20%以上为肥胖。

能量的供给根据患者身高、体重、性别、年龄、活动量、应激状况等进行系数调整（表10-2）。肥胖者体内脂肪体积增大、细胞增多，导致胰岛素的敏感性下降，为配合治疗，

应减少能量摄入，使体重逐渐下降至正常标准值的±5%范围内。儿童、孕妇、乳母、营养不良及消瘦者，为适应患者的生理需要和适当增加体重，能量摄入量可适当增加10%~20%。根据患者的体型和标准体重，估计每日能量供给量与每日食物供给量。不推荐糖尿病患者长期接受极低能量（<800kcal/d）的营养治疗。

表10-2　糖尿病成人每日能量供给量系数表　　　　（单位：kcal/kg）

体型	休息状态（如卧床）	轻体力劳动（如坐式办公）	中体力劳动（如电工）	重体力劳动（如搬运工）
消瘦	20~25	35	40	45~50
正常	20~25	25~30	30~35	40
超重或肥胖	15~20	20~25	30	35

2）控制碳水化合物的摄入　　控制碳水化合物的摄入是控制血糖的关键，以碳水化合物供给量占总能量的50%~65%为宜。餐后血糖控制不佳的糖尿病患者，可适当降低碳水化合物的供能比，但最少不宜低于130g/d；不建议长期采用极低碳水化合物膳食。

碳水化合物是能量的主要来源，在合理控制总能量的基础上若供给充足，可以减少体内脂肪和蛋白质的分解，预防酮症的发生。但摄入过多会使血糖浓度升高，从而增加胰岛的负担。一般成年患者每日碳水化合物摄入量为200~350g，相当于主食250~400g，根据血糖、尿糖和用药情况随时加以调整，单纯膳食治疗病情控制不满意者应适当减量，对使用口服降糖药或用胰岛素者可适当放宽。

碳水化合物摄入的总量与类型都很重要。食物中碳水化合物的种类不同，血糖升高的速度和程度有很大不同，可用食物血糖生成指数（glycemic index，GI）来衡量。GI是指进食恒量的食物（含50g碳水化合物）后2~3h内的血糖曲线下面积相比空腹时的增幅除以进食50g葡萄糖后的相应增幅，是反映食物引起血糖应答特性的生理学指标。通常把葡萄糖的GI定为100。食物的GI计算公式为

$$GI = \frac{食物餐后2h血浆葡萄糖曲线下总面积}{等量葡萄糖餐后2h血浆葡萄糖曲线下总面积} \times 100$$

一般而言，GI越低的食物对血糖的升高反应越小，含碳水化合物的食物可根据GI值进行分类。一般认为，GI值≤55为低GI食物，GI值55~70为中GI食物，GI值≥70为高GI食物。一般粗粮的血糖生成指数低于细粮，复合碳水化合物低于精制糖，多种食物混合低于单一食物。因此建议糖尿病患者主食增加糙米、糙面、荞麦、燕麦等低GI食物，有利于血糖控制和控制体重。严格限制如各种糖果、巧克力、糕点、饼干、冰淇淋、蜂蜜、含糖软饮料等精制糖及其制品的摄入。喜甜食者可选用甜味剂代替蔗糖，它们在代谢的某一过程中不需要胰岛素，食后对正常人或血糖控制较好的患者的血糖升高水平低于葡萄糖和蔗糖。

在实际应用中，单纯以食物GI的高低来衡量食物的血糖效应并不全面，食物中糖类的总摄入量对于患者血糖的影响更重于其供应形式。因此在糖尿病饮食治疗领域，又引入血糖负荷（glycemic load，GL）的概念，将机体摄入的碳水化合物的数量与质量相结合，能够更全面地评估膳食总的血糖效应。建议结合GI和GL这两个指标指导碳水化合物的选择，更有助于血糖控制。GL的计算公式为

$$GL＝（食物中碳水化合物克数×GI）/100$$

一般认为，GL值大于等于20为高GL食物，11～19为中等GL食物，小于等于10为低GL食物。食物GL值越高，食用相同质量的食物对餐后血糖的影响程度越大。因此为更好地控制血糖，糖尿病患者宜选用GL偏低的食物品种。建议增加粗杂粮摄入，占总谷类的50%以上，减少精加工谷类的摄入，可降低冠心病、2型糖尿病及结直肠癌发生风险。

除此之外，进食速度、胃排空速度、胃肠道的消化功能、食物中水溶性膳食纤维的含量及膳食中有无阻碍消化吸收的因子等，都会影响患者血糖水平。因此糖尿病治疗膳食的设计应精准化，使患者更易于配合，从而达到精准治疗的目的。

3）适量的蛋白质摄入　　糖尿病患者在肾无并发症的情况下，蛋白质摄入量占总能量的15%～20%，其中优质蛋白质占总蛋白质的一半以上。糖尿病患者由于糖异生作用增加，蛋白质消耗增加，易发生负氮平衡，此蛋白质供给量应充足，成人为1.2～1.5g/（kg·d），儿童、孕妇、乳母、营养不良的患者，可供给1.5～2.0g/（kg·d），蛋白质可达到或高于总能量的20%，并宜优先增加优质蛋白质食物（如鱼、禽、蛋、奶及大豆制品）的摄入。对于合并糖尿病肾病的患者蛋白质摄入应酌情减量。

4）限制脂肪和胆固醇摄入量　　长期膳食脂肪摄入不当可导致糖耐量受损，促进肥胖、高血脂和心血管疾病的发生发展，因此，应限制膳食脂肪摄入量。

糖尿病患者摄入不同种类的脂肪，对糖代谢、胰岛素抵抗及血脂产生的影响有所不同。饱和脂肪酸和反式脂肪酸是导致血低密度脂蛋白胆固醇升高的主要因素，糖尿病患者尤其要减少饱和脂肪酸（猪油、牛油、奶油等动物油脂）的摄入。一般膳食脂肪占总能量的20%～30%，其中饱和脂肪酸占总能量的比例应小于10%。单不饱和脂肪酸和n-3多不饱和脂肪酸有助于改善血糖和血脂，可适当增加。虽然多不饱和脂肪酸有降血脂和预防动脉粥样硬化的作用，但由于糖尿病机体抗氧化能力减低，摄入也不宜超过总能量的10%，单不饱和脂肪酸（如橄榄油、茶子油、花生油、各种坚果油等）可占总能量的10%～20%。富含多不饱和脂肪酸的食物有鱼油、部分坚果及种子等，豆油、玉米油、葵花籽油等植物油一般富含多不饱和脂肪酸，但椰子油和棕榈油除外。

糖尿病患者胆固醇摄入量应少于300mg/d，应避免进食富含胆固醇的食物，如动物脑和肝、肾、肠等动物内脏，鱼子、虾子、蛋黄等食物。若糖尿病患者合并高脂血症，胆固醇摄入量应低于200mg/d。

5）补充充足的维生素　　糖尿病患者由于高血糖的渗透性利尿作用易引起水溶性维生素随尿流失，且主食和水果摄入量受限制，易缺乏B族维生素、维生素C、维生素D等多种维生素。长期服用二甲双胍者应防止维生素B_{12}缺乏。

糖尿病并发神经系统疾病与维生素B_1、维生素B_{12}不足有关；葡萄糖耐量下降，胰岛素和胰高血糖素分泌受损与维生素B_6不足有关；并发视网膜病变可能与胡萝卜素不能转变为维生素A有关。因此，糖尿病患者应补充充足的维生素。补充B族维生素（如谷类、豆类、酵母等食物）可改善患者的神经系统并发；补充维生素C（新鲜水果、绿色蔬菜等食物）可防止神经和微血管病变；供给足够的维生素A（动物肝、鱼肝油、奶油、蛋黄等）有助于改善视网膜病变；供给维生素E（植物油及高油脂坚果等食物）能加强患者体内已减弱的抗氧化能力。一般情况下，食物即能保证足量维生素的供给，不主张常规服用维生素补充剂。

6）补充合适的矿物质　　糖尿病患者由于体内代谢障碍，可造成多种矿物质的异常。影响胰岛素活性和糖脂代谢的矿物质主要有镁、铬、锌、铁、硒、铜等，这些矿物质在糖尿病发病、病程演变和并发症的发生过程中起重要作用。镁摄入不足的糖尿病患者容易并发视网膜病变；钙不足易并发骨质疏松症；锌与胰岛素的分泌和活性有关，并帮助人体利用维生素A；三价铬是葡萄糖耐量因子的成分；铁能减少自由基，减少糖尿病及并发血管病变；铜能降血糖，铜缺乏可以使胰岛细胞内超氧化物歧化酶活性下降，更易受自由基损伤；锰可改善机体对葡萄糖的耐受性；锂能促进胰岛素的合成和分泌；硒具有类胰岛素样作用，能降低血糖，抗动脉粥样硬化。因此，应保证矿物质的供给量满足机体的需要，糖尿病患者应适当增加富含钾、镁、钙、铬、锌等食物的摄入。镁主要存在于全谷物、豆类、坚果、蘑菇、紫菜等食物中。啤酒酵母、糙米、乳酪、肉类、全谷物中含有丰富的铬。牡蛎、动物肝、鱼、蛋、奶、肉是锌的良好来源。动物血液、动物内脏、肉类、鱼类等是补铁的良好食物。动物内脏、海产品、肉类含硒丰富。贝类海产品及坚果类是铜的良好来源。

7）限制钠盐摄入　　糖尿病患者食盐摄入量应限制在每天5～6g以内，以预防和减轻高血压、高脂血症、动脉粥样硬化和肾功能不全等并发症。伴高血压的糖尿病患者更应严格控制钠盐的摄入，应少摄入味精、酱油、调味酱、熟肉制品等含盐量高的食品。

8）增加膳食纤维的摄入量　　膳食纤维具有较好的防治糖尿病的作用，还能产生饱腹感、减少热量摄入，建议糖尿病患者增加摄入。膳食纤维摄入量与全因死亡、冠心病、2型糖尿病及结直肠癌风险呈负相关。成人每天膳食纤维摄入量应大于14g/1000kcal，或20～35g/d。水溶性膳食纤维能吸水膨胀，吸附并延缓碳水化合物在消化道的吸收，减弱餐后血糖的急剧升高，有助于患者的血糖控制；同时还具有降血脂作用。非水溶性膳食纤维能促进肠蠕动，加快食物通过肠道，减少吸收，缓解便秘，有间接降低餐后血糖和减肥的作用。全麦制品、粗杂粮、蔬菜、水果是膳食纤维的良好食物来源。但膳食纤维也不宜摄入过多，以免影响蛋白质、无机盐和维生素的吸收。

9）戒烟限酒　　糖尿病患者应戒烟。不推荐糖尿病患者饮酒，若饮酒，女性一天饮酒的乙醇量不超过15g，男性不超过25g（15g乙醇大约相当于3.5%啤酒500mL、12.5%红酒150mL、42%白酒45mL），且每周饮酒不超过2次。需警惕摄入乙醇可能诱发的低血糖，尤其是服用磺脲类药物或注射胰岛素及胰岛素类似物的患者应避免空腹饮酒并严格监测血糖。

3. 糖尿病肾病的营养治疗　　糖尿病肾病是糖尿病严重的微血管并发症。患者除糖尿病症状外，还有肾功能不全的表现。其临床特征是高血压、持续蛋白尿、氮质血症和水钠潴留等，严重者可发生尿毒症。

为预防肾功能进一步恶化，应限制蛋白质摄入，选用优质蛋白质饮食。应根据尿量、尿蛋白丢失情况和氮质血症严重程度确定蛋白质供给量，早期糖尿病肾病患者蛋白质供给量应控制在0.8g/（kg·d），晚期出现尿素氮潴留时，降为0.6～0.8g/（kg·d）。宜采用白肉类及蛋奶类为主要来源的优质低蛋白质饮食，适当摄入大豆蛋白，少用谷类、杂豆类等植物性食品。可用小麦淀粉、藕粉等淀粉类低（无）蛋白质食物代替部分米、面等主食。钠的摄入量应控制在1.2～2.0g/d（相当于食盐3～5g/d）或更低些，并根据病情控制钾摄入。

4. 糖尿病患者的餐次分配　　根据血糖、尿糖升高时间、用药时间和病情是否稳定等情况，并结合患者的饮食习惯合理分配餐次，至少一日三餐，定时、定量，可按早、午、晚各占1/3，或1/5、2/5、2/5的能量比例分配。口服降糖药或注射胰岛素后易出现低血糖的患者，可在三个正餐之间加餐2～3次。在每日总能量摄入量范围内，适当增加餐次有利于改善糖耐量和预防低血糖的发生。

糖尿病膳食应因人而异，强调个体化，根据病情特点、血糖尿糖的变化，结合血脂水平和并发症等因素确定和调整能源物质的比例，即进行精准营养膳食。在不违背营养原则的前提下，选择的食物与烹调方法应尽量顾及患者的饮食习惯。

5. 膳食计算与分配 以病情较轻的2型糖尿病患者为例。例如，患者张某，男，70岁，身高172cm，体重80kg，退休在家，以轻体力活动为主，目前未使用降糖药物及胰岛素治疗。

1）总热能需要量 标准体重＝172－105＝67（kg），目前体重为80kg，超过标准体重19.4%，属于肥胖体型。根据表10-2计算，能量需要量＝67×（20～25）＝1340～1670（kcal/d），根据患者年龄及生活习惯，暂定总能量需要量为1600kcal/d。

2）营养素需要量 确定每日饮食总热量之后，根据宏量营养素的供能比将热量换算为营养素的量。每克碳水化合物、蛋白质均产能4kcal，每克脂肪产能9kcal。

（1）碳水化合物：按占总热能的55%计算，碳水化合物需要量＝1600×55%÷4＝220（g/d）。

（2）蛋白质：按占总热能的20%计算，蛋白质需要量＝1600×20%÷4＝80（g/d）。

（3）脂肪：因体型肥胖，脂肪摄入量不宜太多。按总热能的25%计算，脂肪需要量＝1600×25%÷9≈42（g/d）。

3）餐次 因是单纯饮食治疗，采用一日三餐的供给方法，按1/5、2/5、2/5的饮食分配原则供给。计算结果如下：

（1）早餐：能量＝1600kcal×1/5＝320kcal；碳水化合物＝220g×1/5＝44g；蛋白质＝80g×1/5＝16g；脂肪＝45g×1/5＝9g。

（2）午餐：能量＝1600kcal×2/5＝640kcal；碳水化合物＝220g×2/5＝88g；蛋白质＝80g×2/5＝32g；脂肪＝45g×2/5＝18g。

（3）晚餐：能量＝1600kcal×2/5＝640kcal；碳水化合物＝220g×2/5＝88g；蛋白质＝80g×2/5＝32g；脂肪＝45g×1/5＝18g。

（七）糖尿病食物交换份法

确定患者每日饮食总热量和宏量营养素的供给量后，如何将其转换成食物来制定食谱，提高可操作性，由此产生了食物交换份法。

1. 根据食物交换份法对食物营养素的分类 将食物按所含的主要营养素分成四大类（七小类）（表10-3）。

表10-3 糖尿病食物交换表

四大类	七小类	热量/kcal	每份质量/g	碳水化合物/g	脂肪/g	蛋白质/g
谷薯类	谷薯类	90	25	19.0	0.5	2.0
蔬果类	蔬菜类	90	500	18.0	—	—
	水果类	90	200	18.0	—	4.0
肉蛋类	大豆类	90	25	4.0	5.0	8.0
	奶类	90	130	7.0	5.0	4.0
	肉蛋类	90	50	—	6.0	9.0
油脂类	油脂类	90	10	—	10.0	—

糖尿病食物交换份法是为方便患者和医务人员进行配餐计算和操作等而设计的一种方法，目的是在相同的热能营养物质控制目标下，患者的饮食可以常常翻新和随时得到调整，并根据生活习惯、病情和配合药物治疗的需要进行安排。它的优点是：①便于控制总热量。在四大类食物里，每份提供的热量大致相似，约为90kcal，这样有利于估算所摄取的能量。②容易达到膳食平衡。每日膳食中如包括有四大类食物，基本能做到平衡膳食。③能做到食品多样化。糖尿病患者可在同类食物中任意选择，改善糖尿病患者饮食单调的状况，提高生活的质量。④利于灵活掌握。糖尿病患者在掌握了营养治疗原则后，即可根据病情，在原则范围内灵活运用。

2. 根据食物交换份法安排一日食物摄入量   根据患者身高、体重、病情及治疗方案等具体情况，计算患者所需总能量，再根据不同能量分配七小类食物的份数（表10-4）。

表10-4   一日食物摄入量

热量/kcal	总交换份/份	谷薯类/份	蔬菜/份	水果/份	肉蛋鱼/份	豆制品/份	牛奶/份	食用油/份
1400	15.5	7.5	1.0	1.0	2.5	0.5	1.5	1.5
1500	16.5	8.5	1.0	1.0	2.5	0.5	1.5	1.5
1600	17.5	9.0	1.0	1.0	2.5	0.5	1.5	2.0
1700	19.0	10.0	1.0	1.0	3.0	0.5	1.5	2.0
1800	20.0	11.0	1.0	1.0	3.0	0.5	1.5	2.0
1900	21.0	12.0	1.0	1.0	3.0	0.5	1.5	2.0
2000	22.0	13.0	1.0	1.0	3.0	0.5	1.5	2.0

资源10-1

3. 常见食物交换份   相似食物之间的交换，如不同主食之间、各种蔬菜之间、水果之间、不同肉类之间、各种豆制品之间及各种食用油之间，可以进行等热量的交换。糖尿病患者可以按每日摄入的份数，在同类食物中选择不同食物进行交换。各种类食物之间的交换量可扫码资源10-1。所有食物均指可食部分生重。

（八）精准营养在2型糖尿病防治中的应用

选择低血糖生成指数、富含膳食纤维的蔬果、全谷物、坚果及豆类，且避免精制主食、红肉、加工肉类、饱和脂肪及添加糖食品的健康膳食模式在2型糖尿病国内外指南中都是基本的营养原则。这些指导原则在宏观上一定程度降低了人群的慢性代谢性疾病负担，但却难以兼顾不同个体的营养代谢差异及患者个体对于生活方式和药物干预的不同反馈。随着个体化差异治疗需求的增加，精准医学的概念不断延伸，诞生了精准营养的理念。基因组学、测序技术、代谢组学、蛋白质组学、微生物组学和大数据分析技术的进步推动了精准营养在2型糖尿病预防及治疗中的应用。

1. 精准营养的技术基础   全基因组关联分析（genome wide association study，GWAS）、基因组学研究及全外显子测序研究的发展进一步揭示了几百个2型糖尿病相关基因位点。基因芯片及转录组测序技术的发展能够促进人们发现个体的转录组学及甲基化作用模式，其可与环境因素相互作用，影响胰岛β细胞功能、胰岛素分泌及促进2型糖尿病的发生发展。核磁共振、质谱分析的发展也推动了生物样本的高通量代谢组学检测技术，帮助筛选与2型糖尿病疾病风险及膳食同时相关的代谢物。二代测序技术（如鸟枪法宏基因组测序、全转录组测序）应用于微生物组学可揭示肠道菌群在血糖管理、2型糖尿病病理生理机制中的作用。

2. 膳食摄入及行为的精准监测 与传统膳食调查方法（如食物频率问卷、3d 24h膳食回顾法等）相比，随着可穿戴设备、大数据分析及机器学习技术的发展，应用新生物信息学工具对多个不同来源的数据进行整合分析，可以更确切地评价膳食模式、摄入量及膳食干预依从性，给2型糖尿病精准营养干预带来了曙光。通过获取个体的疾病遗传易感信息，结合其他生物信息将基因组学、代谢组学、蛋白质组学、微生物组分析和可穿戴设备收集的信息整合到一个综合框架中，利用机器学习算法探索影响个体血糖变化的关键因素，建立餐后血糖预测模型，从而开发个性化饮食干预的方案，可显著改善血糖水平及降低血糖波动性。因此比采用传统的专业人员的膳食营养咨询方法更具有优越性。

3. 基于精准营养技术的防控干预

1）营养基因组学 营养基因组学主要研究营养素对全基因组的影响，营养素作为膳食的信号能被细胞感应系统发现，从而影响基因表达及代谢产物的生成。将特定基因表达和代谢产物对特定营养或营养状况的应答模式视为"膳食信号"。营养基因组学通过对细胞、组织器官和机体"膳食信号"的检测来解析营养对代谢稳态或健康/疾病进程的影响机制，鉴定全基因组范围内影响饮食相关疾病风险的基因，并探究构成相关遗传易感性的基础和机制。研究表明，基因组中的许多变异与能量代谢、营养素吸收代谢、饱腹感和食欲等诸多过程有关。不同个体应当按照遗传背景选择合理的饮食方案，限制能量摄入，强调选择低血糖负荷饮食，从而更加有效地控制血糖水平。

基因多态性与环境因素共同影响2型糖尿病的发病风险。基因多态性的评价有助于筛选易于通过生活方式干预获益的人群。例如，较低遗传易感基因的风险评分（genetic risk score，GRS）者食用低蛋白质膳食更能显著降低HbA1c水平，改善胰岛β细胞的功能及胰岛素抵抗状态，而较高GRS评分的个体则在接受低脂肪饮食时对于血糖代谢的获益更大；谷氨酰胺连接酶基因（*rsl0911021*）的多态性与心血管疾病的发病率、死亡率均相关，当个体具有高危等位基因时，强化生活方式干预并不能降低基因相关的疾病风险。

2）表观遗传学 在基因组DNA序列不发生变化的条件下，基因的表达发生可遗传的改变，导致表型的变化，称为表观遗传学改变。表观遗传学改变解释了饮食/营养等外界因素在不改变DNA序列的情况下如何造成长期稳定的可遗传性改变。同时，部分不能被遗传信息解释的与健康或疾病相关的表型差异被认为是由营养或其他环境因素诱导的表观遗传改变所致。在2型糖尿病的发生和疾病进展中，表观遗传起到连接遗传和环境因素的重要作用，其中，microRNA对2型糖尿病的诊断预测具有不可忽视的作用。例如，miR-126的下调与2型糖尿病的发生发展过程、心血管并发症及糖尿病、肾病有密切的相关性。低蛋白饮食通过破坏关键调控基因的组蛋白修饰，诱导葡萄糖和脂质代谢改变。维生素D、钙、镁和铬的缺乏可促进葡萄糖稳态、胰岛素信号和炎症反应相关基因的异常甲基化模式，从而增加2型糖尿病的发生风险。

3）肠道菌群 肠道菌群体量庞大、结构复杂、功能多样，人肠道内定植数万亿微生物群落，总量几乎是人体自身细胞数量的10倍，编码的基因数量至少是人体自身基因的100倍。肠道菌群可通过干预宿主营养及能量的吸收利用、影响胆汁酸代谢、调节脂肪的合成及储存、影响慢性低度炎症反应等机制参与T2DM的发生发展。继环境因素和遗传因素之后，肠道菌群作为"超级器官"，已成为肥胖、糖尿病、心血管疾病等众多慢性病风险密切相关的重要靶点。

糖尿病发生风险与菌群的丰度和结构密切相关，高膳食纤维饮食可选择性地促进多株产短链脂肪酸细菌繁殖，改善患者的肠道菌群构成，并且增加产短链脂肪酸细菌的丰度和多样性，有助于2型糖尿病患者的血糖管理。添加糖饮料、高能量、高脂肪摄入可导致肠道菌群的多样性下降，而摄入咖啡、茶、红酒则可增加菌群多样性。动物性蛋白质及脂肪的摄入会使有助于发酵多糖、产丁酸盐的厚壁菌门细菌丰度降低，降低肠道菌群的多样性。并且肠道菌群构成不同也可能影响血糖管理疗效，如肠道中普雷沃菌属的丰度增加与血糖代谢改善、肝糖原含量升高相关；肠道高丰度嗜黏蛋白-艾克曼菌高丰度的个体拥有较低的腰臀比及空腹血糖，且胰岛素抵抗指数显著降低。除了菌群的丰度和结构，肠道菌群的代谢产物也与2型糖尿病关系密切，如菌群的代谢产物氧化三甲胺的水平与2型糖尿病及妊娠期糖尿病的患病风险之间均存在正相关。

4）代谢组学　机体代谢物是代谢通路的中间代谢产物或终端产物，能反映机体当时的生理状态。代谢组学旨在通过高通量的分析方法对细胞、组织器官或个体中的代谢物进行检测分析，结合生物信息学分析，筛选差异显著的代谢标志物，进而从整体上深度分析临床表型的病理学机制，为发现疾病早期的标志物，寻找"膳食信号"并探索饮食与疾病间关系等提供了重要的技术手段。例如，机体大量摄入柑橘时尿中可检出脯氨酸甜菜碱和4-羟基脯氨酸甜菜碱的含量升高；摄入鸡肉时血和尿中可检出鹅肌肽升高；而摄入红肉、鱼肉时血和尿中三甲胺氮氧化物和肉毒碱的水平可升高；当摄入不同膳食来源的脂肪时，血浆中缩醛磷脂、二己糖神经酰胺、GM_3 及神经节苷脂等生物标志物的水平有所差异。这些代谢物的评价有助于提示机体的总体膳食模式。

在代谢组学研究层面，支链氨基酸与2型糖尿病的关联最为明确，可作为预测2型糖尿病发生发展的标志物。在仅出现胰岛素抵抗的人群中，支链氨基酸在血浆或尿液中也明显升高，减重饮食可降低绝大多数血清支链氨基酸和芳香族氨基酸的水平，丙氨酸、酪氨酸水平的降低与胰岛素抵抗的改善相关。咖啡的摄取与神经鞘磷脂、溶血磷脂酰胆碱、烷基磷脂酰胆碱的升高呈正相关，并与肥胖、2型糖尿病的疾病风险呈负相关。强化膳食、锻炼及生活方式干预可增加血清的胆碱代谢物甜菜碱的水平，有效降低发生2型糖尿病的风险。此外，有研究表明不同的个体在摄入等量食物后，其代谢应答完全不同，这极大地挑战了传统的标准化膳食推荐。而代谢组学的发展为个体代谢健康的量化提供了可能，有助于更加准确地评估健康水平及预测疾病风险。

总之，尽管目前精准营养还未实现技术、指标和干预间的全方位对接，但基于个体特征的精准营养干预联合多组学检测分析及新型生物信息学工具分析在2型糖尿病防治中的应用将成为营养科学发展的重要内容，并产生更为深远的意义。

二、肥胖

（一）肥胖概述

肥胖（obesity）是一种遗传、环境、行为等多因素导致的以体内脂肪过度蓄积和体重过度增加为特征的慢性代谢性疾病，主要表现为体内脂肪堆积过多和（或）分布异常，导致体重增加。其中遗传因素、高热量、高脂饮食、体力活动少是导致肥胖的主要原因，其主要的病理改变为脂肪细胞体积增大和（或）脂肪细胞数增多。

随着生活水平的改善，居民膳食结构的变化和体力活动的减少，我国超重和肥胖人群明显增加，超重与肥胖的发病率和增长速度均居世界首位。肥胖是引起糖尿病、高血压、心脑血管病、肿瘤等慢性非传染性疾病的危险因素和病理基础，由此导致的慢性病的发病率和死亡率迅速上升。《中国居民营养与慢性病状况报告（2020年）》显示，我国超过50%的成年居民（≥18岁）患有超重/肥胖，学龄儿童及青少年（7～17岁）及学龄前儿童（≤6岁）超重/肥胖的患病率分别为19.0%和10.4%。预防超重和肥胖，已成为关系中华民族健康素质的重大公共卫生问题。因此，对于肥胖的科学有效防治，对实现"健康中国2030"的目标至关重要，需从政策、经济、环境、社会和行为因素等方面采取多方位、多层次的综合措施来预防肥胖的发生发展。

（二）肥胖的分型

肥胖的发病机制非常复杂，影响因素众多，是遗传因素、环境因素、内分泌调节异常、肠道菌群等多种原因相互作用的结果。因此，肥胖的确切病因在临床上很难明确。肥胖可根据发生的原因分为单纯性/原发性肥胖和继发性肥胖；也可根据肥胖发生的部位分为外周性肥胖和中心性肥胖；近年提出肥胖根据伴发的疾病分为代谢正常性肥胖和代谢异常性肥胖；也可根据体重指数（BMI）将肥胖分级为轻、中、重度肥胖。

1. 单纯性/原发性肥胖和继发性肥胖　按病因不同，肥胖可分为单纯性肥胖和继发性肥胖两大类。单纯性肥胖又称原发性肥胖，是遗传因素和环境因素共同作用的结果，是一种慢性代谢异常疾病，它常与高血压、高脂血症、冠心病、2型糖尿病等集结出现或是这些疾病的重要危险因素。继发性肥胖约占肥胖的1%，指由于其他明确诊断的疾病，如甲状腺功能减退症、性功能减退症、下丘脑-垂体炎症、肿瘤、库欣综合征、多囊卵巢综合征等所致的肥胖。本节主要讨论单纯性肥胖。

2. 外周性肥胖和中心性肥胖　脂肪分布与内分泌和代谢的相关性较强，因此临床上根据脂肪积聚部位不同将肥胖分为外周性肥胖（也称全身性肥胖）和中心性肥胖（也称腹型肥胖、内脏性肥胖）。外周性肥胖患者脂肪主要积聚在四肢及皮下，下半身脂肪较多，也称为"梨形肥胖"，女性多见。中心性肥胖以脂肪聚集在躯干部和腹内为主，内脏脂肪增加、腰部变粗、四肢相对较细，多称为"苹果形肥胖"，男性多见，此种类型内脏脂肪蓄积与代谢紊乱及心血管疾病的相关性较强，会同时导致脂肪肝、高脂血症、糖尿病、冠心病等器官功能异常。

（三）肥胖的主要临床表现、危害及影响因素

肥胖可见于任何年龄、性别。多有进食过多和（或）运动不足病史。常有家族史。肥胖患者最常见的临床表现是体重增加，活动能力下降，活动时气促，睡眠时打鼾。重度肥胖患者常常会出现乏力、气短、关节疼痛、全身或局部水肿及活动困难等症状。肥胖会引发一系列健康问题，肥胖相关并发症或伴发症包括代谢综合征、糖尿病前期、2型糖尿病、脂代谢异常、高血压、脂肪肝、高尿酸血症和痛风、心脑血管疾病、多囊卵巢综合征、女性不孕症、男性性腺功能减退症、阻塞性睡眠呼吸暂停综合征、骨关节炎、张力性尿失禁、胆囊疾病、

胃食管反流综合征及静脉血栓等。此外，肥胖与女性乳腺癌、子宫内膜癌，男性前列腺癌、结直肠癌等也关系密切。肥胖还会导致社会和心理问题，如患者常因体型而有自卑感、焦虑、内向、抑郁、孤独等心理问题。

（四）肥胖的诊断标准

超重和肥胖与体重有关，体重一般是正态分布的数据，但单纯体重不能充分反映体内脂肪的含量。肥胖程度评估最常采用体重指数、腰围、腰臀比及体脂含量等来判断。目前尚无关于肥胖的统一诊断标准，有以下指标可供参考。

1. 体重指数　　体重指数（BMI）是国际上测量与诊断超重和肥胖使用最广泛的指标。BMI＝体重（kg）/[身高（m）]^2，单位是kg/m^2。中国肥胖工作组和中国糖尿病学会将BMI＜18.5kg/m^{2}定义为体重过低，BMI为18.5～23.9kg/m^{2}定义为体重正常，BMI为24.0～27.9kg/m^{2}定义为超重，BMI≥28.0kg/m^{2}定义为肥胖。

2. 腰围、臀围及腰臀比　　腰围、臀围及腰臀比是反映中心性肥胖的间接测量指标，可用于预测疾病发生率和死亡率。中国目前参考WHO标准，男性腰围≥90cm，女性腰围≥85cm，即可诊断为中心性肥胖。腰臀比＝腰围/臀围，男性腰臀比＞1.0，女性腰臀比＞0.85被定义为腹部脂肪堆积，但腰围更适于检测腹型肥胖。

3. 体脂含量　　体脂含量是指人体内脂肪含量占总体质量的百分比，可初步评估体内脂肪成分的多少及分布。正常成年男性的体脂含量为10%～20%，女性为15%～25%。双能X线吸收法可较为准确地评估脂肪、肌肉、骨骼的含量及分布，是目前公认的检测方法。目前以男性体脂含量≥25%、女性体脂含量≥30%作为肥胖的判定标准。

4. 标准体重　　根据标准体重评判，标准体重±10%为正常，超过标准体重10%～20%为超重，超过标准体重20%为肥胖。超过标准体重≥20%且＜25%为轻度肥胖，≥25%且＜50%为中度肥胖，≥50%为重度肥胖。

5. 内脏脂肪面积　　内脏脂肪面积作为腹型肥胖诊断金标准，可以准确直观地反映内脏脂肪聚积，常用的方法有腹部CT和MRI检查，并且可同时测量皮下脂肪面积，较为精准地反映脂肪分布。中国参考WHO标准将内脏脂肪面积≥80cm^{2}诊断为腹型肥胖。

（五）肥胖的营养代谢特点

1. 能量代谢　　肥胖多伴随能量代谢的失衡，当机体能量摄入长期大于能量消耗量，多余的能量均可转变成脂肪储存在体内，过量的体脂储备即可引起肥胖。发生在不同年龄段的能量摄入过多，对肥胖的意义也不同。成年起病者多为脂肪细胞体积增大，而幼年起病者多为脂肪细胞数量增多和体积增大，更不易控制。体力活动不足引起的能量消耗下降可能是肥胖的另一原因，因为肥胖患者常受到嘲笑，自卑感强，逐渐内向、抑郁、不愿活动，因而耗能减少，形成恶性循环。

2. 碳水化合物代谢　　单、双糖消化吸收快，易使机体遭受多糖的冲击性负荷，而反馈性胰岛素过度分泌，后者促进葡萄糖进入细胞合成脂肪，因而提倡进食复合碳水化合物，谷薯类和杂豆类均可适量摄入。

3. 蛋白质代谢　　肥胖患者由于限制膳食能量摄入量，会引起机体蛋白质摄入不足，易发生蛋白质营养不良，故应适当提高优质蛋白质在膳食中的比例，但不宜过量，因为含氮代谢产物增加，会加重肝肾负担。

4. 脂肪代谢 膳食脂肪的能量密度高，过多摄入易使能量超标。饱和脂肪酸易转化为体脂，引起肥胖。

（六）肥胖的营养治疗目的和原则

营养治疗是肥胖的最基本治疗方法，预防比治疗更有科学意义。营养治疗的目的是通过长期摄入低能量的平衡膳食，结合科学运动，以消耗体脂，减轻体重，维持身心健康。

长期的营养干预是最基本的减重手段，减重膳食构成的基本原则为低热量、低脂肪、适量优质蛋白质、适量复合糖类及增加新鲜蔬菜和水果在膳食中的比例。减少膳食摄入的能量，加强体力活动以增加能量消耗是肥胖治疗的最基本措施。

1. 控制总能量摄入 能量摄入大于消耗是肥胖的根本原因，因此对于肥胖的营养防控首先是控制总能量摄入。合理的减重膳食应在平衡膳食的基础上减少每日摄入的总热量，既要满足人体对营养素的需要，又要使热量摄入低于能量消耗，维持机体摄入与消耗之间的负平衡状态，让身体中的一部分脂肪氧化以供机体能量消耗。一般以标准体重决定适宜的每日所需总热量，每日所需总热量（kcal/d）＝标准体重（kg）×［20～25（kcal/kg）］。成年轻度肥胖，以比平日减少能量摄入125～250kcal/d的标准来配制一日三餐的膳食；中重度肥胖，减少500～1000kcal/d。为了保证人体需要的营养素供给，每日能量摄入量不应低于1000kcal。减少能量摄入量应循序渐进，切忌骤然降至最低水平以下。体重也不宜骤减，一般以每月减重0.5～1.0kg为宜。

2. 适当减少碳水化合物摄入 膳食碳水化合物占总能量的50%～60%为宜，过低易产生酮症，过高会影响蛋白质的摄入量。应以复合碳水化合物为主，如谷薯类和杂豆类。尽量少用或不用富含精制糖的食品。主食一般控制在150～250g/d。

3. 适量摄入蛋白质 在能量负平衡时，摄入足够的蛋白质可以减少人体肌肉等瘦体组织中的蛋白质被作为能量而消耗。但过多的蛋白质供应也不适宜，一般蛋白质占总能量的10%～20%为宜，一般不超过每日总能量的30%，每千克体重1～1.5g/d较理想，其中至少50%为优质蛋白质，如鱼类、瘦肉、蛋、脱脂奶和豆制品等。

4. 限制脂肪摄入 减少能量摄入应以减少脂肪摄入为主。脂肪摄入的总量要控制，脂肪应占总能量的20%～25%，不宜超过30%。严格限制饱和脂肪酸、反式脂肪酸和胆固醇的摄入。膳食胆固醇供给量以少于300mg/d为宜。饮食肥肉、蛋黄、动物内脏、奶油、全脂乳等均需严格控制。烹调用油控制在10～20g/d，宜用植物油。食物宜以蒸、煮、炖、拌、卤等少油烹调方法制备为主，以减少用油量。

5. 充足的膳食纤维 膳食纤维体积大，能量低，易产生饱腹感，还能正向调节血糖和血脂，有利于控制体重，防治慢性病。新鲜水果和蔬菜富含膳食纤维，是适宜的低能量食物，建议肥胖者增加富含膳食纤维食物的摄入。

6. 注意补充维生素和矿物质 肥胖患者在进行低能量膳食干预时，由于食物总摄入量减少或种类受限，营养素缺乏的风险上升，尤其是极低能量饮食可引起肥胖者体内微量营养素缺乏，无机盐和维生素摄入不足，故应注意无机盐和维生素供给充足，且比例要均衡。新鲜果蔬、豆类和脱脂牛奶也富含维生素和矿物质，应多选用。必要时可在专业医师指导下，适量补充维生素和微量元素增补剂，以防缺乏维生素和矿物质。

7. 限盐限酒 肥胖者常伴随高血压等慢性病，应限制食盐摄入，每人每日不宜超过 5~6g，严重高血压者应小于3g，以减少水钠潴留。肥胖者不宜饮酒，长期饮酒会影响糖脂代谢，诱发脂肪肝、心脑血管疾病及痛风等。并且1g乙醇在体内能产生7kal能量，不利于肥胖者通过控制能量减重。

8. 保持良好的肠道微生态 肠道微生物在代谢调节和食物消化中发挥重要作用，肠道菌群的代谢活动影响营养物质的吸收，与肥胖关系密切。肠道菌群可通过促进饮食成分的能量代谢，影响能量存储和消耗平衡。儿童或成人肥胖者短期内服用特定益生元或富含益生元的食品可能获得更好的减重效果。并且含有特定菌株的益生菌可能有助于伴有非酒精性脂肪性肝、糖尿病等代谢性疾病的肥胖者减重及代谢指标的改善。

9. 养成良好的饮食习惯 饮食习惯方面，一日三餐，定时定量，晚餐不宜过饱；少吃零食、甜食和含糖饮料；细嚼慢咽；用餐顺序上先吃低能量的蔬菜类食物，再吃主食。科学膳食配合良好的饮食习惯是减肥的最佳方法。

10. 加强体育锻炼 运动可提高基础代谢率，消耗多余的能量，使肥胖者的体重、腰围、体脂下降，故运动应作为医学营养减重治疗的重要基石，应循序渐进，长期坚持。有氧运动结合抗阻训练宜作为减重的运动方式。成年减重患者应每周进行中等强度有氧运动至少150min，最好每天运动30~90min，每周运动3~7d，结合隔天抗阻训练，2~3次/周；如需达到减重≥5%体质量的效果，每周运动时间应达到300min，运动强度应为中-高强度运动量或运动能量消耗达每周2000kcal及以上。儿童青少年应每周进行中高强度、全身性有氧运动至少150min，每天运动30~60min，每周运动4~7d，结合隔天抗阻训练，3~4次/周。推荐超重或肥胖患者根据自身健康状况和运动能力，在专业医师的指导下制订运动计划，根据个性化原则和循序渐进原则，通过变换运动方式或采用高强度间歇运动，在保障安全的前提下，提高运动收益。

（七）医学营养减重干预方法

1. 限能量膳食 限能量膳食（calorie restrict diet，CRD）是指在目标能量摄入基础上每日减少能量摄入500~1000kcal或较推荐摄入量减少1/3的总能量，其中碳水化合物占每日总能量的55%~60%，脂肪占每日总能量的25%~30%。CRD可有效减轻体重，改善代谢，容易长期坚持，极低能量的CRD应同时补充复合维生素与微量元素。

2. 高蛋白膳食 高蛋白膳食（high protein diet，HPD）多指每日蛋白质摄入量超过每日总能量的20%或1.5g/（kg·d），但一般不超过每日总能量的30%的膳食模式。与常规蛋白质膳食相比，HPD可增加饱腹感、减轻饥饿感，更能显著减轻体重、减少腰围，有助于增强重度肥胖者的减重依从性并维持减重效果。不同蛋白质来源的膳食补充剂均有助于减重，而增加乳制品来源的蛋白质对维持骨量具有一定的积极作用。但HPD不适用于孕妇、儿童、青少年和老年人及肾功能异常者，使用时间不宜超过半年。

3. 间歇性能量限制 间歇性能量限制（intermittent energy restriction，IER）是按一定规律在规定时期内禁食或给予有限能量摄入的饮食模式。目前常用的IER方式包括隔日禁食法（每24h轮流禁食）、5∶2或4∶3 IER（即每周7d中选择连续或非连续的2~3d进行禁食）等。禁食日，通常能量供给平日正常需求的25%，或女性500kcal/d，男性600kcal/d。在非糖尿病的超重/肥胖者中，IER可改善其胰岛素抵抗水平，提高胰岛素敏感性，但应注意发生营养代谢紊乱和低血糖的风险，不适合长期使用。

4. 低碳水化合物饮食　　低碳水化合物饮食（low carbohydrate diet，LCD）通常指膳食中碳水化合物供能比≤40%，脂肪供能比≥30%，蛋白质摄入量相对增加，限制或不限制总能量摄入的一类饮食。极低碳水化合物饮食（very low carbohydrate diet，VLCD）以膳食中碳水化合物供能比≤20%为目标。短期LCD干预有益于控制体重、改善代谢，中短期应用LCD有利于超重/肥胖的糖尿病患者血糖稳定，但长期LCD具有局限性，膳食纤维、钙、碘、镁、锌、铁的摄入量可能低于推荐摄入量，故不推荐儿童和青少年以减重为目的长期LCD饮食。

5. 低血糖生成指数饮食　　低血糖生成指数（GI≤55）食物具有低能量、高膳食纤维的特性，可使胃肠道容受性舒张，增加饱腹感，有利于降低总能量的摄入。低血糖生成指数饮食对短期减重有良好的效果，可改善胰岛素抵抗及血糖波动。

6. 终止高血压饮食　　终止高血压饮食（dietary approaches to stop hypertension，DASH）是从美国大型高血压防治计划发展而来的膳食模式，最初被用作降血压的饮食疗法，如今也作为促进减脂和心脏健康的饮食方法。DASH疗法强调增加蔬菜、水果、低脂（或脱脂）奶及全谷类食物摄入，减少红肉、油脂、精制糖及含糖饮料的摄入，进食适当的坚果、豆类，从而提供丰富的钾、镁、钙等矿物质和膳食纤维，增加优质蛋白质和不饱和脂肪酸的摄入，减少脂肪尤其是饱和脂肪酸和胆固醇的摄入。DASH可有效降低超重/肥胖者的体重、BMI和体脂含量。

7. 地中海饮食　　地中海饮食（Mediterranean diet）的膳食结构特点是以植物性食物为主，包括全谷类、豆类、蔬菜、水果、坚果等，鱼、家禽、蛋、乳制品适量，红肉及其产品少量，食用油主要选择橄榄油，适量饮红葡萄酒。脂肪供能比为25%～35%，其中饱和脂肪酸摄入量较低（7%～8%），不饱和脂肪酸摄入量较高，碳水化合物供能较低。地中海饮食可有效降低超重/肥胖者、糖尿病和代谢综合征患者及产后女性的体重。

8. 营养代餐减重　　代餐食品是为满足成人减重期间一餐或两餐的营养需要，代替部分膳食，专门加工配制而成的一种控能食品。营养代餐是以多维营养素粉或能量棒等非正常的餐饮形式代替一餐的膳食，有利于减重及改善高血脂、高血糖及心血管事件等肥胖相关疾病的发生发展。短期应用代餐食品减重是安全的，应结合复合维生素和矿物质补充剂保证减重期间的营养充足，但代餐食品的长期安全性仍待进一步研究证实。

9. 减重后的体重维持　　减重成功后仍需参与长期的综合减重维持计划，并采用传统"面对面"或互联网等方式进行随访管理。减重后维持期执行3～6个月的限能量高蛋白膳食更有助于体重维持。减重维持期通过有效的行为干预策略可提高患者生活方式管理的依从性并达到良好的减重效果，同时参与长期（≥1年）综合减重维持计划，也有助于体重维持。

（八）精准营养在肥胖防治中的应用

精准营养是基于个体基因、环境、生活习惯等信息数据进行分析整合，对肥胖患者制订真正意义上的个体化、动态化营养方案。个体化营养干预方案较标准方案减重效果更好，同时根据基因检测结果调整饮食方案也显现出一定优势，整合多基因型、表型分析等多种因素指导减重更具有应用前景。

在营养基因组学领域，通过全基因组关联分析（GWAS）已经确定了300多个与BMI、腰臀比和其他肥胖特征相关的单核苷酸多态性（single nucleotide polymorphism，SNP）位点。肥胖领域的GWAS研究表明，影响摄食调节的通路［如脑源性神经营养因子（BDNF）、黑素皮质素4受体（MC4R）、神经生长调节因子1（NEGR1）]，以及与胰岛素分泌、能量代谢和脂肪生成相关的基因（如*FTO*、*TCF7L2*、*IRS1*、*FOXO3*）通过影响膳食的摄入、能量的储存和消耗及糖脂代谢等过程参与肥胖的发生发展。例如，高脂膳食和低体力活动水平可能会增加肥胖基因（fat mass and obesity-associated protein，FTO）上的SNPrs9939609变异者的肥胖易感性。

在表观遗传学领域，DNA甲基化与肥胖密切相关。研究表明，低氧诱导因子（hypoxia-inducible factor，HIF）的*HIF3A*基因附近的*cg22891070*、*cg27146050*和*cg166772562*三个甲基化位点与BMI具有极强的相关性。高糖高脂饮食通过影响控制食物摄入的神经肽基因的甲基化修饰，增加肥胖发生的风险，这可能是肥胖发生的原因之一。

肠道菌群的组成及特定菌群丰度的改变，可以通过与基因协同作用影响人体的代谢调节和疾病的发生发展。通过有关肠道菌群代谢物相关基因与BMI的相关性分析发现了肠道菌群代谢物的运输、识别、代谢等密切相关的SNP与肥胖发生过程的关联性，强化了微生物群通过宿主基因与肠道菌群代谢物相互作用来影响肥胖发展的概念。饮食模式、BMI等与肠道菌群的组成相互关联。普氏杆菌/拟杆菌值较高的人群，高膳食纤维饮食可作为精准减重的干预方式。

精准营养的实施需要结合多组学检测分析、传统信息收集（如问卷调查、常规临床指标检测）及新型信息收集（电子病历、移动应用程序和可穿戴设备）的数据分析，由于数据量及分析的复杂性明显增加，新型生物信息学工具对于数据的分析和可视化十分必要。将机器学习方法引入减重领域，能够有效综合遗传和环境因素的影响，对不同干预方案的减重效果进行较为准确的预测，从而达到精准化个体饮食干预的目的。

三、痛风

（一）痛风概述

尿酸是由细胞代谢分解的核酸和其他嘌呤类化合物及食物中的嘌呤经酶的作用分解形成的一种代谢产物。在正常状态下，人体尿酸的生成和排泄保持着动态的平衡，体内尿酸池约为1200mg，每天生成750~800mg，排出的尿酸为500~1000mg，其中2/3经肾排泄，另外1/3从肠道和胆道排泄。当尿酸生成增多和（或）排泄减少时，即出现平衡失调，就可能引起血尿酸水平增加，导致高尿酸血症的发生。当体温为37℃时，血清中单钠尿酸盐的饱和溶解度为404.5μmol/L（6.8mg/dL），当血清尿酸水平大于420μmol/L（约7mg/dL）时，定义为高尿酸血症。当高尿酸血症未发生痛风时，称为无症状高尿酸血症。但当血液中的尿酸长时间持续升高，体内达到超饱和状态，无法溶于血液的尿酸就会析出形成尿酸盐结晶，进而在关节组织内沉积，诱发局部炎症反应和组织破坏，导致患处剧烈的疼痛、肿胀、发红，即痛风（gout）。近年来，随着人们生活方式的改变和生活水平的提高，高尿酸血症患病率逐年增加，呈现明显上升和年轻化趋势，中国高尿酸血症的总体患病率为13.3%，痛风为1.1%，成为继糖尿病之后又一常见代谢性疾病。

痛风/高尿酸血症的危险因素分为不可变危险因素和可变危险因素。不可变危险因素如年龄、性别、种族及遗传倾向，且男女之间存在差异，多见于体型肥胖的中老年男性，女性很少发病，如有发病多在绝经期后。可变危险因素包括生活方式（如久坐不动、熬夜等）、饮食习惯（如酗酒、过多摄入富含嘌呤的食物等）等，在增加或者降低痛风/高尿酸血症的发病风险中发挥了重要的作用。其中，饮食习惯为痛风的重要危险因素，有目的性地改变饮食习惯不仅能够减少痛风患者的发作频率，还能改善痛风患者的健康状况。

（二）痛风/高尿酸血症的病因及分类

根据导致血尿酸升高的原因，痛风/高尿酸血症可分为原发性和继发性两大类。

1. 原发性　除少数是由嘌呤代谢的一些酶的缺陷引起的特发性尿酸增多症外，大多数与高嘌呤饮食、乙醇摄入过多、高糖饮食、核酸代谢增强相关，常与肥胖、高脂血症、高血压、糖尿病、动脉粥样硬化和冠心病等聚集发生。

2. 继发性　可由肾病、血液病、药物或乳酸酸中毒、糖尿病酮症酸中毒、饥饿或过度运动等导致的机体尿酸盐生成过量或肾清除减少等多种因素引起。

（三）痛风/高尿酸血症的主要临床表现

1. 无症状高尿酸血症　大多数原发性高尿酸血症者没有临床症状，仅有间断或持续性血尿酸增高，从血尿酸增高至症状出现的时间可长达数年至数十年，有些可终身不出现症状，但随着年龄增长，痛风的患病率增加，常有代谢综合征的临床表现。

2. 痛风性关节炎　痛风最常见的首发症状是急性痛风性关节炎，是由尿酸盐在关节内结晶、沉积和脱落引起的炎症反应。通常发病在夜间或清晨，起病急，症状在几小时内达顶峰，一般数小时至数周后自然缓解，多数在一年内复发。急性期关节红肿热痛和活动受限，可伴发热、白细胞数增多等全身反应，最易累及跖趾关节，其次为踝、跟、膝、腕、指、肘等关节。多数为单一关节受影响，反复发作则受累关节增多，可发展为慢性痛风性关节炎和痛风石。除中枢神经系统外，痛风石可累及任何部位，由于痛风石沉积不断扩大增多，关节结构及其软组织会被破坏，纤维组织和骨质增生会引起关节僵硬、畸形、活动受限、功能丧失。痛风发作诱因多为饮酒、高蛋白饮食、感染、剧烈运动、口服药物（降压药、利尿剂、阿司匹林等）。

3. 尿酸性肾病　当尿酸盐结晶在肾沉积时，可引发急性肾病、慢性间质性肾炎或肾结石，称为尿酸性肾病。

1）尿路结石　尿酸性尿路结石发生率占高尿酸血症患者的40%，占痛风患者的25%。结石在高尿酸血症期即可出现，发生率与血尿酸水平及尿酸排出量呈正相关。绝大多数为纯尿酸结石，泥沙样结石常无症状，较大者有肾绞痛、血尿。当结石引起梗阻时可导致肾积水、肾盂肾炎等，严重者可致急性肾衰竭。

2）痛风性肾病　尿酸盐结晶在肾组织沉积可引起慢性间质性肾炎、痛风性肾病，占痛风患者的20%～40%，起病隐匿，早期仅有间歇性蛋白尿，随着病情的发展表现为持续性蛋白尿、肾浓缩功能受损，继而发生水肿、高血压、氮质血症等肾功能不全症状群。晚期可发展为肾功能衰竭。

（四）痛风/高尿酸血症的诊断标准

1. 高尿酸血症　日常饮食下，非同日两次空腹血尿酸水平大于420μmol/L（7mg/dL）即可诊断。

2. 痛风　高尿酸血症患者如出现特征性关节炎表现、尿路结石或肾绞痛发作，关节超声、双能CT或X线发现尿酸盐晶体沉积和（或）痛风性骨侵蚀应考虑痛风。关节液穿刺或痛风石活检证实为尿酸盐结晶可作出诊断。

3. 难治性痛风 指具备以下三条中至少一条：①足量、足疗程单用或联用常规降尿酸药物后，血尿酸仍≥360μmol/L；②接受规范化治疗，痛风仍发作≥2次/年；③存在多发性和（或）进展性痛风石。

（五）痛风/高尿酸血症的营养代谢特点

1. 嘌呤代谢 人体尿酸来源包括外源性和内源性两个途径，外源性约占20%，来自富含核蛋白和嘌呤的食物；内源性约占80%，是体内氨基酸、磷酸核糖、其他小分子化合物和嘌呤核苷酸转化最终产生的尿酸。黄嘌呤氧化酶为嘌呤核苷酸分解代谢的限速酶，将来源于ATP和其他嘌呤核苷酸的黄嘌呤和次黄嘌呤分解代谢成尿酸。人类缺乏尿酸酶，无法将尿酸催化生成尿囊素，故尿酸是人体内嘌呤代谢的最终产物。当内源性嘌呤代谢紊乱时，尿酸生成增多、排出减少，导致痛风/高尿酸血症发作。虽然外源性高嘌呤饮食并不是痛风/高尿酸血症发作的主要致病原因，但可使细胞外液尿酸值迅速增高，诱发痛风发作。因尿酸易溶于碱性液中，多食用碱性食物，可使尿液偏碱性，促进尿酸的排泄。

2. 宏量营养素代谢 碳水化合物摄入过多，可使嘌呤合成底物磷酸核糖焦磷酸生成增加。不过糖类可减少体内脂肪氧化产生的酮体过多而产生的有机酸聚集，因此也有增加尿酸排泄的作用。肾小管细胞葡萄糖转运体9（GLUT9）介导葡萄糖/果糖与尿酸的共转运，故摄入富含果糖和葡萄糖饮料可竞争抑制尿酸的排泄。蛋白质可增加嘌呤核苷酸从头合成所必需的氨基酸，使嘌呤核苷酸的合成增加，从而引起尿酸生成增加。并且，食物中的核酸多与蛋白质合成核蛋白存在于细胞内。脂肪摄入过多会抑制尿酸从肾排泄。能量摄入过多，会增加肥胖、高脂血症、糖尿病等代谢性疾病的发生风险，增加高尿酸血症和痛风发病的危险因素。

（六）痛风/高尿酸血症的营养治疗

营养治疗可通过限制外源性尿酸的摄入，增加尿酸的排泄，以降低血清尿酸水平，从而减少急性痛风发作的频率和程度，缓解并发症。但降低血尿酸水平除了要控制外源性嘌呤的摄入，还要减少内源性尿酸的生成。ATP的分解产物在黄嘌呤氧化酶的作用下会生成尿酸，因此要限制能量和糖类的摄入以减少内源性尿酸的生成。

1. 限制嘌呤 患者应长期控制嘌呤摄入。根据病情，在急性期应严格限制嘌呤摄入少于150mg/d，可选择嘌呤含量低（<25mg/100g）的食物，如白菜、芹菜、黄瓜、萝卜、青椒、番茄等蔬菜及水果，稻米、小麦、玉米等谷物，牛奶、鸡蛋、动物血、海参等含核蛋白很少的动物蛋白。在缓解期可适当放宽，视病情可限量选用嘌呤含量中等（25～150mg/100g）的食物，如红芸豆、绿豆、豆腐等豆类，猪牛羊肉、猪脑等畜禽类，菠菜、茼蒿、花椰菜等蔬菜，以及花生、杏仁腰果等坚果类。禁用含嘌呤高（>150mg/100g）的食物，如动物肝、猪大肠、白带鱼、乌鱼、海鲈鱼、牡蛎、蚌蛤、草虾、干贝等。肉煮沸弃汤食用可减少嘌呤含量。一般食物嘌呤含量为：内脏、鱼>干豆、坚果、肉>叶菜>谷类>淀粉类、水果。建议避免动物内脏、甲壳类、浓肉汤、肉汁及乙醇的摄入，限制红肉、鱼、含果糖和蔗糖食品的摄入，鼓励粗粮、新鲜蔬菜水果、脱脂或低脂奶制品及每日1个鸡蛋的摄入。常见动物及植物性食物的嘌呤含量可扫码查看资源10-2。

资源10-2

传统观点认为降低食物来源的嘌呤包括减少高嘌呤的蔬菜（香菇、豆芽、豆苗、芦笋、紫菜等）。但最近研究表明，长期习惯性食用富含嘌呤的蔬菜不会增加痛风的发作风险，甚至对高尿酸血症的发生还具有保护作用，因此不必限制其摄入。黄豆及豆制品促进尿酸排泄的作用可能超过其所富含嘌呤导致的摄入增加，对痛风的影响尚存争议。

2. 合理膳食　合理膳食是限制外源性嘌呤摄入的主要方式，不同的饮食方式对血尿酸水平的影响不同。大量红肉、海鲜、乙醇及高糖饮料和果糖的摄入会增加高尿酸血症和痛风的发病风险；富含叶酸、膳食纤维、维生素C的蔬菜、水果、乳制品、豆制品的摄入可以降低高尿酸血症和痛风的发病风险，对预防痛风发作具有积极的作用。痛风患者要适当减肥，避免饮酒和含糖饮料，忌暴饮暴食及进食过量肉类和海鲜，鼓励低脂乳制品的摄入。

1）限制能量　痛风患者多伴有肥胖、高血压、高血脂、糖尿病等，最好应控制每日能量摄入量低于正常人群10%～15%，以维持达到或稍低于标准体重。能量摄入量为25～30kcal/（kg·d），一般每日为1500～2000kcal。超重或肥胖者应减重，但减重应循序渐进，以免引起体脂分解过快而导致酮症，抑制尿酸的排泄，诱发痛风急性发作。

2）合理供给碳水化合物　碳水化合物虽使嘌呤合成底物增加，但具有抗生酮作用和增加尿酸排泄的倾向，仍是能量的主要来源，应占总能量的55%～65%。但果糖和葡萄糖可抑制尿酸排泄，因此应减少摄入。

3）适当限制蛋白质　高蛋白质饮食不但嘌呤摄入增多，而且促进内源性嘌呤的合成和核酸的分解，应适量限制蛋白质的摄入。建议控制蛋白质摄入量为0.8～1.0g/（kg·d）或50～70g/d，并以含嘌呤少的谷类、蔬菜类为主要来源，优质蛋白质可选用不含或少含核蛋白的乳制品、鸡蛋等，但不包括酸奶，因为酸奶含乳酸较多，会阻碍尿酸排泄。牛奶中嘌呤含量低，且能增加尿酸和黄嘌呤的排泄，是良好的蛋白质来源。而豆制品对痛风的影响尚存争议，因此可对进食豆制品易诱发急性痛风的患者的基因型做进一步的研究，以确定两者之间的关系。尽量不用肉、鱼、禽类等，如一定要用，可煮沸弃汤后少食。在痛风性肾病时，应根据尿蛋白的丢失和血浆蛋白质水平适量补充蛋白质；但在肾功能不全，出现氮质血症时，应严格限制蛋白质的摄入量。

4）适当限制脂肪　脂肪会减少尿酸排泄，应适当限制，可摄入40～50g/d，占总能量的20%～25%，以多不饱和脂肪酸为主，并用蒸、煮、炖、卤、煲、焯等用油少的烹调方法。

3. 充足的维生素和矿物质　B族维生素可促进组织沉积的尿酸盐溶解，有利于控制痛风。维生素C可通过阻止尿酸合成，增加尿酸排泄来降低血尿酸水平，降低痛风的发生风险。并且维生素C对痛风性炎症具有保护作用。

多供给富含矿物质但嘌呤含量较低的蔬菜和水果等碱性食物，具有降低血尿酸的作用，其中植物活性成分多数通过抑制黄嘌呤氧化酶发挥作用，促进尿酸的溶解与排出。例如，樱桃可能是通过减少尿酸的产生、增加肾小球滤过率或减少肾小管重吸收来降低血清尿酸水平。但应注意，高果糖的摄入是高尿酸血症和痛风的危险因素，并且果糖摄入量与血清胰岛素水平相关，会增加胰岛素抵抗和肥胖的风险。在有痛风病史的人群中，60%～70%患有代谢综合征，这使果糖的摄入对痛风患者健康的负面影响更大，因此高果糖水果的摄入仍需适度。

4. 严格控酒、限盐和辛辣食物　乙醇既会增加尿酸的产生，又可降低尿酸的排泄，乙醇摄入呈剂量依赖性地增加痛风发作频率。乙醇不仅促进嘌呤分解使尿酸增高，而且乙醇可以诱发糖异生障碍，使体内乳酸和酮体堆积，其中γ-羟丁酸能竞争性抑制尿酸的排泄。饮用红酒是否增加痛风发作频率目前有争议。痛风急性发作期和慢性痛风石性关节炎的患者应避免饮酒。痛风间歇期血尿酸水平达标后仍应控制乙醇的摄入总量，男性小于28g/d，女性小于14g/d。痛风患者易患高血压、高脂血症和肾病，应限制钠盐摄入，通常用量为2~5g/d。此外，强烈的香料和调味品，如辛辣调味品也不宜食用。

5. 多饮水 选择白开水和碱性饮料，饮用量应保持在2000~3000mL/d，以维持一定的尿量，碱化尿液，促进尿酸排泄，防止结石生成。可在睡前或半夜饮水，以防止夜尿浓缩。

此外，红茶摄入能够降低血清尿酸水平，但是茶因制作工艺不同，其成分存在差异，因此痛风与茶的关联还需要进行多方面的研究来证实。咖啡具有降低血清尿酸水平和痛风发病风险的作用，但咖啡的摄入是慢性肾病的独立危险因素且增加妇女骨折的风险，故茶、可可和咖啡应适量饮用。

（七）精准营养在痛风及高尿酸血症防治中的应用

目前，痛风全基因组关联分析结果表明许多基因位点被证实与痛风相关。*ABCG*、*PDZK1*、*GCKR*、*SLC22A*、*SLC2A9*等28个基因的多态性与血尿酸水平相关，大多数为肾的尿酸转运蛋白，其中*SLC2A9*基因位点可解释血尿酸3.7%的遗传变异，可以作为筛选的生物学标志和精准治疗的靶点；尿酸代谢途径中*HGPRT*、*XO*、*PRS*、*HGPRT*等关键酶基因突变可导致尿酸合成增加；*cGKⅡ*、*IL-8*、*IL-12β*及*TGF-α*等是与炎症相关的痛风易感基因；*BCAS3*、*RFX3*、*KCNQ1*被认为是调控痛风免疫信号通路的易感基因。尿酸盐转运蛋白1（recombinant urate transporter 1，URAT1），又称SLC22A12，其基因的遗传变异是导致尿酸排泄减少、血尿酸水平升高的关键因素。针对URAT1的靶向药物迄今已有8种，也是目前精准靶向治疗的研究热点。尿酸盐晶体可影响单核巨噬细胞危险相关蛋白、干扰素响应蛋白及免疫细胞因子的表达。基于肌酐、色氨酸、鸟苷和马尿酸等生物标志物的数学模型可用于识别痛风，且其准确度优于单一尿酸指标。

痛风及高尿酸血症发病涉及基因组学、转录组学、表观遗传学、蛋白质组学、免疫组学和代谢组学等多个层面。全面考虑尿酸代谢、排泄等因素，通过多组学检测技术寻找高尿酸血症特异性分子标志物，是实现高尿酸血症及痛风精准治疗的关键。

第二节 肿瘤患者的精准营养

一、概述

肿瘤（tumor）是机体在各种致瘤因素作用下，局部组织的细胞在基因水平上失去对其生长的正常调控，导致机体局部组织细胞的过度增生与异常分化形成的新生物，一般表现为局部肿块。肿瘤细胞与正常细胞相比，具有异常的形态、代谢和功能，并在不同程度上失去了分化成熟的能力。肿瘤细胞生长旺盛，具有相对的自主性，即使当致瘤因素已不存在时，仍能持续性生长，不仅与机体不相协调，还严重损害机体的正常代谢。

肿瘤根据其生物学特性及对机体危害性的不同，一般分为良性肿瘤和恶性肿瘤两大类。恶性肿瘤根据来源不同，又分为癌、肉瘤、母细胞瘤。恶性肿瘤具有侵袭性和转移性，早期常无明显的临床症状或症状轻微不典型，容易被患者忽视，而当出现促使患者就诊的症状时，恶性肿瘤往往已经发展到中、晚期，导致临床治愈的机会十分有限。因此，早发现、早诊断和早治疗对预后非常重要。多数中、晚期恶性肿瘤常见的临床表现有疼痛，厌食，发热，程度不等的营养不良，局部肿块及其引起的各种压迫、阻塞和破坏症状，有些还可有内分泌功能方面的变化。

近年来，随着人们膳食结构、生活方式、生态环境恶化等多因素的改变，恶性肿瘤的患病率不断升高。2020年世界卫生组织国际癌症研究机构的数据显示，全球癌症新发1929万例，死亡996万例，其中我国的癌症新发和死亡病例分别占23.7%和30%。恶性肿瘤已经成为威胁人类健康的一大杀手。

二、营养与肿瘤

食物是人体与外环境联系最直接、最经常、最大量的物质，也是机体内环境及代谢的物质基础。有资料显示，由癌症引起的死亡中大约35%与膳食密切相关，许多肿瘤患者死于营养不良而非肿瘤本身。恶性肿瘤的发病原因目前尚不十分清楚，目前认为是环境因素与遗传因素相互作用的结果。除了一些有遗传倾向性的肿瘤，大部分肿瘤与烟酒嗜好、膳食营养、职业接触、理化因素及医源性因素等环境因素密切相关。膳食营养（包括饮食习惯、营养素摄入不平衡等）在肿瘤启动、促进和进展任一阶段均起着重要作用。因此，营养治疗在肿瘤综合治疗中至关重要。科学的营养支持疗法在增强免疫力、减少并发症、改善恶液质、提高患者生活质量、延长生命等方面具有积极的作用。

（一）能 量

能量是反映三大宏量营养素摄入水平的间接指标。膳食总能量摄入量、体力活动和肥胖等，可以影响许多癌症的发病风险。流行病学资料显示，能量摄入过多、超重、肥胖、有久坐生活习惯的人群，其乳腺癌、结肠癌、前列腺癌、胰腺癌、胆囊癌和子宫内膜癌的患病风险增加，而有规律的体力活动和瘦型体质者可降低结肠癌和有可能降低结肠癌、乳腺癌、肺癌的患病风险。

恶性肿瘤是消耗性疾病，一方面，肿瘤细胞的迅速生长和增殖使机体能量消耗增加；另一方面，接受放、化疗及心理情绪变化也可影响食欲，导致摄食量进一步减少，加重营养不良。因此，恶性肿瘤患者应补充适宜的能量。

（二）碳水化合物

膳食中碳水化合物摄入过高或过低都是不利于健康的，碳水化合物种类的不同对肿瘤的影响也不同。有资料显示，高淀粉膳食可降低患结肠癌、直肠癌的危险性，主要机制为淀粉在结肠内被细菌发酵，产生短链脂肪酸，其中大量的丁酸有抑制DNA合成及刺激细胞分化的作用。精制糖含量高的膳食可能增加患结肠癌、直肠癌风险，并且与妇女乳腺癌的发生及死亡率直接相关。

一些多糖类的物质，如香菇多糖、猴头菇多糖、银耳多糖、灵芝多糖、枸杞多糖等具有一定的抗癌、抑癌作用。

膳食纤维是不能被人类胃肠道中消化酶所消化且不被人体吸收利用的多糖。膳食纤维中的纤维素、木质素和半纤维素一般不溶于水，不能被发酵；而果胶、树胶和其他半纤维素一般可溶于水，易被发酵。不发酵的纤维可以通过吸收水分增加粪便体积，稀释和吸附潜在的致癌物，改善肠蠕动功能，缩短食物残渣残留在体内的时间。结肠内细菌可发酵、分解纤维素产生短链脂肪酸，如丁酸、丙酸和乙酸等，降低肠道pH，抑制结肠癌、直肠癌的发生。流行病学调查结果表明，非洲居民的膳食纤维摄入量明显高于西方国家居民，结肠癌发病率显著低于西方国家居民，膳食纤维摄入量与结肠癌发病风险呈负相关。膳食纤维通过对胃肠道生理、生化环境的作用而影响口腔、咽癌、食管癌和胃癌的发生，而对子宫内膜癌、卵巢癌和前列腺癌的影响则与改变机体雌激素水平相关。因此，蔬菜、水果和全谷食物的抗癌作用可能与其富含膳食纤维有重要关系。

（三）蛋白质

膳食蛋白质摄入过高或过低均会促进肿瘤的发生。动物蛋白及总蛋白摄取量与乳腺癌、结肠癌、胰腺癌和子宫内膜癌呈正相关，而与肝癌和食管癌呈负相关。每天饮用两瓶牛奶的人较不饮用牛奶者胃癌发病率低。在社会经济条件较差及生活水平较低的人群中，胃癌的死亡率较高。因为食物摄入量的减少反映了蛋白质等营养素的摄入减少，从而会影响人体的抵抗力，使肿瘤患者死亡率增加。

蛋白质种类影响恶性肿瘤的发病风险。经常食用大豆制品者，其胃癌的发病危险性相对较低。大豆中不仅含有丰富的蛋白质，而且含有具有抑癌作用的大豆异黄酮，它有抑制胃癌、结肠癌和乳腺癌的作用。而烟熏、卤制加工过的红肉容易含有亚硝酸盐、多环芳烃、杂环胺等有害物质，大量摄入会增加胃癌、肝癌、膀胱癌等癌症的发生。

（四）脂肪

膳食脂肪摄入量和脂肪种类会影响恶性肿瘤的发病风险。乳腺癌、结肠癌、前列腺癌、子宫内膜癌等与富含饱和脂肪酸的动物性脂肪摄入量呈正相关。前列腺癌的死亡率与动物性脂肪关系显著，但与植物性脂肪无关。动物性脂肪可促使前列腺癌由弥散的非活动形式向更致命的形式转化。高脂饮食促使肝胆汁分泌增多，胆汁中初级胆汁酸在肠道厌氧菌的作用下转变为脱氧胆酸和石胆酸，脱氧胆酸和石胆酸是促癌物质，可能诱发肠癌。也有资料显示多不饱和脂肪酸与乳腺癌间呈负相关，常食用鱼油的地区，其人群肿瘤的死亡率也较低。

（五）维生素

1. 维生素A 维生素A具有将已经向癌细胞分化的异形细胞恢复正常的特殊作用，主要表现为维生素A可以阻止致癌物与机体DNA结合；可以重建宿主细胞间隙连接及细胞间接触抑制，阻止细胞无限制增殖；可以增强机体天然适应机制，修复DNA损伤，抑制肿瘤细胞生长，甚至使之逆转为正常细胞。正是由于维生素A的这种特殊作用，几乎所有起源于上皮组织的恶性肿瘤，如皮肤癌、食管癌、胃癌、肺癌、结肠癌、直肠癌、膀胱癌等的发生，都与机体维生素A缺乏有关。摄入较多类胡萝卜素，尤其是β-胡萝卜素，对食管癌、喉癌、胃癌、宫颈癌、子宫内膜癌、卵巢癌、膀胱癌等均显示有保护作用。

2. B族维生素 流行病学研究证实，食管癌高发区主食中B族维生素及烟酸常缺乏。维生素B_2可抑制黄曲霉毒素的活性，减少肝癌的发生；维生素B_6可抑制膀胱癌的进展和转移；叶酸与结直肠癌和乳腺癌的发病风险呈明显负相关；维生素B_6、叶酸和维生素PP缺乏可促进肿瘤的发生。

3. 维生素C　　维生素C具有很强的抗癌作用，可能是由于维生素C可以阻断致癌物质亚硝胺的合成；促进淋巴细胞的形成；能增强机体免疫功能；增加胶原物质的生成，增强机体自身对癌细胞的抵抗能力；加速机体致癌化合物的排出，抵消凋亡细胞的毒素；促进机体干扰素的合成；通过对癌细胞能量代谢的影响直接抑制癌细胞生长。研究表明，摄入新鲜的蔬菜和水果常与各种肿瘤的死亡率呈负相关，黄绿色蔬菜和水果中不仅含有β-胡萝卜素和膳食纤维，也含有丰富的维生素C。

4. 维生素D　　维生素D可抑制肿瘤细胞的增殖，还可通过钙的作用来抑制肠道胆汁酸及其衍生物的促癌作用。膳食钙与维生素D可预防结肠癌，而膳食磷可阻断这一防护作用；膳食高钙与维生素D可防止二甲基苯蒽的致乳腺癌作用，而膳食高磷则增加其易感性。

5. 维生素E　　摄入维生素E可使口腔癌的癌前病变发生明显逆转，可以降低肺癌、宫颈癌、乳腺癌、结肠癌的发病风险。其作用机制可能与维生素E具有抑制癌细胞的增殖，诱导癌细胞向正常细胞分化，抑制亚硝胺的形成，提高机体免疫功能，使硒和类胡萝卜素保持还原状态，从而加强这些物质的抗氧化能力的作用有关。

（六）矿物质

1. 硒　　硒具有抑癌作用，硒与结肠、直肠、胰腺、乳腺、卵巢、前列腺、胆囊、肺和皮肤等部位的肿瘤及白血病发生呈负相关。目前认为硒的抑癌机制可能有：硒作为机体内谷胱甘肽过氧化酶的必需组分，催化有机过氧化物分解，消除自由基，预防组织细胞受损；抑制肿瘤细胞生长；增加机体免疫功能，帮助白细胞和巨噬细胞消灭癌细胞；提高肝微粒体酶的活性，使致癌物转变为毒性较低的化合物。

2. 钙　　钙离子参与上皮细胞增殖和分化的全过程。钙通过与潜在性致癌物，如次级胆汁酸结合，以及通过降低黏膜增殖、增加细胞分化而降低结直肠癌的发病风险。机体钙水平是结直肠癌病因学因素之一，常规膳食时肠内钙浓度就可以抑制结肠上皮生长，降低盲肠黏膜鸟氨酸脱羧酶活性，而鸟氨酸脱羧酶在有丝分裂过程中发挥重要作用，其活性反映细胞增殖速度。结肠内的离子钙结合脱氧胆酸形成不溶性钙盐，从而抑制脱氧胆酸对结肠黏膜细胞的增殖作用，防止结肠癌变。

3. 碘　　碘过多和缺乏都会增加甲状腺癌的发病风险。长时间大量摄入含碘高的食物（如海产品）可阻断甲状腺对碘的摄取，导致甲状腺肿，增加乳头型甲状腺癌的风险。而碘缺乏可增加滤泡型甲状腺癌的发病率。碘缺乏也是乳腺癌、子宫内膜癌和卵巢癌的发病因素之一，缺碘可导致乳腺组织上皮细胞发育不良，增加乳腺组织对致癌物质的敏感性。

4. 钼　　钼是植物硝酸还原酶的组分，可以使亚硝酸还原为氨，从而消除亚硝酸盐致癌的作用。流行病学调查结果表明，缺钼地区人群中食管癌的发病率较高，土壤缺钼可导致硝酸盐在农作物内聚集。饮水中钼含量较低的地区，其人群食管癌高发。食管癌高发区患者血清、尿及头发中钼的含量比低发区低。

（七）乙醇

饮酒可增加口腔癌、咽癌、食管癌、胃癌、结肠、直肠、乳腺癌、甲状腺癌及皮肤癌的发生风险。长期大量饮酒会增加肝对乙醇分解代谢的负担，可使脂肪在肝内沉积而引起脂肪肝，使肝丧失正常功能，增加诱发肝癌的可能性。在某些部位，乙醇与其他致癌因素有着协同作用。例如，乙醇和烟草的协同作用使口腔癌和食管癌的患癌风险显著增加，在肝癌发病中，乙醇与黄曲霉毒素或乙型肝炎病毒存在协同作用。

三、恶性肿瘤营养不良的代谢特点

营养不良是恶性肿瘤患者最常见的合并症，胰腺癌、食管癌、胃癌及肺癌是营养不良发生率最高的4种癌症，有别于良性疾病导致的营养不良，恶性肿瘤营养不良具有显著的特征。

（一）静息能量消耗增多

静息能量消耗（resting energy expenditure，REE）是机体在休息状态下24h消耗的能量总和，检测方法有测定法（量热计直接测量法和代谢车间接测定法）和计算法（Harris-Benedict公式等）两种。测定法REE与计算法REE的比值在90%～110%为正常，大于110%为高代谢，小于90%为低代谢。肿瘤患者的代谢异常，使机体耗损增加，改变了患者的膳食摄入和REE，且两者互相作用。整体上，恶性肿瘤患者的REE平均升高10%，REE升高增加了患者的能量需求，然而由于肿瘤患者REE与摄食量之间的反馈调节机制被破坏，使其摄食量实际上并未相应增加，或者增加不足，从而导致显著的能量负平衡。

（二）应激相关心理社会因素影响显著

应激相关心理社会因素与肿瘤发生、发展及预后密切相关。与良性疾病不同，恶性肿瘤诊断本身、伴随症状，抗肿瘤治疗及其不良反应对患者的生理和心理都是巨大的创伤和应激，反映到患者的营养上面来，患者食欲下降、摄食减少，导致体重下降，营养不良。反过来，营养不良又导致心理、生理应激的加重，从而形成恶性循环。

（三）慢性低度不可逆炎症

炎症是肿瘤的特征，恶性肿瘤的本质是一种慢性、低度、持续、不可逆的炎症反应，炎性介质，如IL-1、IL-6、TNF-α、IFN-γ及自由基发挥重要作用。肿瘤相关性炎症可以分为肿瘤外源性炎症（即诱发肿瘤的炎症，其特征是炎症导致突变性DNA损伤，是肿瘤的发生因素）和肿瘤内源性炎症（即肿瘤细胞诱导发生的炎症，是肿瘤的发展因素），两种炎症途径交叉在一起，导致更多的炎性介质被释放，使炎症反应进一步放大，参与肿瘤本身及肿瘤相关性营养不良的发生和发展。全身炎症激起一系列大脑介导的反应，包括发热、食欲下降和味觉厌恶，是导致营养不良的重要原因。因此，肿瘤相关性营养不良是一种伴随慢性炎症反应的营养不良。

（四）消耗性代谢紊乱

恶性肿瘤作为一种代谢病，肿瘤细胞经过代谢重编程，表现出有别于正常细胞的物质代谢。其中最具特征的是有氧糖酵解（又称Warburg效应），导致乳酸大量产生，肿瘤组织与肝之间出现类似于肌肉与肝之间的乳酸和葡萄糖循环（Cori循环），肿瘤细胞不断释放乳酸进入血循环，在肝进行糖异生，产生大量葡萄糖，供肿瘤细胞摄取、利用。肿瘤糖酵解能量产生和肝糖异生消耗能量，增加了葡萄糖和ATP的无效消耗，使患者每天额外消耗250～300kcal的热量，这是肿瘤患者消瘦的原因之一，这种现象在恶液质患者更加明显。

（五）骨骼肌含量显著减少

骨骼肌消耗是恶性肿瘤区别于良性疾病的一个重要特征，与肿瘤患者的生活质量、生存时间密切相关。肿瘤细胞依靠葡萄糖和谷氨酰胺双能源供能，表达 *MYC* 基因的肿瘤细胞摄取和分解谷氨酰胺是其他氨基酸的10倍，而循环谷氨酰胺绝大多数来源于骨骼肌分解，肺是应激条件下谷氨酰胺的第二个来源。肿瘤对谷氨酰胺的大量需求导致骨骼肌及肺部肌肉消耗，这是肿瘤患者肌肉减少、咳痰能力减弱的原因。而良性疾病患者的体重下降鲜有肌肉减少，而单纯饥饿导致的体重下降多为脂肪组织的减少。

四、恶性肿瘤的营养治疗

（一）治疗目标

据报道，恶性肿瘤患者的营养不良发生率为40%～80%，这会影响肿瘤患者化疗、放疗、手术的效果及预后。营养疗法可预防和纠正癌症发展过程中所出现的营养缺乏，使患者体重丢失限制在最低限度，从而改善患者的生存质量，增强机体免疫力，提高对化疗、放疗、手术等治疗手段的耐受能力，防止肿瘤的复发和转移，提高肿瘤患者的生存率。恶性肿瘤患者营养治疗的目标是满足患者的营养需要，保持患者良好的营养状态，以保证抗癌治疗的进行，预防发生营养不良。

（二）基本原则

由于肿瘤组织代谢率较高，以及肿瘤组织造成的机体免疫、代谢反应紊乱，肿瘤患者的基础能量消耗较多，蛋白质分解速度加快，脂肪消耗较多，葡萄糖酵解使得患者对糖代谢需求增加，同时伴有多种膳食营养素吸收和代谢调控紊乱。为早期发现营养失衡，推荐从肿瘤确诊时就常规评估患者的营养摄入量、体重变化与BMI，根据病情反复评估。对有营养不良风险的患者进行营养摄入量、营养相关症状、肌肉质量、体格检查及全身炎症反应等综合评定。目前针对肿瘤患者的营养干预指征包括术前体重快速下降、白蛋白水平较低、存在严重营养不良、发生胃肠道毒副作用及晚期肿瘤患者。在恶性肿瘤营养治疗基本原则的基础上，根据患者的具体情况制订个体化的精准营养治疗方案。

1. 能量　　能量供给过多易引起患者肥胖，且多种恶性肿瘤的发生都与能量摄入过多有关；过少又易引起或加重患者营养不良，甚至导致恶病质。因此，恶性肿瘤患者能量供给要适量，应视患者营养状况、活动量、性别、年龄而定，以能使患者保持理想体重为宜。肿瘤患者的总能量消耗可通过REE和体力活动标准值公式估计，推荐摄入量与健康人相似，通常为25～30kcal/（kg·d）。

2. 碳水化合物　　碳水化合物是主要供能物质，应占总能量的60%～65%。供给足够的碳水化合物可以改善患者的营养状况，减少蛋白质的消耗，保证蛋白质的充分利用。另外，如果胃肠道条件允许，还应增加膳食纤维的供给。存在胰岛素抵抗的患者肌肉细胞葡萄糖摄取与氧化功能受损，而脂肪利用率常保持正常或升高。

3. 蛋白质　　蛋白质供给量要充足。恶性肿瘤患者有效摄入量减少，加之肿瘤高代谢，蛋白质消耗增加，并且手术、放疗、化疗也会对机体正常组织造成不同程度的损伤，损伤组织的修复需要大量的蛋白质。因此，建议患者每天蛋白质摄入量应大于1g/（kg·d），有条件者应按1.5～2.0g/（kg·d）摄入，蛋白质供给量应占总能量的15%～20%。

4. 脂肪 多种恶性肿瘤的发生都与动物性脂肪摄入过多有关。脂肪供给量要限制，应占总能量的15%～20%，其中饱和脂肪酸、单不饱和脂肪酸与多不饱和脂肪酸的比例应为1:1:1。

5. 维生素及矿物质 多种恶性肿瘤的发生都与机体某些维生素和矿物质缺乏密切相关。应根据实验室检测结果，及时予以膳食的补充和调整。建议维生素与矿物质的供给量大约等于健康人每天营养推荐摄入量，但有研究表明长期口服维生素补充制剂对预防肿瘤无明显获益，若没有特殊情况不建议大剂量使用微量营养素。

6. 肠内营养治疗 对能经口进食的营养不良或存在营养不良风险的肿瘤患者，应给予个体化的膳食指导、治疗影响进食的相关症状，富含蛋白质与能量的膳食是维持并改善患者营养状态的理想途径。当患者摄入量不足时，如患者膳食摄入量低于50%的需求量大于1周或低于50%～75%需求量大于2周时，则需及时提供口服营养补充。对长期膳食摄入不足或顽固性吸收不良的患者，推荐进行家庭肠内营养或肠外营养。

7. 运动 运动有助于维持并显著改善肿瘤患者健康相关的生命质量与自信心，降低失用性肌萎缩发生风险。若患者有意愿且有运动能力，对于任何阶段的肿瘤患者，建议其进行中等强度的体育锻炼以维持肌肉质量、机体功能及代谢状态。运动强度建议为最大心率基线的50%～75%，每周3次，每次10～60min。

（三）肿瘤免疫营养治疗

一些特定的营养物质，不仅能提供能量和营养底物、维持机体氮平衡和组织器官结构与功能，还具有调控应激状态下机体代谢、炎性介质的产生和释放，刺激免疫细胞、增强免疫应答能力、维持肠道屏障功能及直接抗肿瘤的作用。这些营养物质即免疫营养素，主要包括氨基酸、脂肪酸、核苷酸、维生素、微量元素、益生菌和益生元等。肿瘤免疫营养是对肿瘤发生发展过程中的免疫、代谢和炎症变化具有重要调节作用的靶向营养治疗，是肿瘤营养治疗的重要分支，已在手术、放化疗及肿瘤并发症治疗等多个领域得到广泛应用，对改善患者的临床结局具有积极的作用。

1. 放、化疗患者 对于盆腔肿瘤的放、化疗患者，建议使用含乳酸杆菌的益生菌预防患者腹泻和腹痛发生率，减少腹痛时间；对于口腔癌的放疗患者，应用口服锌补充剂来预防口腔炎。维生素E、钙、镁、乙酰左旋肉碱、谷氨酰胺、谷胱甘肽等免疫营养素可预防或减轻肿瘤患者化疗诱导的周围神经炎。对化疗或存在体重下降及营养不良风险的进展期肿瘤患者，可补充长链 n-3脂肪酸或鱼油以保持或改善食欲、进食量、瘦体组织及体重。

谷氨酰胺具有改善免疫功能和抗炎的作用，化疗患者补充谷氨酰胺能够改善儿童急性淋巴细胞白血病患者的营养指标，改善进展期胃癌患者的肠黏膜屏障功能及免疫功能，改善长春新碱诱导的神经毒性，改善感觉神经功能。此外，口服谷氨酰胺能够降低放疗的头颈部肿瘤患者的黏膜炎发生率及其严重程度，并且对直肠癌术前放化疗患者有一定的抗炎和减少激素应激反应的作用。但不推荐应用谷氨酰胺预防放疗诱导的肠炎或腹泻、胃炎、食管炎或皮肤毒性。

2. 血液肿瘤患者 造血干细胞移植患者，免疫营养可能降低患者的移植物抗宿主病发生率。谷氨酰胺能改善白血病诱导治疗阶段的全身营养状态，提高免疫功能，降低强化治疗阶段大剂量甲氨蝶呤相关口腔黏膜炎的发生风险。肠外应用谷氨酰胺相比肠内应用更能改善负氮平衡、缩短住院时间、降低严重的黏膜炎和血液感染的发病率。口服鱼油可降低血液肿瘤患者机体炎症风险。

3. 恶液质患者　恶液质状态常伴系统性炎性反应，*n*-3多不饱和脂肪酸（EPA等）可抑制炎性细胞因子等，拮抗系统性炎症反应。*n*-3脂肪酸或鱼油可以改善进展期肿瘤患者食欲、食物摄入量、瘦体组织及体重。β-羟基-β-甲基丁酸（β-hydroxy-β-methylbutyrate，HMB）、精氨酸和谷氨酰胺联合应用能增加肺癌患者瘦体组织。

4. 肿瘤手术治疗患者　详细内容见本章第三节。

总之，在抗肿瘤治疗阶段，特异的营养干预对于增加治疗效果、维持器官功能、减少副作用和并发症具有重要的临床意义。近年来经研究发现，肿瘤代谢可能依赖于某些特殊营养物质（如甲硫氨酸和谷氨酰胺），通过对其进行营养干预可能会抑制肿瘤细胞的增殖，而对正常细胞不存在显著影响。在肿瘤患者的营养诊断中，实验室检查中的炎症反应、激素水平、营养组合和代谢因子及产物，在反映肿瘤患者身体营养状况方面发挥重要的作用，质谱技术应用于肿瘤营养精准诊断改变了传统经验医学中依赖直觉和经验的高度不确定性。然而由于肿瘤细胞的多样性和异质性，目前针对肿瘤患者的精准营养仍在探索中。未来，伴随着对肿瘤细胞异常代谢信号通路认识的加深，极有可能通过精细化调控个体营养状态来实现对恶性肿瘤的干预、控制和治疗。

第三节　围手术期患者的精准营养

一、围手术期患者概述

围手术期（perioperative period）患者常因疾病、创伤或大手术，机体处于严重的分解代谢状态，影响一个或多个器官的功能，导致神经内分泌系统紊乱，机体发生营养障碍。而营养障碍反过来又会加重原发疾病，机体抵抗力下降而引起感染、伤口愈合延迟等并发症，使患者康复延缓或病死率升高。围手术期患者由营养不良直接或间接导致死亡的可达30%。基于解决外科手术患者的营养需求，营养支持逐渐发展起来。营养支持治疗是通过口服普通膳食或治疗性膳食、管饲肠内营养或肠外营养途径，为机体提供营养或营养素来预防和治疗营养不良，它的临床应用极大地推动了外科手术的拓展和进步。营养支持治疗通过合理补充营养物质，术前及时纠正患者的营养不良状况，术后积极进行营养支持，对于提高患者手术耐受力、减少并发症、促进术后恢复具有至关重要的临床意义。

二、围手术期患者的营养代谢特点

围手术期是指从确定外科手术治疗时起，直到与这次手术有关的治疗基本结束为止，包含术前、术中及术后的一段时间。围手术期没有特别明确的时限，一般为术前5～7d至术后7～12d。在围手术期，患者身体会出现应激反应。适当的应激反应可以抵抗手术创伤对机体的伤害，过度应激反应则导致器官功能紊乱，甚至死亡。围手术期的应激反应主要表现为由神经内分泌引起的综合病理生理变化。

（一）碳水化合物

手术创伤使机体处于应激状态，交感-肾上腺髓质系统兴奋，引起患者血液中儿茶酚胺和胰高血糖素增加，导致胰岛素抵抗，使胰岛素作用降低，进而出现术后早期的血糖水平升高。肾上腺素与去甲肾上腺素通过与肝细胞膜及肌肉细胞膜上的受体结合，使肝糖原与肌糖原分解为葡萄糖入血，抑制组织对葡萄糖的摄取和利用，使血糖保持高浓度。这种高血糖症保证了大脑组织必需的能量供应，是对机体的保护性应激反应。

（二）蛋白质

为了保证机体的能量需要，糖皮质激素促进骨骼肌蛋白质大量分解，生成的氨基酸随血液循环进入肝，经糖异生生成肝糖原，肝合成尿素增加，尿氮排出量增加，使机体呈负氮平衡状态，机体出现低蛋白血症。总氮丢失量与创伤的严重程度呈正相关，大手术时负氮平衡可达30g/d。蛋白质缺乏导致抗体生成障碍，机体免疫功能受损；血容量减少，胶体渗透压降低，组织间隙易出现水潴留，导致内脏水肿，愈合延迟，易合并感染。

（三）脂肪

在应激状态下，为保证能量供应，在肾上腺素、去甲肾上腺素、糖皮质激素、胰高血糖素的协同作用下，机体脂肪组织分解代谢增强，脂肪动员使血液中的脂肪酸与甘油浓度升高，甘油作为糖异生的原料，脂肪酸氧化供能。大手术后每天消耗脂肪可达200g。脂肪分解过度可引起必需脂肪酸缺乏，导致细胞膜通透性增加的病理性改变，使机体细胞再生和组织修复能力降低。

（四）维生素

维生素与创伤及术后愈合和康复的关系密切。维生素A能维持上皮细胞的正常增殖与分化；B族维生素参与能量代谢；维生素C对胶原蛋白合成和伤口愈合有促进作用；维生素D可促进钙、磷吸收，有助于骨折修复愈合；维生素K参与凝血过程，可减少术中和术后出血。故应足量补充各种维生素，促进术后伤口愈合。

（五）水、电解质

术后患者体内抗利尿激素和盐皮质激素释放增加，影响水、电解质代谢。表现为水钠潴留，钾排出量增加。在尿氮排出增加时，磷、硫、锌、镁排出量也增加。

三、围手术期患者的营养治疗

（一）术前营养治疗

术前营养状态与患者临床结局密切相关，施行大手术患者术前应进行营养状况评估。经过筛查和评估，对有营养不良或存在营养不良风险的患者实施营养治疗，以改善患者的血红蛋白、血清总蛋白及其他各项营养指标，最大限度地提高其手术耐受力。

1. 口服营养补充　当患者饮食不能满足自身能量需求时，特别是营养不良的肿瘤患者、有高营养风险的腹部大手术患者均应在术前给予口服营养补充（oral nutritional supplement,

ONS），实施7～14d的营养治疗。若口服和仅肠内途径不能满足患者小于50%的能量需求且持续时间大于7d时，应采用肠内营养联合肠外营养的治疗方式。当患者需进行营养治疗，但存在肠梗阻等肠内营养禁忌证时，应尽早实施肠外营养。肌肉减少症的老年患者可以术前连续5～7d口服补充精氨酸、n-3脂肪酸、核糖核酸等免疫营养补充剂。营养治疗应按标准流程进行以减少并发症的发生。

2. 能量及营养素需要量 对非肥胖患者，以25～30kcal/（kg·d）为标准饮食能满足大多数手术患者的能量需求，对于BMI≥30肥胖患者，按照正常能量目标量的70%～80%供给。碳水化合物应作为主要能量来源，供给量占65%左右。脂肪供给量可略低于正常人，占15%～20%。机体处于创伤、感染等应激状态时，蛋白质分解增多，急性期蛋白合成增加，必需氨基酸需求量将相应增加。在提供足够能量的前提下，足量蛋白质供给可纠正负氮平衡、修复损伤组织、促进蛋白质合成，改善患者预后，明显降低危重患者的死亡风险。对大多数择期手术胃肠疾病患者提供1.2～1.5g/（kg·d）蛋白质能达到理想的治疗效果，接受大型手术或处于重度应激反应的患者对蛋白质的需求量更高，按照1.5～2.0g/（kg·d）的标准补充蛋白质。维生素和微量元素在维持机体正常代谢、促进生长发育和维持机体生理功能方面发挥着重要作用，由于其不能在体内合成或合成量不足以满足机体需要，因此需要由外源性补充。

3. 糖预处理 对于大部分患者没必要在术前一晚即开始禁食，目前提倡在术前给予糖预处理，没有特殊误吸风险的手术患者允许口服清流食至麻醉前2h，进食固体食物至麻醉前6h。术前一晚和术前2h口服碳水化合物可减轻患者围手术期口渴等不适感，有助于减轻术后胰岛素抵抗和缩短住院时间。术前一晚口服碳水化合物800mL，术前2h口服400mL，并不增加患者的误吸风险。

（二）术后营养治疗

外科手术会对机体组织造成不同程度的损伤，如失血、发热、物质代谢紊乱、消化吸收功能降低及感染等。术后营养支持的目的就在于尽快改善患者的营养状态，促进机体恢复，最大限度地减少并发症的发生。

1. 肠内营养为主 术后营养支持原则上以肠内营养为主。消化道是人体内最大的免疫器官，消化道相关淋巴组织包含有体内60%～70%的淋巴细胞，在天然和获得性免疫反应中均发挥重要作用。肠黏膜屏障功能的完整对于阻止肠道内细菌和内毒素移位至关重要，持续的胃肠道废用会导致消化道黏膜屏障完整度的破坏、菌群紊乱等改变。肠内营养能够刺激胃肠液和胃肠激素分泌，增加肠蠕动，有助于维护肠黏膜屏障，保持肠道生物屏障的完整，维持肠道免疫功能等。

2. 胃肠手术后早期恢复经口进食 胃肠手术后早期恢复经口进食能降低机体高分解代谢反应和胰岛素抵抗，减少炎性因子释放，促进合成代谢和机体恢复，维护肠黏膜屏障及免疫功能，防止肠道细菌易位。术后需要在排气后才给予肠内营养的传统观念正在被快速康复外科的理念所取代。对复苏良好的择期手术患者，术后尽可能早期（结直肠术后4h，胃术后24～48h内）给予肠内营养是安全的，即使对接受消化道吻合手术的患者也不会增加瘘的风险。早期经胃肠道进食将有助于保护胃肠腔绒毛结构和紧密连接的完整，促进胃肠道免疫机能的恢复等，从而明显减少术后并发症的发生。

3. 术后营养配方 对于术后营养配方，推荐大部分患者使用标准整蛋白配方，经流食、半流食、软食逐渐过渡至普通饮食。通常采用少食多餐的供给方式。胰腺炎等空肠置管患者可从要素型营养制剂开始。管饲的患者尽可能在术后24h内即开始用低流速（10~20mL/h）进食，根据患者胃肠道耐受情况逐渐增加流速和营养制剂用量，通常5~7d达到目标摄入量。

4. 术后能量及营养素需要量 术后患者对能量及各种营养素需求增加，能量供给需充足，可以减少机体组织消耗、促进创伤修复。卧床患者每日可给予男性2000kcal、女性1800kcal的能量，或按照公式进行个性化计算。蛋白质是维持组织更新修复的重要原料，应给予高蛋白饮食以纠正负氮平衡。充足的碳水化合物可发挥节约蛋白质的作用，使机体向正氮平衡转化。脂肪能量密度高，供应占比可为总能量的20%~30%。

（三）出院后营养治疗

围手术期接受营养治疗，且口服营养仍不能满足能量需求的患者，出院前应常规进行营养状况再评估。食管癌、胃癌、胰腺癌等肿瘤根治术后的患者出院后应进行密切随访，根据其营养状况，给予膳食指导、口服营养补充等营养治疗。胃手术、结直肠手术的患者和因骨折进行手术治疗的老年患者出院后给予口服营养补充，可改善其营养状态和提高生活质量。

四、围手术期患者的免疫营养治疗

手术创伤应激会导致免疫细胞浸润，细胞因子、炎症因子等大量释放，以参与局部的炎症反应和组织修复。如不能得到有效调控，特别是对于基础营养不良或高营养风险的患者，病情可能加重恶化导致全身性炎症反应综合征，甚至多器官功能障碍综合征。因此，在提供热量和氮源支持，促进愈合和避免瘦体组织过多丢失的基础上，通过添加特定营养素以调节由手术应激导致的炎症免疫反应，成为目前围手术期营养支持的重要研究方向。

围手术期免疫营养可降低术后感染发生率和缩短住院时间。胃肠道肿瘤大手术患者，无论营养状况如何，推荐术前5~7d即开始免疫营养治疗，持续至术后5~7d，胃肠道功能尚可的患者首选肠内免疫营养治疗。

（一）精氨酸

精氨酸是机体在疾病、创伤、应激状态下的必需氨基酸，具有促进合成代谢激素分泌以调节免疫细胞功能等作用。对于肿瘤围手术期患者，精氨酸对患者的长期生存和无病生存期改善也有一定效果。但对脓毒症患者需慎用精氨酸。

（二）谷氨酰胺

谷氨酰胺是人体内含量最为丰富的氨基酸，但机体处于应激分解状态时，谷氨酰胺会被迅速耗竭，因此是一种条件必需氨基酸。谷氨酰胺的缺乏会明显影响机体的免疫和肠屏障功能。但对围手术期是否应用谷氨酰胺还需要进一步的临床研究验证。

（三）n-3脂肪酸

n-3脂肪酸是人体不能合成的必需脂肪酸，在鱼油中含量丰富。n-3脂肪酸具有维持细胞膜稳态的作用，也具有明确的抗炎效应。在围手术期添加n-3脂肪酸有助于降低感染风险，缩短重症监护病房住院和总住院时间。

（四）益生菌

益生菌是指一类对人体产生有益作用的活菌群，如果摄入数量充足，是能够有效促进人体健康的微生物。在肠内营养制剂中添加益生菌，具有维持肠道内的菌群平衡和肠黏膜屏障功能的作用。对于结直肠肿瘤、肝移植、肝切除等围手术期患者，益生菌类的使用有助于改善肠道菌群失衡、减少感染并发症、减少抗生素用量及缩短住院时间等。

思　考　题

1. 什么是血糖生成指数（GI）和血糖负荷（GL）？
2. 简述糖尿病的营养代谢特点。
3. 简述糖尿病的营养治疗目的及原则。
4. 简述肥胖的主要临床表现、危害及营养代谢特点。
5. 简述肥胖的营养治疗原则。
6. 简述痛风的营养代谢特点。
7. 简述痛风的营养治疗目标及原则。
8. 简述恶性肿瘤患者的代谢特点。
9. 简述恶性肿瘤患者的营养治疗原则。
10. 简述围手术期患者的营养治疗原则。

参 考 文 献

陈沫汐, 陈伟. 2022. 基于单核苷酸多态性指导的精准营养减重现状及进展. 中华预防医学杂志, 56(2): 132-137.

陈培战, 王慧. 2016. 精准医学时代下的精准营养. 中华预防医学杂志, 50(12): 1034-1041.

葛均波, 徐永健, 王辰, 等. 2018. 内科学. 北京: 人民卫生出版社.

焦广宇, 蒋卓勤. 2010. 临床营养学. 北京: 人民卫生出版社.

凯涛, 石汉平. 2017.《欧洲临床营养和代谢学会指南: 外科临床营养》解读. 中国实用外科杂志, 37(10): 1132-1134.

李融融, 肖新华. 2019. 精准营养治疗应用于2型糖尿病的前沿进展. 中华糖尿病杂志, 11(3): 149-152.

李鑫德, 李长贵. 2018. 原发性痛风和高尿酸血症的精准分型及治疗研究进展. 精准医学杂志, 33(6): 550-554.

孙铭遥, 陈伟. 2022.《中国超重/肥胖医学营养治疗指南(2021)》解读. 协和医学杂志, 13(2): 255-262.

吴翠珍, 张先庚. 2012. 营养与食疗学. 北京: 中国中医药出版社.

于康. 2004. 内分泌代谢性疾病的营养治疗. 北京: 科学技术文献出版社.

曾学军, 邹和建. 2020. 痛风及高尿酸血症基层诊疗指南(2019年). 中华全科医师杂志, 19(4): 293-301.

张知格, 谈善军, 吴国豪. 2021. 欧洲临床营养与代谢协会肿瘤病人营养治疗实践指南解读. 中华消化外科杂志, 20(12): 1259-1271.

中国抗癌协会肿瘤营养专业委员会. 2020. 恶性肿瘤营养不良的特征. 肿瘤代谢与营养电子杂志, 20(12): 276-282.

中华医学会糖尿病学分会. 2021. 中国2型糖尿病防治指南(2020年版). 中华糖尿病杂志, 13(4): 315-409.

本章思维导图

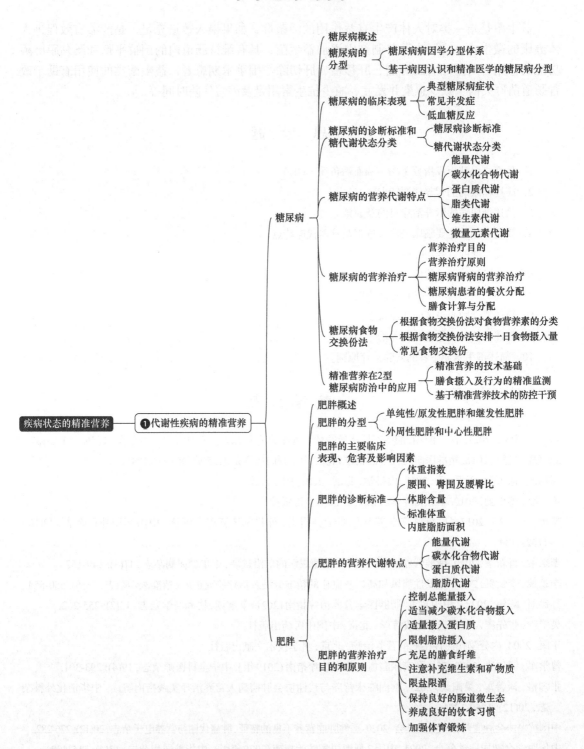

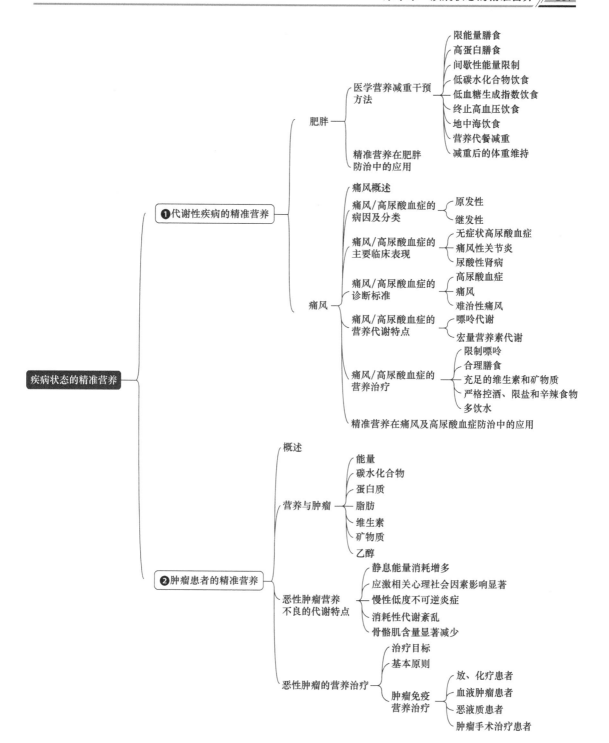

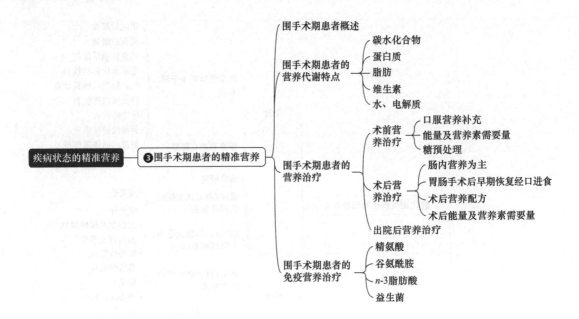

第十一章 运动人群与精准营养

学习目标：

（1）了解精准营养和运动人群、运动能力的关系；

（2）熟记并解释运动对各类营养素代谢过程的影响；

（3）理解机体在不同运动过程中的供能体系；

（4）了解运动热能代谢特点和计算方法；

（5）解释并比较不同情况下运动人群的营养特点。

随着社会经济的发展和物质生活水平的提高，人们对营养与健康的关系日渐重视，营养消费意识逐渐从"大众化"向"个性化"转变，精准营养研究已成为全球生命、营养科学领域的研究前沿和热点。营养指导的精准人群定位是贯彻落实健康中国合理膳食行动和国民营养计划的有效途径。

本章围绕"运动"与"精准营养"两大要素，对运动人群营养素的代谢和运动员的精准营养进行了阐述，重点介绍了糖类、脂质、蛋白质、矿物质、维生素、水及膳食纤维与运动的关系，运动的供能体系，以及运动员不同情况下的营养需要，为国民的运动营养健康提供理论指导。

第一节 运动人群与精准营养概述

一、精准营养与运动的关系

营养关系到人们的生存和身体健康，而食物又是人们赖以生存、保障身体健康的重要物质基础。机体通过摄取食物中所含的各类营养素维系我们的生命健康。如果某些营养素长期短缺或过量，会引起相应的营养素代谢紊乱，损害身体健康。精准营养又称为个体化营养，是指在饮食干预期间，综合个体或者群体遗传背景、生活习惯、生理状态、代谢特征等情况，提出个性化方案，并基于个性化的营养支持，来有效地达到优化健康或预防、管理、治疗疾病等目的。通过精准营养可直接、有效地对机体进行个性化营养补充，避免营养缺乏或过剩，使机体达到最佳的生理状态。

针对个体或者群体特征的精准营养，搭配科学的体育活动，有利于增强居民体质和提高健康水平，也有助于提高运动人群的竞技水平和运动能力。反之，营养不良不仅会导致训练效果和体能的下降，还会对训练后的身体机能造成一定影响，甚至危害身体健康。尤其是专业运动员在训练、备战、比赛、赛后等不同周期，身体呈现出不同状态，需要精准地控制营养摄入，才能保持高水准的体能、爆发力和反应速度。基于运动人群，运用精准营养的饮食干预策略，通过综合不同人群运动时的能量消耗、各种营养素的均衡摄入、食物摄入后体内的代谢变化与作用，以及营养补充剂的合理补充与运动能力的关系等多种特征，深入研究不同人群在不同运动强度和不同运动时间下机体的营养需求，并结合个体差异，不断制定与调整营养干预措施，使营养状态与运动需求相适应，增强机体健康水平，提高运动能力，从而实现对不同运动人群的精准营养。

二、精准营养对运动人群的作用

营养素对运动人群的运动状况及运动能力具有重要影响。当运动人群膳食平衡、营养全面，身体有足够的营养储备保证新陈代谢时，才能支持身体做高强度运动。在缺少营养的情况下，人体的能量和营养需要无法得到满足，会出现头晕、无力、肌肉酸痛、晕厥等症状，影响身体功能和运动状况。因此，针对运动人群的精准营养可有效避免运动过程中出现不良的反应。

（一）精准营养可满足运动人群的能量需求

运动人群对能量的要求高于一般人。在运动之前针对性地对机体进行能量的补充，可增加体内的肌糖原和肝糖原。体内充足的能量能够提高运动人群的耐力和适应性，达到运动目的，提高运动水平。

（二）精准营养可缓解运动人群疲劳

长时间运动会导致运动人群的体力下降、水盐失调及运动后神经疲劳等症状，针对性地及时补充各类营养物质可有效缓解或避免这些症状的发生。例如，及时补充糖类等能量物质可有效预防低血糖和减轻疲劳感；适时补水可以改善运动人群机体脱水状况；及时补充矿物质能够缓解体内的电解质失调，避免出现肌肉痉挛等问题。

（三）精准营养有利于运动人群身体机能恢复

运动能促进机体的新陈代谢，但同时也会引起细胞的炎症和氧化应激。适当地补充营养可加快机体的新陈代谢和细胞修复，迅速恢复身体机能，为下次运动做好充分准备。

（四）精准营养可增强运动人群的免疫力

人体在营养不良时，免疫力下降，更易感染细菌和病原体。精准地补充营养可增加运动人群的肺活量、锻炼心肺功能、增强机体免疫力、降低各种慢性病的发病率。

（五）精准营养符合运动人群的特别要求

由于运动的多样性和运动人群的特殊性，部分运动人群会对体重、体脂、爆发力等有特别的目标要求。针对不同需求的人群，通过精准营养可满足人体生理机能和新陈代谢所需的营养素，调节机体内的部分代谢，达到既定目标。例如，摄入膳食纤维可以增加饱腹感控制运动人群体重；适当补充碳水化合物和矿物质有利于提高机体爆发力。

第二节　营养素与运动的关系

一、糖类与运动

（一）糖类的代谢

糖在生物体内经过一系列的分解反应后，能释放出能量以维持机体生命活动。人体内的糖代谢主要分为两类：糖的合成代谢和分解代谢。其中，糖的分解代谢主要有以下几种途径。

1. 糖的有氧氧化　糖的有氧氧化是糖氧化供能的主要形式，是指机体在有氧条件下将葡萄糖彻底氧化生成 H_2O 和 CO_2 并释放能量的过程。在有氧条件下，1分子葡萄糖可以生成 $30\sim32$ 分子的ATP并释放大量能量。糖的有氧氧化分为三个阶段：第一阶段为糖酵解过程，葡萄糖在细胞质中经过一系列酶的催化作用分解为丙酮酸；第二阶段为丙酮酸进入线粒体内的过程，在催化酶作用下氧化脱羧生成乙酰辅酶A（乙酰CoA）；第三阶段为三羧酸循环和氧化磷酸化过程，在线粒体中乙酰CoA参与一系列酶促反应构成的循环反应，同时生成大量的ATP、H_2O 和 CO_2。

2. 糖的无氧酵解　糖的无氧酵解是机体在无氧或者低氧环境中的主要供能途径。由于氧气供应相对不足，糖代谢不完全，葡萄糖在细胞质中经过一系列酶的催化分解生成大量乳酸，并释放少量的能量。在无氧或缺氧条件下，1分子葡萄糖只能生成 $2\sim3$ 分子的ATP。但在剧烈的运动中，糖的无氧酵解可以及时为身体提供能量，这是保持良好运动能力的关键。

3. 磷酸戊糖途径　磷酸戊糖途径是指葡萄糖在不经过糖酵解和三羧酸循环反应下，直接氧化进行脱氢和脱羧的过程。磷酸戊糖途径不生成ATP但能产生大量的NADPH，能够为脂质合成等生化反应提供还原剂。此外，该途径产生的磷酸核糖等中间产物也能为机体中其他合成与代谢反应提供反应原料。

（二）运动与糖代谢

糖代谢生成的ATP是运动中最直接的能量来源，但体内ATP存储量只能维持几秒，不能支撑长时间运动，所以运动过程中需要不断合成ATP释放能量。糖代谢具有含氧量少、供能迅速、代谢完全等优点，可在任何运动状态下为机体供能。研究运动中的糖代谢对于维持运动人群的身体状态和运动能力具有重要意义。

运动初始阶段，机体首先利用糖类氧化供能。随着细胞含氧量的减少，当有氧氧化能量不能满足机体需要时，贮存的肌糖原变成主要能量供体。此时，机体通过神经调节和激素调节，增加肾上腺素、去甲肾上腺素和糖原的输出，减少胰岛素的分泌，激活并增加糖原磷酸化酶，分解肌肉和肝内的糖原。随着运动时间或强度的增加，机体内的糖原储存量不断减少。随着糖原在体内消耗殆尽，脂肪的氧化作用变成主要的能量来源，从而使身体中的脂肪酸含量升高。此外，糖类的代谢与运动带来的疲劳感密切相关，当机体内肌糖原和肝糖原的含量下降时，运动肌肉会出现疼痛，运动能力有所下降，机体也会感觉到强烈的疲劳感。糖类代谢与疲劳感的相关性可能涉及多种机制：糖类能随着血液循环到达全身，为中枢神经系统提供能量，当供能减少或者缺乏时，神经系统对能量的需求无法被满足；肌肉中糖原作为脂肪代谢的重要信号，其含量高低决定脂肪代谢和利用的程度；糖原耗竭后，机体主要供能物质由糖类转为脂肪，能量释放速度减缓，机体无法得到能量的及时补充。

二、脂质与运动

（一）脂质代谢

1. 脂肪代谢　脂肪的合成主要有糖转化为脂肪和食物中的脂肪转化为体内脂肪两个途径。脂肪合成所需要的原料有脂肪酸和磷酸甘油。磷酸甘油由糖代谢的中间产物磷酸丙糖或摄入食物中的甘油成分经过生化反应生成。脂肪酸在经过脂酰辅酶A合成酶的活化后生成脂酰辅酶A，可以与磷酸甘油发生反应生成磷脂酸，并在酶的催化下进一步生成脂肪。脂肪的分解则是在脂肪酶的作用下，脂肪逐步分解成脂肪酸和甘油，脂肪酸又进一步分解成乙酰CoA，并进入三羧酸循环被氧化分解成水和二氧化碳，释放能量的过程。

2. 磷脂代谢　　磷脂按其组成结构可以分为磷酸甘油酯和神经鞘磷脂两类。

磷酸甘油酯的合成途径包括葡萄糖经磷脂酸的全程合成途径和直接以糖代谢的中间产物磷脂酸为原料合成磷脂的半程途径。前者主要是合成卵磷脂和脑磷脂等，后者主要合成心磷脂和磷脂酰肌醇等。磷酸甘油酯的分解则是通过磷脂酶的催化作用，水解为甘油、脂肪酸、磷酸及含N碱物质。

神经鞘磷脂含有脂肪酰基、磷酸胆碱和神经鞘氨醇等成分，其合成是在内质网经多种辅酶作用，以软脂酰CoA及丝氨酸为原料合成的。神经鞘磷脂分解是通过神经鞘磷脂酶作用，使磷酸酯键断裂并水解产生磷酸胆碱及神经酰胺。

3. 胆固醇代谢　　胆固醇在体内有游离态和结合态两种形式。在肠道内经过酶的催化，结合态的胆固醇会分解成游离态，而大部分游离态的胆固醇会重新酯化成结合态，并与游离胆固醇、磷脂、甘油三酯和蛋白质形成乳糜微粒进入血液循环；部分胆固醇会被还原成二氢胆固醇，随胆固醇进入肝肠循环，在肠道也会形成粪固醇；部分胆固醇或胆固醇酯会随表皮细胞或皮肤排出体外。

（二）运动与脂质代谢

人体在运动时通过调节肾上腺素、去甲肾上腺素、胰高血糖素和胰岛素的水平促使体内的甘油三酯分解加速，生成大量的游离脂肪酸，在肌肉组织内氧化并释放出能量，满足肌肉收缩的能量需求，进而减少脂肪组织的体积和质量，达到减肥的效果。脂肪组织内脂肪分解速度和人体氧化利用脂肪酸能力决定了人体内的脂质代谢水平，但运动强度、运动水平、个体差异等因素都会影响运动中的脂肪代谢程度。在中低等的运动强度时，脂肪组织内脂肪分解加快，运动中的供能更依赖于脂肪组织内分解脂肪酸的氧化，但随着强度的增大，用于分解氧化的总脂肪量反而有所减少；系统的运动训练调节骨骼肌线粒体数量、体积、单位肌肉毛细血管密度、线粒体酶和脂蛋白脂酶的活性，提高人体对脂肪酸的氧化利用能力；不同人群体内脂肪的分解速度及脂肪酸氧化能力存在显著差异。

运动能显著影响机体内的脂蛋白水平。长时间运动能有效改善血脂水平，减少血液中甘油三酯、总胆固醇和低密度脂蛋白的含量，提高高密度脂蛋白的含量。低水平的低密度脂蛋白和高水平的高密度脂蛋白能帮助机体进行脂类物质的运输、利用和排泄。运动能够增强脂代谢关键酶（如脂蛋白酯酶和卵磷脂-胆固醇酰基转移酶）的活性，加速富含甘油三酯的乳糜微粒和极低密度脂蛋白中甘油三酯的降解，促进高密度脂蛋白的合成。此外，运动可以改善载脂蛋白代谢紊乱。载脂蛋白代谢紊乱可能是引起动脉粥样硬化的病因，血浆载脂蛋白AI和载脂蛋白B的比值与动脉粥样硬化程度呈负相关。运动能够升高血浆载脂蛋白AI的水平，降低载脂蛋白B的水平，对改善动脉粥样硬化具有积极意义。

由于脂肪供能存在含氧量高、供能缓慢、代谢不完全等特点，脂肪代谢无法支持人体进行长时间的运动，可能存在以下几种限制机制：脂肪代谢产生的大量脂肪酸与血清蛋白形成血浆脂蛋白复合体，过量的血浆脂蛋白复合体会抑制多种酶的活性，影响机体内的代谢反应，同时减慢血液循环速度，增加血液黏滞性，减少机体供氧量；长时间运动中，相较于肌组织内甘油三酯供能，机体更依赖于血浆内的游离脂肪酸供能，当血浆中脂肪酸含量降低时，机体的供能也会受到影响；运动会减少机体的糖原含量，而糖代谢中的产物草酰乙酸是脂肪酸氧化的重要原料，草酰乙酸的减少会抑制乙酰辅酶A参与三羧酸循环，进而影响脂肪酸的氧化，同时酮体生成量的增多也会显著抑制脂质分解作用，影响机体运动。

三、蛋白质与运动

（一）蛋白质代谢

1. 蛋白质合成与分解 正常机体可以实现体内蛋白质分解和合成的动态平衡，维持生理活动及新陈代谢。体内蛋白质的合成分为转录和翻译两个过程。转录是指RNA合成，即在相关酶的催化下，根据DNA链上的碱基序列确定并排列RNA的碱基序列。翻译是指蛋白质的合成，根据mRNA上的遗传信息确定并排列蛋白质的氨基酸序列。蛋白质的分解则是指蛋白质经胃中的胃蛋白酶作用后，又经胰腺的蛋白酶继续作用，变为短肽和游离氨基酸，剩下的短肽继续被小肠黏膜分泌的寡肽酶水解，经过酶作用后剩下的二肽在肠黏膜细胞中的二肽酶作用下，最终形成游离氨基酸的过程。

2. 氨基酸代谢 由于不同的氨基酸存在结构上的差异，其代谢方法和途径也各不相同。蛋白质水解后的氨基酸在体内有多种去向：作为合成蛋白质的原料循环使用；合成含氮化合物；转化成糖原和脂肪；代谢变为尿素、尿酸、肌酐等排出体外等。

氨基酸代谢中最主要的是脱氨基作用，是指从有机化合物分子上除去氨基的酶促反应。脱氨基作用有氧化脱氨、转氨、联合脱氨和非氧化脱氨等多种方式，其中联合脱氨是体内最为重要的方式。脱氨基作用在氨基酸代谢中担任着至关重要的角色。非必需氨基酸的合成、糖原和脂肪的转化、氧化提供部分能量等都需要脱氨基作用的参与。

除了脱氨基作用，部分氨基酸代谢还涉及脱羧基作用。氨基酸通过脱羧基作用转变成多种胺类物质（扫码查看资源11-1），在体内发挥多种生理功能，如牛磺酸对于神经传递、视觉形成、脑发育有重要作用，5-羟色胺是一种重要的抑制性神经递质。此外，有些氨基酸还参与含硫氨基酸、芳香氨基酸、支链氨基酸及一碳单位的代谢过程。不同的氨基酸代谢途径都是机体不可缺少的重要反应，对于调节体内氮平 资源11-1
衡、合成生理活性物质、维持机体正常功能具有重要意义。

（二）运动与蛋白质代谢

运动使体内蛋白质代谢发生变化，但不同性质的运动对蛋白质代谢的影响有所差异。耐力型运动使蛋白质分解加强，合成速度减慢，机体氮排出量增加；力量型运动在使蛋白质分解加强的同时，活动肌群蛋白质的合成也加强并大于分解的速度。

在正常机体中，蛋白质是糖、脂肪和蛋白质中提供能量比例最小的大分子。但在长时间或高强度运动下，当肌糖原耗竭时，部分支链氨基酸的氧化作用会大幅增强，同时释放出大量能量以维持机体能量需求和运动状态。此外，机体内糖原的含量下降会影响氨基酸等物质的糖异生作用，机体能量缺口加大时，机体会加大对脂肪和蛋白质等物质的利用。蛋白质的分解代谢及氨基酸的糖异生作用可以有效补充大脑和骨骼肌对糖的需求。运动可以调节肌肉组织的蛋白质合成和分解，肌纤蛋白和肌凝蛋白等是肌肉收缩的物质基础。运动能使肌肉蛋白质含量增加，肌纤维加粗，肌肉力量加大，而长期运动诱发的肌肉疲劳会加快肌肉分解，同时抑制肌肉合成，影响运动状态。运动也会导致组织蛋白的净降解，由于运动会增加氨基酸的氧化和糖异生作用，氨基酸代谢加快。当体内的氨基酸无法得到快速补充时，组织蛋白降解以维持充足的氨基酸代谢库。另外，高强度运动后，机体容易由于激素、神经调节、肌肉收缩等高负荷过程发生细胞破损，进而导致机体发生负氧平衡，甚至运动性贫血等不良反应。及时补充蛋白质能有效满足机体对蛋白质的需求、增强肌肉力量、促进血红蛋白的合成、加速消除运动疲劳，对缓解运动能力的下降具有重要意义。

四、矿物质与运动

汗液中存在大量的钙、铁、钠、镁等矿物质。运动会产生大量汗液，从而导致矿物质流失，影响运动能力和竞技状态。及时补充多种矿物质元素能加快各离子的恢复速度，有助于维持正常生理功能，保持运动能力。运动饮料中添加的钠离子、钾离子、镁离子、氯离子等矿物质有利于刺激下丘脑，保持体液平衡、避免体液过度流失。

运动训练量的增多会使肌红蛋白与血红蛋白的供氧量增加，在有氧代谢中相关醇的需求也会增强，从而增加铁元素的需求量。长时间或者高强度的运动容易导致机体压力过大，红细胞坏死和溶血现象增多，机体需要补充更多的铁元素以合成和维持充足的红细胞。

运动中机体神经和肌肉细胞的兴奋性关系到其运动能力和竞技状态，钙、钠、钾、镁等离子能够参与神经冲动的传递、肌肉的收缩和舒张、心脏的跳动等各种生理过程，适当补充矿物质能避免神经肌肉组织的神经传导障碍，影响运动的灵敏性和肌肉耐力，包括肌肉抽搐、反应迟钝等各种不良反应。

运动中往往会引起机体损伤，包括自由基的增多、细胞坏死、骨骼关节受损等。钙能促进骨骼的沉积，调节成骨与破骨平衡，增加骨密度。锌能够参与蛋白质合成及组织修复，是机体恢复必需的重要元素。硒作为抗氧化因子，能有效降低运动机体自由基含量，减轻组织损伤程度。运动后及时补充矿物质能有效修复损伤，增强机体免疫。

五、维生素与运动

维生素是能量代谢的辅助因子。运动能增强能量代谢，加快维生素在体内的周转率，降低胃肠道对维生素的吸收率。适量摄入维生素有利于改善神经系统功能，及时生成能量，维持人体运动状态。例如，在游泳、马拉松、体操、乒乓球等耐久力和神经系统负担较重的运动项目中，运动员可以适当地补充维生素B。运动会引起机体氧化代谢强度增加，适量补充维生素E对降低血液中脂质过氧化物有一定的促进作用。适当补充维生素C能增强机体免疫功能、缓解机体疲劳、减轻肌肉酸痛、增强体能和保护细胞免受自由基损伤。但过度摄入维生素也会引起机体的不良反应，如摄入过多的维生素C则会影响其他营养素的利用，还会导致尿液排出大量草酸结晶，增加尿酸排出，出现腹泻等病症。

六、水与运动

人体中水的平衡通过水的摄入与排出来调节。运动时机体通过汗液排出体热，水代谢速率加快，水平衡被打破，水分大量流失。适量补充水分能有效维持运动状态，保证机体健康。

运动影响机体内水代谢主要表现在：机体在运动时，由于个体差异，运动强度、运动时间、环境温度、湿度等因素存在不同，出汗率和出汗量都会受到影响；机体出现大量汗液后，体内含水量减少，肾中的血流量和肾小球的滤过率会受到调节，出现少尿甚至无尿的现象；运动时相较静息时，机体的呼吸更为频繁，幅度也更为剧烈，水分通过呼吸道的丢失也随之增加，加剧机体失水量；运动时机体的代谢作用更为旺盛，在能量代谢中，各种大分子的氧化分解均会生成水分。

七、膳食纤维与运动

目前关于膳食纤维对机体体力和运动能力影响的研究较少。对于举重、跆拳道、体操等有体重级别要求的运动员来说，膳食纤维能够有助于控制体重，在减脂期间增加膳食纤维摄入，可减少热量的摄入，有效缓解节食带来的饥饿感。此外，肥胖、2型糖尿病等特殊运动人群也可以通过摄入膳食纤维保持血糖稳定，避免运动、过度饥饿导致的暴饮暴食等不良行为。

第三节　能量与运动的关系

一、能量概论

能量是人体的生命之源，用于日常运动和维持体温、心跳、呼吸等各种生理活动，能量的新陈代谢是人类所有生命行为的基础。机体的能量代谢活动是能量释放、转移和利用的总称。机体吸收的大量营养素（糖、脂肪和蛋白质）会在身体里被分解，并产生化学能，身体将这些化学能大部分转换到ATP中，以满足各项生理机能，而剩下的能量则会转换为热量，以保持身体的温度和能量。

机体不产生、不吸收或消耗能量，只根据机体需求将能量转换成其他形态。体内能源需求与能源供给的平衡关系对身体机能有很大影响。如果人体吸收的热量不够，就会调动身体中储存的脂肪和糖进行补充，如果长时间消耗脂肪和糖至耗竭，就会进一步消耗掉身体中的蛋白质，从而造成机体的营养不良。能量摄入过多时，多余的能量会在体内转化为脂肪，脂肪过量容易导致肥胖、高血压、冠心病、脂肪肝等的发生。均衡膳食，适当运动，维持体内的能源均衡，以达到能量平衡，防止营养摄入不足或过量带来的身体伤害。

二、能量单位

当人体吸收的热量不够时，机体就会通过燃烧自身的营养物质来维持生命活动所需要的能源，长时间的能量缺乏会造成身体发育迟缓、消瘦、活力消失，甚至是生命活动停滞。相反，如果食物摄入过多，就会在体内形成多余的脂肪。所以，能源的摄取与消耗之间的关系尤为关键，而在营养领域中，能量的供给与消耗往往是以能量的单元和能量的比例来表达的。

国际上通用的能量单位是焦（J），也可使用千焦（kJ），营养学上使用最多的是卡（cal）和千卡（kcal）等单位。其换算关系如下：

$$1cal=4.184J；\quad 1J=0.239cal$$

常温和常压下，1g水升高1℃需要吸收4.184J（1cal）的能量。

三、运动供能的营养素及其能量系数

（一）供能营养素

供给热能的营养素在膳食中所占的比例随营养素特点、机体内作用、饮食习惯和食物品种的不同而不同，但只有糖类、脂肪和蛋白质才能产生能量。机体内糖和脂肪氧化代谢的产物包含二氧化碳和水分。而蛋白质的代谢产物是二氧化碳、水、尿素、肌酐和其他含氮物质。一般情况下，人们膳食中总热量的60%～70%来自糖类，16%～25%来自脂肪，10%～14%来自蛋白质，热量比例可根据具体情况调整，如减脂降重者，其膳食中蛋白质的比例可以达到18%以上，脂肪的摄入可以降到10%以下。

（二）能量系数

在消化道中，营养物质无法完全消化。一般来说，消化道中的营养成分都会以98%的糖类、95%的脂肪和92%的蛋白质的比例被消化。人体中每克营养素被氧化后所获得的热量被称作"食品热价"（卡价）或"能量系数"。三类营养素产生的实际生理卡价为：1g糖类，$17.15kJ \times 98\% = 4.0kcal$；1g脂肪，$39.54kJ \times 95\% = 9.0kcal$；1g蛋白质，$18.2kJ \times 92\% = 4.0kcal$。

四、运动的供能体系

运动会大幅度提高机体对能量的需求。ATP是骨骼肌可以直接使用的能量。人体细胞能够充分利用ATP所承载的能量，实现多种生理机能。由于ATP的数量很少，机体需要通过糖、脂肪、蛋白质等物质代谢，不断补充ATP以确保ATP供给的持续性。根据运动强度、运动类型、运动持续时间和氧气水平的不同，机体利用能源的种类也不尽相同。在运动过程中，ATP的补给是由三种能量供应体系组成的：磷酸反应、糖类的无氧酶解和蛋白质、脂肪、糖类的有氧氧化。三种不同的能量系统在生理活动中发挥各自的作用，而运动强度直接影响着整个运动过程的能源供应与消耗量，以及糖类与脂肪的供给比例和强度。

（一）磷酸原系统

磷酸原系统是由ATP与磷酸肌酸（CP）组成的，也称为ATP-CP体系，主要能量源为碳水化合物、脂肪、蛋白质，它的作用是在运动员刚起步时，为各种高难度的运动（如投掷、跳跃、百米短跑等）补充足够能量。磷酸盐是机体能量供应等级和ATP产生速率最高的系统，是爆发式运动中能量供应的重要组成部分。ATP与CP均为高能量的磷酸盐，它们存在于肌细胞中。当运动过程中没有充足的ATP分解供能时，CP的磷酸键会被破坏，并释放能量促进ADP再次形成ATP。尽管肌细胞中存储的ATP是有限制的，仅够6～8s的激烈活动，但在CP的作用下，肌肉中ATP的含量不会大幅度降低，反而会被快速补充并提供能量来维持运动状态。此外，磷酸盐和肌酸（Cr）结合可以重新生成磷酸肌酸。细胞内磷酸肌酸的储存量为ATP的4～6倍。高强度运动能激活磷酸肌酸水解产生能量，该反应不需要氧气，约在10s内达到最大反应。因此，磷酸肌酸是高能磷酸键的储存库。由于肌酸磷酸激酶的高活性，磷酸肌酸用于ADP磷酸化的速度显著超过储存的肌糖原的无氧酵解产生能量的传递速度。如果剧烈运动持续超过10s，ATP合成所需的能量只能源自储存的宏量营养素的慢速分解。

（二）无氧氧化系统

在身体进行30s至2min的高负荷运动（如200m和800m的定时跑步）后，身体能量供给速度加快，而在供氧体系无法提供足够氧气的情况下，机体开始发生无氧氧化过程，1分子葡萄糖分解为乳酸，可供2～3min运动。无氧氧化系统是人体第二强度的供能系统，ATP生成速度快，但ATP生成总量不高。无氧氧化系统依靠肌糖原储备为主，在高强度运动中甚至可能提供95%以上的能量，但生成的乳酸累积可能造成运动早期的疲劳。

ATP作为磷酸盐的供体使葡萄糖磷酸化成葡萄糖-6-磷酸。在体内大多数组织中，磷酸化将葡萄糖分子"捕获"在细胞内。肝细胞、肾细胞含有葡萄糖-6-磷酸酶，该酶使磷酸从葡萄糖-6-磷酸解离，由此释放葡萄糖，后者跨膜转运分布至全身。在糖原合成酶的催化下，葡萄糖和其他分子聚合生成糖原。在能量代谢中，葡萄糖-6-磷酸被转化成果糖-6-磷酸这一阶段虽然没有出现能量变化，但能量蕴含在原来的葡萄糖分子中，同时消耗1分子ATP。在果糖磷酸激酶的作用下，果糖-6-磷酸从ATP中又获得一个磷酸，变成果糖-1,6-二磷酸。在运动中，果糖磷酸激酶的活性水平限制了糖酵解的速率。果糖-1,6-二磷酸能进一步被水解成两个磷酸化的分子，每个分子都连着三个碳链，并通过5步连续反应，分解为丙酮酸盐。快速运动的肌纤维内果糖磷酸激酶的含量更高，以便于通过糖酵解快速产生能量。

在低水平的能量代谢过程中，细胞内有足够的氧。从底物上脱离、由NADH携带的氢（电子）能在线粒体内氧化，与氧气结合生成水。因为氢氧化的速率与其从底物脱离的速率几乎相同，因此称之为"稳定速率"。而在剧烈运动中能量需求超过氧供应或利用的速度时，呼吸链不能处理所有与NADH结合的氢，影响氧化3-磷酸甘油醛的NAD^+的可利用量，进一步关系到糖酵解过程中无氧能量的持续释放。如果NAD^+的量不足，快速的糖酵解速率明显下降甚至"停滞"。在无氧糖酵解中，成对的未被氧化的氢会与丙酮酸盐暂时结合形成乳酸（由乳酸脱氢酶催化，反应可逆），重新生成NAD^+。

丙酮对氢的暂时储存代表了能量代谢的一个特点，因为它提供了现成的储存库，暂时性储存无氧糖酵解的终产物。此外，肌肉内生成的乳酸会扩散至血液，缓冲为乳酸钠并从能量代谢部位转移。通过这种方式，糖酵解不断地为ATP的重新合成提供额外的无氧能量。这种额外能量途径的维持是短暂的，血液和肌肉内乳酸水平的不断升高和ATP的合成跟不上其被利用的速度，不久就会出现疲劳，运动能力也会降低。

（三）有氧氧化系统

在进行2min～5h的低负荷运动（如长距离跑步、自行车等）时，体内的氧气可以得到及时补充，糖类、脂肪是有氧氧化系统主要的能量来源，蛋白质也可以进行供能。糖类、脂肪和蛋白质的有氧代谢会产生大量ATP，如1分子的葡萄糖可以生成30或32分子的ATP；1分子十八碳的脂肪酸经β-氧化能生成120分子的ATP。所以，在长期的运动性活动中，有氧氧化提供的能量更多，能量供给速度更低，且依赖度随着体育运动时间越长，运动强度越低而越高。

1mol葡萄糖（180g）完全降解为二氧化碳和水最多产生686kcal的自由化学能以提供给细胞活动。然而在体内，葡萄糖完全降解产生的能量只有一部分以ATP的形式储存。

$$C_6H_{12}O_6 + 6O_2 \longrightarrow 6CO_2 + 6H_2O + 686kcal/mol$$

由ADP、磷酸基团合成1mol ATP需要7.3kcal的能量，因此，如果葡萄糖氧化产生的所有能量偶联用于磷酸化，理论上1mol葡萄糖可以生成94mol ATP（686kcal÷7.3kcal/mol）。然而肌肉内磷酸键仅储存了34%（233kcal）的能量，剩余的能量以热能形式散发，仅产生32mol ATP（233kcal÷7.3kcal/mol），即获得233kcal的自由能。

五、运动的热能代谢特点、能量需要量的推算及测定方法

（一）运动的热能代谢特点

人体的能量消耗主要包括基础代谢、运动生热效应、食物的生热效应和机体生长发育耗能，其中前三项为成人的消耗，最后一项适用于少年儿童、孕妇和久病康复的个体。在正常情况下，机体的产热与散热保持着动态平衡，因而人体的温度能保持相对恒定。

1. 基础代谢　　基础代谢是维持人体基本生命活动的热量，即在无任何体力活动、紧张思维的全身肌肉松弛、消化道相对静止状态下，用以维持体温和人体必要的生理功能所需的热能。基础代谢一般在清晨、空腹、静卧及清醒状态下测定。对非运动人群而言，静息消耗占每日总消耗的比例最大，为60%～75%。而运动人群的基础代谢受到年龄、性别、体型、肌肉量、营养状况、疾病、运动水平等多因素影响。一般来说，男性基础代谢高于女性，儿童和青少年基础代谢高于成人，寒冷气候中基础代谢高于温热气候。基础代谢与体表面积成正比。单位时间下人体每平方米体表的基础代谢能称为基础代谢率，单位为kJ/（m²·h）或kcal/（m²·h）。其计算公式为

基础代谢（kJ）=体表面积（m²）×基础代谢率［kJ/（m²·h）］×24（h）

人体体表面积（m²）=0.00607×身高（cm）+0.0127×体重（kg）-0.0698

中国人正常的基础代谢率平均值如表11-1所示。

表11-1　中国人正常的基础代谢率平均值（引自王广兰和汪学红，2017）

年龄/岁	男性		女性	
	kJ/（m²·h）	kcal/（m²·h）	kJ/（m²·h）	kcal/（m²·h）
1	221.8	53.0	221.8	53.0
3	214.6	51.3	214.2	51.2
5	206.3	49.3	202.5	48.4
7	197.9	47.3	190.0	45.4
9	189.1	45.2	179.1	42.8
11	179.9	43.0	175.7	42.0
13	177.0	42.3	168.6	40.3
15	174.9	41.8	158.5	37.9
17	170.7	40.8	151.9	36.3
19	164.0	39.2	148.5	35.5
20	161.5	38.6	147.7	35.3
25	156.9	37.5	147.3	35.2
30	154.0	36.8	146.9	35.1

续表

年龄/岁	男性		女性	
	kJ/（m²·h）	kcal/（m²·h）	kJ/（m²·h）	kcal/（m²·h）
35	152.7	36.5	146.4	35.0
40	151.9	36.3	146.0	34.9
45	151.5	36.2	144.3	34.5
50	149.8	35.8	141.8	33.9
55	148.1	35.4	139.3	33.3
60	146.0	34.9	136.8	32.7
65	143.9	34.4	134.7	32.2
70	141.4	33.8	132.6	31.7
75	138.9	33.2	131.0	31.3
80	138.1	33.0	129.3	30.9

例：一个20岁的男青年，身高170cm，体重60kg；一个20岁的女青年，身高165cm，体重55kg，二人的基础代谢情况计算如下：

$$男体表面积＝0.00607×170＋0.0127×60－0.0698＝1.72（m^2）$$
$$女体表面积＝0.00607×165＋0.0127×55－0.0698＝1.63（m^2）$$
$$男基础代谢＝1.72×161.5×24＝6666.72kJ（1593.35kcal）$$
$$女基础代谢＝1.63×147.7×24＝5778.02kJ（1380.95kcal）$$

对运动员而言，除维持基础代谢外，热量还需要满足体力、脑力尤其是肌肉活动的需要。运动时的能耗与基础代谢率之比为相对代谢率，其计算公式为

$$相对代谢率＝（运动的热量代谢－基础代谢）/基础代谢$$

运动中也常采用心率推算相对代谢率，其计算公式为

$$相对代谢率（男）＝0.072×心率－5.608$$
$$相对代谢率（女）＝0.065×心率－4.932$$

运动中的热量代谢具有强度大、消耗率高、伴有氧亏（oxygen deficit，OD）等特征。如果从相对代谢率来看，在静息状态下，热量的消耗量是静止状态下的2～3倍。运动热能的代谢受多种因素制约，与运动强度、密度（间隙）和运动的持续时间等因素相关，还与运动员的体重、年龄、训练水平、营养状况、环境等因素相关。运动水平越高，体能消耗越小，效果越好。

2. 运动生热效应　　运动生热效应代表从事体力活动所需要的能量消耗，是人体能量消耗的主要部分。体力活动消耗能量与体力活动强度、体力活动时间、运动姿势和熟练程度有关。一个中等强度活动的人（如学生日常活动），运动消耗占总能量消耗的15%～30%，高强度运动时能量消耗增加可能达到静息代谢率（rest metabolism rate，RMR）的10～15倍。重体力劳动者或运动员的运动消耗是主要的能量消耗方式，可以占总能量消耗的50%以上。肌肉发达、体重大的人群，在活动强度大、持续时间长、熟练程度低的情况下运动生热效应更强。运动员的运动生热会随着运动量（包括运动强度、密度、运动持续时间）的不同而有所差

异。集训队运动员在训练课内的能量消耗是1255~10 878kJ（30~2600kcal），平均是4184kJ（1000kcal）左右。

3. 食物的生热效应 食物的生热效应是指在进食后的数小时内，人体中超过相对代谢率的能量消耗，又称食物的特殊动力作用。食物生热效应的大小与食物的营养成分、人体进食量及进食速度有关。不同营养素的食物生热效应不同，其中蛋白质的食物生热效应最大，是自身能量的20%~30%，脂肪为0~5%，糖类为5%~10%。人体进食越多，消耗的能量就越多。吃饭速度快的人比速度慢的消耗的能量多，这是由于吃饭速度快的人体内中枢神经系统更活跃，激素和酶的分泌更快、更多，加快人体对食物的吸收和储存速率，因此消耗更多的能量。

4. 适应性生热作用 适应性生热作用，又称兼性生热作用，是能量消耗的另一个重要部分，适应性生热作用是由环境温度、进餐、情绪应激和其他因素变化引起的能量消耗，但在人体内还很难证明。适应性生热作用低于每日总消耗能量的10%~15%，长期体重变化可能是适应性生热作用影响的体现。有研究表明，运动员一日总热能的需要量多在14 644~18 410kJ（3500~4400kcal），范围是2000~5500kcal，按体重计算为209~272kJ/kg（50~65kcal/kg）。在乒乓球、体操、围棋、击剑等运动项目训练中，运动员的紧张神经活动并不都能反映在热能消耗量方面。

（二）能量需要量的推算

人体的能量需求是指维持人体的正常机能所必需的能量。一旦超过正常数值，就会对人体造成不良影响。能量需要量被认为是能够在较长时间内维持良好的身体状况、良好的身体结构和运动能力，从而能够满足日常的生产和社会生活所必需的能量需求。人体的能量供给应与人体的能量消耗相等，因此合理的能量需求是维持人体健康的关键。

1. 按劳动强度推算 机体每日能量需要量（kJ）的推算见如下公式，并按劳动强度不同进行系数调整。

$$男子每日能量需要量＝体重（kg）×192（kJ/kg）×劳动强度系数$$
$$女子每日能量需要量＝体重（kg）×167（kJ/kg）×劳动强度系数$$

轻体力劳动、积极活动和剧烈活动的劳动强度系数分别为0.9、1.17和1.34。

例：体重80kg的男性职业运动员，其每日能量需要量可以计算如下：能量需要量＝体重（kg）×192（kJ/kg）×劳动强度系数＝80×192×1.34＝20582.4（kJ）。

2. 按运动量推算

其计算公式为

$$热量消耗量＝（相对代谢率＋1.2）×（基础代谢率×人体体表面积÷60）×T（min）$$

例：一名身高180cm、体重60kg的19岁男运动员，训练中共跑了3次400m（每次70s），2次1500m（每次5min），其热量（E）消耗为多少？

19岁男性的基础代谢率为39.2kcal/（m²·h），从体表面积公式计算，该运动员人体体表面积为1.7848m²，400m的相对代谢率为95，1500m的相对代谢率为30。将这些数据代入公式计算热量消耗量。

跑3次400m的热量消耗为

$$E_1＝3×[（95＋1.2）×（39.2×1.7848÷60）×（70÷60）]＝392.6kcal$$

$$E_2 = 2 \times [(30+1.2) \times (39.2 \times 1.7848 \div 60) \times 5] = 363.8 \text{kcal}$$

$$E = E_1 + E_2 = 756.4 \text{kcal}$$

3. 按心率推算 对于不能每次测试运动成绩的训练内容，可以利用运动中的心率推算运动时的热量消耗。例如，一名运动员在运动中以每分钟160次的心率强度持续活动10min，其热量消耗是多少？

该运动员的基础代谢率为39.2kcal/（$m^2 \cdot h$），体表面积为1.7848m^2，由心率与基础代谢率计算得到的相对代谢率为5.912，则热量消耗为

$$E = (5.912+1.2) \times (39.2 \times 1.7848 \div 60) \times 10 = 82.93 \text{kcal}$$

4. 按活动观察推算 详细记录一个人一天的各项活动或根据工作性质推定其活动强度，进而计算出一天的能量消耗。在一日能量消耗的基础上再增加10%的食物特殊动力作用所消耗的能量，就是一天的能量需要量。若能多次观测、计算平均值，将会得到偏差更小的结果。其中，24h基础代谢为基准值1，则男女轻、中等和重活动强度下能量消耗分别应为1.55、1.78、2.10；1.56、1.64、1.82。

5. 按摄入与体重推算 计算不少于15d所摄取的食物的热能，并测定在此期间的体重变化量，能够确定热能消耗。体重不变则说明热能消耗量与摄入量相等。若观察结束时体重减轻，可按照每克体重6.8kcal进行校正。

（三）能量需要量的测定方法

1. 直接测温法 直接测温法是指在密闭的绝热室内采用吸收管道进行测温。受测者在室内进行多种强度的运动，利用室外管道中的循环水量和温差，推算出人体在一段时期的辐射并测量温度。

2. 间接测温法 间接测温法是通过测量人体的耗氧量和二氧化碳释放量来获得热量，从而得出人体产生热量的一种方式。在测量过程中，通过机体在运动过程中所呼出气体中O_2含量和CO_2体积百分数，计算出人体在这一过程中所需的O_2和CO_2的生成量。一般每升氧消耗的能量是20.3kJ（4.9kcal）。运动净消耗的能量应该等于运动期间（运动和恢复）的总消耗能量减去对应的休息能量。运动的时间很短（只有数秒），基本处于闭气状态。在测量热量消耗量时，不会采集运动中的呼出气体，而运动产生的热量则是计算恢复过程中所消耗的能量。

六、能量营养对运动能力的影响

利用能量代谢理论，为运动员设计合理的饮食、运动方案，能促进身体素质的改善。

（一）控制体重

在不损害身体的情况下，利用能量代谢的特点，燃烧体脂，保持机体蛋白质、矿物质、维生素的均衡，维持身体的正常状态。高蛋白饮食可能会在体重控制方面发挥一定的作用。

（二）提高训练效果

体能对耐力、速度和力量有一定的影响。长期的体力活动以有氧代谢为主，而糖原的贮存量对运动的承受力非常关键，在8~10g/kg的基础上增加运动耐力，有助于身体的复原。此

外，在长期的体力运动中，大量的流汗会导致身体水分的流失，运动前、中、后要注意适当地补充水分。力量和速度的运动以无氧代谢为主，除了加速肌细胞的能量供应，肌肉的强度也很关键，饮食中要有充足的蛋白质，摄入量应该为1.4～1.8g/kg。另外，要注意多吃一些碱性食品，避免发生乳酸过多或堆积的情况。

（三）运动性疲劳的预防和延迟

能量的摄入情况会影响疲劳的发生。例如，在比赛前一段时期的高血糖饮食可以有效地防止和延缓运动员的疲劳，而高脂肪高蛋白饮食则可以促进运动疲劳。

（四）提高运动技能

能量摄入过多，会引起体脂增加，不利于灵活、高难度动作的训练。同时也会导致高血压、糖尿病、冠心病、高血脂等与肥胖有关的病症。反之，如果缺乏足够的能量，就会造成体重减少和体力衰退，降低人体的免疫力，减弱神经兴奋，使机体的反应力下降，影响运动中各种动作和技巧的掌握与展示。

（五）提高肌肉量

人体中的骨骼肌纤维按能量生产率可以分为三类。其中，Ⅰ型为红肌，收缩速度慢、不易疲劳，主要利用甘油三酯有氧氧化系统。高线粒体和肌红蛋白含量支持其高水平的氧化能力和抗疲劳能力。Ⅱa型快速收缩肌纤维可以通过无氧氧化系统产生能量，但比Ⅰ型肌纤维更易疲劳。肌纤维Ⅱb主要用于无氧能量生产，具有高三磷酸腺苷-磷酸肌酸系统（ATP-PCr）生产力，尺寸为三种肌纤维中最大，也最易疲劳。运动强度会直接影响代谢率，Ⅰ型肌纤维在低强度运动下占主导，而在高强度运动中Ⅱ型肌纤维被使用。通常情况下，成年男性肌肉的体重占比为45%，成年女性占比为35%。但个体差异、身体活动的类型和强度都会影响个体肌肉量。大体重个体会消耗更多的热量。相同体重下，肌肉含量高、脂肪含量低的人基础代谢率更高。

（六）运动前的能量准备

根据中国营养学会制定的饮食建议和参考各年龄组的能量供应情况进行运动前的能量准备。对于运动员来说，每天的能量需求是14 644～18 410kJ（3500～4400kcal）。对于不同的体育项目，能量消耗量差异会比较大，比如棋类、射击等项目的能量消耗量较低，而马拉松、公路自行车、铁人等项目则需要的能量较多。运动员的能量消耗量在2000～5500kcal波动，为50～65kcal/kg（209～272kJ/kg）。在强度渐增的长时运动中，糖类会逐渐取代脂肪作为主要供能物质。低强度运动（20%最大摄氧量）下，脂肪是主要的供能物质。但随着运动强度的增强，糖类参与供能比例上升。在高强度运动中，糖类参与供能的占比可超过80%。训练有素的运动员在次量级运动中会使用更少的糖类和更多的脂肪作为供能物质。在长时间运动中，身体储存的糖类几近耗尽时，脂肪会成为主要的能量来源。例如，在马拉松赛的最后阶段，脂肪可能成为唯一可用的能量。但由于脂肪效率较低，可能需要放慢速度及更多的氧气消耗。这也是运动营养学研究中糖类在长时运动赛事的可用性研究领域中占据主导地位的原因。

第四节 运动员的营养需求

一、运动员的合理营养

（一）运动员合理营养的重要性

运动员的合理营养是指运动员摄入的膳食营养能够满足体育运动和比赛的需要。它通过调节代谢过程，保证体内有充足的营养储备，维持良好的体能，对运动竞技能力和运动后的恢复有显著影响。竞技体育运动中，人体经常处于生理应激状态，会在一定程度上达到生理极限。体内发生一系列有利于运动时的代谢过程和中间反应顺利进行的变化，从而提高人体运动时的机能，并促进运动后的恢复。

运动员的营养代谢具有能量代谢率高的特点。运动员在训练时肌肉的代谢比静止状态下高 1000 倍。合理的营养素是运动员维持身体素质和运动功能的重要物质基础，对身体机能状态与适应、运动后康复及疾病的预防和治疗都有很大的帮助。因此，日常膳食中所含各营养素的质量、数量及分配应根据不同运动员体育训练时生理变化的需求进行调整。运动员合理营养的目标是：提供充足的能量，维持适宜的体重和体脂比例；延缓运动性疲劳的发生和加速运动后的恢复；增强机体免疫力；解决训练中的特殊运动医学问题。

（二）运动员营养基本要求

1. 运动员的食物应考虑年龄和性别的差异 青少年正处在生长发育阶段，他们对热量的需求不仅要包括体能的消耗，还包括身体的发育。合理的营养管理可提高青少年运动员的身体素质，还可为成年后的身体提供良好的营养支持。此外，男女运动员的新陈代谢不同，所以在营养补充上也应该加以区分。研究表明，女性在进行持久的体力活动时，更容易将体内的脂质分解，而对糖类的消耗则会减少。另一项研究调查显示，对于大多数男性而言，摄入糖类可增加其跑步的力量，但对女性却无显著影响。因此，根据运动员的年龄和性别提供适宜的食物对提高其运动能力至关重要。

2. 运动员的进食应考虑消化机能和运动员的饮食习惯 运动员最好在进行运动前的 3h 进食，这是由于胃部的食物会在 3~4h 后被排出，但像牛肉这类不易被消化的食物，可在胃部滞留 5~6h。若饮食与运动之间的间隔太短，运动后，其血流主要集中在四肢的皮肤和静脉中，会导致身体组织器官的血液不足。因此，运动完毕之后不宜立刻进食，需休息 40min 左右再进食。

（三）运动员食谱的制定原则

饮食习惯是均衡饮食和合理营养的具体表现与运用，而制订饮食计划则是实现目标的重要前提。食谱应根据人体对不同营养物质的需求，结合本地食品种类、生产条件、经济条件和个体的膳食特点，合理选用不同的食品，应注意以下几个要点。

1. 充足的营养和平衡的膳食 根据季节、年龄、劳动量等因素，综合考虑不同的体质和身体的营养情况，对其进行评估和调节，提供足够的能量和多种营养素，每日的膳食搭配要恰当，烹饪方式要科学。

2. 食物多样和比例适当 饮食的多样性是营养膳食的一个关键准则。我们国家的食品种类繁多，不同的食品具有不同的营养特征，但是没有一种食品能够满足人体所必需的所有营养素，所以必须通过不同的饮食组合来满足人体需求。应做到食物多样，粗细搭配；适当选择动物性食物，合理搭配充足的蔬菜和水果及少量的天然食用油。

3. 合理烹调与加工 在烹饪过程中，应尽可能降低营养物质的流失。综合膳食习惯、用膳环境、用膳目的及经济条件，气候、食物供应、食堂设备及厨艺等方面的影响，制订出实用的菜式，根据实际情况适时地改变和调节饮食，避免饮食结构单一化。

4. 合理分配三餐，保持能量均衡 根据季节、年龄、运动量和个体状况，首先决定能量和热量的分配。综合个人饮食和消化系统的生理特征，一日三餐的摄入量、能量及时间要有一定的规律性。一日三餐摄入量都是以能量来衡量的，通常是早餐30%的能量，午餐40%的能量，晚餐30%的能量。根据运动强度和生活方式的不同，可以对比例进行相应的调节。

（四）运动员营养补充剂的应用

为了维持运动员的运动能力和促进运动后身体功能快速恢复，运动员必须及时补充各种营养物质。运动员补充的营养物质分为两大类：一类为营养素补充品，即通过膳食摄入糖类、脂质、蛋白质等各种营养素，提供身体正常代谢及日常训练的需要；另一类为特殊运动营养品，是指为促进某一方面运动能力的提高而额外补充的营养物质。常见的特殊运动营养品中潜在的作用成分在能量和生理方面的效果及可能存在的副作用见表11-2。

表11-2 营养补充剂的主要成分及在运动中的应用表

主要成分	对运动的影响	作用机制	副作用	参考文献
肌酸	提高高强度运动时的机体表现，缩短恢复周期，增强运动能力	增加肌酸和磷酸肌酸浓度，增强糖原储存和影响肌肉蛋白质合成	可能会引起肠胃不适，同时会导致体重快速增加（0.6~1kg），影响某些体重限制项目	Tarnopolsky，2010
咖啡因	减少疲劳感，使机体亢奋，维持更长时间持续运动状态	促进Ca^{2+}从肌质网的释放，同时作为腺苷拮抗剂，作用于包括中枢神经系统的多个组织和器官	大剂量摄入会产生毒性，引起剧烈副作用（如震颤、焦虑、心率增加）	Astorino and Roberson，2010；Burke et al.，2013
碳酸氢钠	改善耐力训练和速度运动中机体表现，缓解高强度运动中厌氧糖酵解导致的酸碱失衡	运动前使用能增强体液中酸碱缓冲能力	可能产生胃肠副作用，并降低运动机能	Carr et al.，2011
β-丙氨酸	提高机体在速度运动中的能力，缓解高强度运动中厌氧糖酵解导致的酸碱失衡	长期服用会增加肌肉中的肌肽（细胞内缓冲液）	部分快速吸收的产品可能会引起不适感觉（即刺痛感）	Quesnele et al.，2014
硝酸盐	提高机体耐受能力，提高一般水平运动员的耐力	增加血浆亚硝酸盐浓度，增加一氧化氮的生成，通过血液循环和代谢作用，降低运动的氧气消耗	食用浓缩食物（如甜菜根汁）可能会导致肠道不适和尿液变色，对高水平运动员的作用有待探究	Jones，2014

二、运动员不同情况下的营养需求

（一）运动员在不同环境中的营养需求

1. 热环境　　热环境是指高温、高湿、热气流和热辐射等外界环境因素的总和。在热环境中，体内的热量难以散发，同时外环境的热还会入侵人体，当体温达到一定程度会导致运动员一系列热应激反应，因此运动员在热环境中对营养和饮食有特殊的要求。

1）能量　　当运动员对热环境产生热适应后，运动量将会增加，消耗的能量也会增多。而能量摄入不足易引起疲劳，影响运动训练。因此，在热环境中进行运动训练，应增加能量的摄入，通常建议增加10%左右。

2）蛋白质　　在热环境条件下进行运动训练，运动员对蛋白质的需求量增高的主要原因有两方面：一是在热环境中运动，人体温度升高，引起出汗排热，造成人体水分流失，机体组织细胞加快蛋白质分解代谢，尿氮的排出增多。二是在热环境中运动训练会出汗，导致大量氮丢失。因此，必须注意对蛋白质特别是优质蛋白的补充。

3）糖和脂肪　　在热环境条件下，运动员膳食中的脂肪热量应控制在总摄入量的25%～30%。在高温环境中，运动员食欲降低，高脂肪食物不易消化，过度食用会导致厌食。在训练前、中、后期要适当减少摄入高脂食物，以增加糖类能量比例至占总能量的60%左右为宜。高碳水化合物膳食可增加肌肉中的糖原量，提高运动员的运动能力。

4）水和矿物质　　在热环境条件下运动训练对水和矿物质的影响最为明显，运动性疲劳、运动性损伤及各种运动性热病都与水盐代谢失调有关。在热环境中，运动员应该及时、适量地补充水分和电解质，适当加入钙、镁、锌、铜、铁、锰、硒等元素或混合制剂。

5）维生素　　运动员在热环境条件下运动训练，大量维生素从汗液中流失，因此需要增大维生素的摄入量。

2. 寒冷环境　　对于运动员而言，低温环境主要见于冬季的运动训练或低温水中的游泳训练等。低温环境会影响运动员的生理和营养代谢。在寒冷环境中，交感神经系统亢奋，增加产热，减少散热，以保持体热平衡。寒冷还会导致心率加快，血压上升。呼吸系统和神经肌肉系统在低温中也会受到一定影响，因此运动员在寒冷环境中对营养和饮食有特殊的要求。

1）能量　　在低温条件下，运动员的热量消耗增加，机体为了抗御寒冷，产热增多，基础代谢可能增加5%～17%。此外，防寒服的质量增加了机体的负担，体力消耗增大，能量需要增多。运动员的热量消耗一般比常温情况下增加5%～20%，总能量的供给应提高10%～15%。

2）蛋白质　　在寒冷条件下，运动员体内蛋白质的代谢增加，尿中氮排出增多。因此应控制蛋白质的摄入量至总摄入热量的15%左右，提高膳食中优质蛋白质的含量至摄入总蛋白质的1/3，避免增加机体的负担。此外，适量摄入甲硫氨酸等氨基酸有助于机体适应寒冷环境。

3）水和无机盐　　在寒冷情况下，因代谢增强，出汗、排尿较多，无机盐（主要为钠和钙）损失增大，可适当增加食盐和富含钙的食物的摄入。同时，运动员在寒冷的环境中应多补充水分，保证机体水平衡，有利于食物的正常摄入，维持充足的体能。

4）维生素　　在寒冷环境中维生素的供给量，一般在运动员平时供给量的基础上再增加30%～50%，包括与能量代谢有关的维生素及抗寒有关的维生素，如维生素A、维生素C和维生素D等，必要时，可补充复合维生素制剂。

3. 高原环境 高原地势较高，气压低，氧分压低，寒冷风大，昼夜温差大，气候干燥，太阳辐射、电离辐射强。合理的营养能够提高运动员对缺氧的耐受能力，加速适应组织代谢发生的变化，预防高原病，减少体能损失，有利于运动训练。

1）能量 机体在高原适应5d后，进行与平原同等量的运动训练，能量需求比平原增高3%～5%，适应9d后，将增加17%～35%。通常从平原进入高原，能量的摄入量需增加7%～25%。

2）糖和脂肪 高碳水化合物食物易消化吸收，不增加胃肠道负担，同时也能降低耗氧量。因此，在高原要增加食物中碳水化合物的比例，增加糖的供能比，同时减少高脂肪食物的比例。这样既可减轻消化道负担，快速有效地供应能量，又能有效地防止运动员低血糖。摄入糖类的能量应占总摄入能量的60%～70%，摄入脂肪的能量占总摄入能量的20%～25%。

3）蛋白质 蛋白质的摄入量占总摄入能量的13%～15%，增加优质蛋白质比例能提高其利用率。

4）矿物质 在高原环境中，运动员造血功能活跃，红细胞增生，因此铁的吸收和储存非常重要，应多食用含有钙、锌、铜、铁等元素的食物。

5）维生素 膳食中应额外补充维生素，且补充量应高于运动员在平原地区训练时的供给量。

6）水 高原缺氧导致呼吸频率提高，肺通气量增大，同时由于空气干燥，大气压力低，使呼吸性失水增多，运动员在运动训练时机体容易出现失水，引起血液循环和散热系统障碍。因此，应注意水的补充，训练前、中、后期均可补水，但要坚持适量、多次的原则。

（二）不同运动类型运动员的合理营养

1. 耐力项目 耐力运动时间长，需要增加能量摄入和糖原储备量，注重水分和铁的补充。

2. 速度项目 速度项目具有强度大、运动有间歇等特点，人体在缺氧状态时以无氧代谢供能为主，会产生大量乳酸。运动员的膳食中应摄入更多的糖分，以保证机体所需，同时注意补充B族维生素和维生素C。该项目的运动员应摄入富含蛋白质的食物，优质蛋白质至少占1/3。运动员在训练期，为使体内增加碱储备，要多吃蔬菜、水果等碱性食物并适量补充肌酸。

3. 力量项目 力量项目要求运动员具有较强的肌肉爆发力和神经肌肉协调性，需要摄入充足的蛋白质，保证食物多样性，再适当补充促进肌肉合成代谢和肌力的特殊营养品，如肌酸等，增加体内磷酸和肌酸储备量，促进蛋白质合成，增加肌肉力量。

4. 技巧项目 技巧项目要求运动员完成复杂的高难度动作，对协调、速率和技巧性要求较高。因此，技巧项目运动员需要通过饮食控制体重和体脂水平。虽然膳食能量摄入量较低，食物中蛋白质、钙、磷等营养素含量应充足，蛋白质摄入量占总能量的12%～15%，脂肪供给量不宜过高，以占总能量30%以下为宜，要保证足够的维生素。此外，乒乓球、击剑等项目中，运动员训练需经历高强度的视力活动，眼睛易疲劳，应保证充足的维生素A供给。

（三）运动员在比赛期的合理营养

1. 运动员的赛前营养　运动员赛前的营养原则是利用有效的营养手段提高机体能源物质储备，使运动员的机能状况达到最佳，以便在赛场上充分展示自己的最佳状态。比赛前期因运动减少，机体能量消耗相对较少，需要调整膳食保持能量平衡，维持适宜体重。饮食应具备高糖、低脂肪、适量蛋白质的特征，同时要有充足的水分，适量的无机盐和维生素。

1）糖　在长期高负荷的运动和高强度的间断式运动中，糖类是必不可少的能量来源。由于人体中的糖类储存量有限，机体糖储备的多少直接影响运动员的运动能力，因此运动员赛前应注意调整饮食结构，增加体内糖原储备。

2）蛋白质　比赛前运动员应适量提高摄入蛋白质的比例，以占膳食总热能的12%～15%为宜，以摄入优质蛋白质为主，提高蛋白质的利用率。在日常膳食摄入的同时适量补充蛋白质营养品和小剂量氨基酸也有一定的功效。

3）水　赛前补水可提高运动员对缺水和高温的耐受能力。研究表明，运动前30～120min补液300～500mL能促进机体排汗，减少体温上升幅度，延缓机体脱水。

4）碱性物质　赛前增加碱储备可以提高机体缓冲酸的能力，从而减缓疲劳。为增加体内碱性物质，运动员可在队医的指导下直接服用碳酸氢钠或磷酸盐，但最简单和安全的方式是摄入新鲜蔬菜和水果，它们的代谢终产物呈碱性，并且不会对机体造成不利影响。

5）无机盐和维生素　运动员赛前需要补充体内缺乏的维生素，加强对维生素E、维生素C、β-胡萝卜素的摄入，因为它们具有抗氧化作用。适当补充锌、磷、维生素B和维生素C有利于神经系统维持正常机能，缓解心理压力，提高机体免疫力。为防止机体出现运动性贫血，运动员除了要增加蛋白质的摄入，还要注意铁的摄入。

2. 运动员的赛中营养　运动员在剧烈的比赛中大量出汗会使体液处于相对高渗状态。能量消耗较大的项目，可在中途摄取一些容易消化吸收的液体型或质地柔软的半流质食物。食物体积要小，以免影响呼吸。除比赛前少量补水外，比赛中的补液量一般为出汗量的1/3～1/2。比赛中的饮料应以补水为主，如15%的低聚糖饮料，饮料中应含少量的钠盐，一般为18～25mmol/L。

3. 运动员的赛后营养　运动员会因为竞技中的肌糖原耗竭、乳酸堆积、自由基损伤等导致运动性疲劳。因此，运动员赛后的饮食应是含高糖、低脂肪、适量蛋白质和容易消化的食物。为加快赛后的恢复，补液（采用含电解质运动饮料）极其重要。服用糖类食品补充能量能恢复体内能量储备物质。此外，补充电解质、维生素、微量元素和碱性食物能促进关键酶浓度的恢复；大量蔬菜和水果或含有抗氧化性质的植物化合物（中草药）可以加速抗氧化酶的恢复。

三、不同群体运动员的营养需求

（一）女运动员的营养需求

近几年来，女性运动员的比例和水平显著提高。由于女性的生理特点和在参加训练与比赛时的代谢特点不同于男性，因此女性运动员的营养需求与男性运动员也有所不同。

1. 能量　　《中国居民膳食营养素参考摄入量（2023版）》推荐18～30岁女性轻体力活动时每日需求能量为7.11MJ（1700kcal），中等体力活动时每日需求能量为8.79MJ（2100kcal），重体力活动时每日需求能量为10.25MJ（2450kcal）。长期摄入能量不足会影响运动状态和增加女性的疾病风险。

2. 营养素

1）蛋白质　　女性每天的蛋白质摄入量要控制在1.2g/kg体重，每天的摄入量要求低于男性5～10g。在耐力训练中，蛋白质的作用是提供能量，同时可分解为氨基酸，调控生理机能。

2）糖　　女性在体育运动时消耗的60%～70%的能量来自糖。但部分女性运动员的糖类摄入量远低于推荐水平。应鼓励女性运动员多食用营养密度高、富含糖的食物，如水果、蔬菜、谷类、豆类等。运动后要及时补充糖，以提高肌糖原的合成，促进体能的恢复，加速疲劳的消除。

3）脂肪　　女性运动员在体操等部分运动项目中为了更好地完成动作，提高运动成绩，在日常饮食中选择低脂和无脂食物，控制脂肪的摄入。然而，脂肪摄取过少可能会引起月经失调、缺乏营养，以及造成脂溶性维生素和矿物质（钙、铁及锌）的摄入不足等许多问题。适量地摄入脂肪可有效地恢复体内的热量，保持体能，对运动员的生理和运动机能尤为重要。

4）维生素　　女性运动员因膳食失调、热量摄取少、油脂食用少等问题容易出现维生素摄入不足。抗氧化剂，如维生素E、类胡萝卜素、维生素C、辅酶Q等，在防止氧化损害方面起着举足轻重的作用。为了增加抗氧化营养素的摄入，建议女性运动员增加水果和蔬菜的摄入量。对于有体重管理的女性运动员而言，这些食物将提供更多的营养素热能比。

5）无机盐　　含铁量与女运动员的运动状态和能力息息相关。女性运动员会因生理期出血流失大量的铁，加之饮食上对铁的摄入水平较低，会导致机体贫血和运动能力下降。在食物选择上，多摄入含铁量丰富的动植物食物。此外，研究表明，女性运动员每天的钙质摄入量低于800mg，尤其是有饮食节制和闭经期的运动员，容易导致骨质疏松症和应激性骨折。牛奶和乳品、豆类和豆制品及海鲜都是良好的钙质来源，钙补剂也可以用于补充机体钙的摄入。

（二）儿童、青少年运动员的营养需求

儿童和青少年阶段新陈代谢旺盛，与成年运动员相比，儿童和青少年运动员摄入的营养素不仅需要满足身体生长发育的基本需求，还需保证日常活动和运动需求。合理充足的营养素是保证青少年运动员健康成长的关键。因此，必须加强对儿童和青少年运动员的营养管理。

1. 能量　　儿童、青少年运动员的能量需求更高，除了基础代谢、日常活动及训练三部分，机体生长发育还需要额外的耗能。补充充足能量有利于促进机体成长发育，增强运动状态。

2. 营养素

1）蛋白质　　蛋白质既是人体组织的重要成分，也可以用于运动中供能，所以儿童、青少年运动员的蛋白质需求比同龄人群要大。鱼、肉、蛋、奶类等动物性蛋白质品质优良，氨基酸组成与人体组织的合成要求一致，有利于机体消化吸收，推荐儿童、青少年运动员摄入优质蛋白质。

2）脂肪　　脂肪是运动员的重要能源。饮食中可多摄取高热量、低脂肪的食物来满足运

动员的能源需要，同时适当增加利于人体健康的不饱和脂肪摄入，控制饱和脂肪和动物脂肪的摄入（不大于膳食总能量的10%），避免影响运动表现。

3）糖类　　糖类是供给人体的主要能源。长期参加体育赛事的儿童、青少年运动员必须保持充足的糖原贮藏。儿童、青少年运动员的摄入热量和人体热量的比率与成人接近，为60%～65%，每日摄入的碳水化合物为120～150g，以保证人体的热量需求。此外，膳食纤维最容易被忽视，青少年和儿童每日膳食纤维的推荐摄入量应为其年龄数（2～20岁）加上5～10g。

4）水溶性维生素　　维生素B_1、维生素B_2与能量代谢及运动能力关系密切，以辅酶形式参与糖代谢，能量消耗越多，所需的维生素也越多。儿童、青少年运动员的体能消耗要高于普通的孩子，同时身体的生长发育需要大量的B族维生素，维生素B_1供给量为1mg/1000kcal。由于维生素B_2储存能力较小，补充时应该遵循适量、长期的原则。维生素C与生长发育和组织修复有关，运动训练会导致机体氧化作用增强，自由基增多，因此应及时补充抗氧化能力较强的维生素C。维生素A能在保持视力的同时，促进细胞的生长和分化。对于儿童和青少年，推荐摄入的维生素A在7～11周岁为1200μg，12～18周岁为1500μg。

5）脂溶性维生素　　维生素D能调控人体内钙、磷的新陈代谢，并能保持体内钙的平衡，对骨骼、牙齿的生长有一定的促进作用。儿童、青少年运动员因其身体发育及体育运动，骨骼新陈代谢迅速，对维生素D的需求也比较大。建议儿童和青少年运动员最多摄入20μg/d的维生素D。维生素E具有保护细胞膜、细胞骨架、细胞蛋白质、抗氧化、抗血管粥样硬化、抗肿瘤、维护免疫功能等作用。儿童和青少年运动员必须保持高水平的维生素E供给。

6）无机盐　　儿童、青少年对无机盐、微量元素的需求量很大，主要是钙、铁、锌等。训练比赛会使身体中的矿物质流失，所以青少年运动员对矿物质的需求量比常人多。如果不能及时补充，很容易导致身体的新陈代谢失调，从而导致运动员的运动水平下降。

（三）老年运动员的营养需求

老年运动员的身体机能及新陈代谢会随着年龄的增加而下降，应该更加注重营养均衡和合理膳食。适当的运动和补充营养可以延缓衰老，预防老年性多发性疾病。

1. 老年运动员的营养

1）能量　　老年运动员的基础代谢能力下降，运动能力下降，能源消耗也随之下降。老年运动员参与运动时，要注意适量补充营养，但也要控制饮食中的热量，避免过量进食。由于老年人个体间活动能力和新陈代谢能力差别很大，可用体重的变化来判定个人的体力消耗。

2）蛋白质　　机体在衰老时对蛋白质的分解作用比合成作用更强，且蛋白质的利用率降低，易导致体内的氮素失衡。但摄入过量的蛋白质又会加重肝、肾的负荷，因此摄入的优质蛋白质以占蛋白质总摄入量的50%为宜或摄入牛磺酸等具有减缓老化作用的氨基酸。

3）脂肪　　老年运动员的消化吸收能力、代谢能力下降，脂肪摄入量不宜过高，否则易导致心血管疾病、脂肪肝等疾病的发生，因此要适当减少脂肪摄入，选择豆油、花生油、芝麻油等，尽量少食用动物性脂肪。

4）糖类　　由于老年运动员年龄偏大，体内糖耐量下降，对葡萄糖的调控功能减弱，难以维持血糖稳态，因此不宜一次摄入过量糖分，避免过量的糖分转化成脂肪，增加患冠心病和糖尿病的风险，且推荐摄取果糖、葡萄糖等单糖，多吃水果、蔬菜和蜂蜜。

5）维生素 老年运动员由于饮食量或身体消化能力的降低易出现维生素摄取不足的问题。老年运动员维生素A摄取量过低，容易出现皮肤干燥、毛囊角化、暗适应时间长等不良反应；摄入足够的维生素E可防止血管硬化，增强肌肤的弹力和机体免疫力，延缓衰老。

6）无机盐 老年运动员对钙的利用率低，缺乏足够的钙质，易造成骨质疏松症。老年人每天摄入的钙质不能少于800mg，建议多吃富含钙质的食品，以牛奶等乳制品为主，豆类为次。此外，每天应摄入15mg的铁，多吃富含铁的瘦肉、鱼类等食品，以补充营养元素，避免缺铁性贫血的发生。

7）水 老年运动员的体内水平衡易被忽视，其生理特点是结肠、直肠肌肉萎缩，肠道内的黏液减少，造成排泄能力的下降。因此，老年运动员应多饮水，可以有效预防脱水、发热、腹泻、呕吐等症状，同时有助于清除身体中的废物，预防尿道结石。

2. 老年运动员的营养膳食指南 相比较于青少年运动员，老年运动员的身体机能下降，会引发多种生理疾病，影响运动能力或营养吸收。衰老会导致身体成分和激素发生变化，影响肌肉和骨骼。肌肉老化也会增加骨折的风险，加速肌肉萎缩和骨质流失，并诱发炎症反应。老年人肠道菌群的多样性和稳定性的减少也是机体有害代谢增加和生理功能下降的可能原因。针对衰老导致的不同方面的健康风险，膳食指南给出了不同的营养建议，如表11-3所示。

表11-3 老年运动员的健康风险及膳食指南（引自Barbara et al., 2021）

作用方面	生理表现	膳食指南
骨骼健康	骨质流失、骨关节炎、疲劳骨折风险增加	EA达到30～45kcal/（kg LBM·d） 补充钙和维生素D［25-(OH)-D＞50nmol/L］ 补充发酵乳制品
骨骼肌	肌肉流失、合成代谢降低、易疲劳	蛋白质：230g/顿［≥1.2g/（kg BM·d）］ 亮氨酸：3g/顿 ω-3 PUFA：3g/d 全蛋白食品（食物优先法）
免疫系统	免疫老化、炎症反应、感染风险增加	碳水化合物：8g/（kg BM·d），运动中补充30～70g/h 维生素D：1000IU（冬季） 益生菌：10^{10}CFU（比赛前3周）
肠道微生物	胃肠道紊乱、菌群失调、情绪障碍（脑肠轴）	充足的碳水化合物和膳食纤维 补充蛋白质（植物性）和乳清蛋白并结合运动 推荐地中海饮食（增加微生物多样性和稳定性）

注：BM. body mass，体重；CFU. colony-forming units，菌落单元；EA. energy availability，可用能量；IU. international unit，国际单位；LBM. lean body mass，肌肉组织含量；PUFA. polyunsaturated fatty acid，多不饱和脂肪酸

思 考 题

1. 简要说明营养与运动的关系。
2. 简要说明机体供能营养素的种类及其供能途径。
3. 试述合理补充矿物质对机体运动能力的影响。
4. 简述与机体运动相关的维生素种类及其功能。
5. 简述能量平衡的定义。

6. 论述能量与运动的关系。

7. 简述运动员合理膳食的重要性。

8. 简述不同运动类型运动员的合理营养要求。

参 考 文 献

艾华, 常翠青. 2017. 运动营养食品中营养成分和功能因子研究进展. 食品科学技术学报, 35(3): 16-24.

胡红梅. 2021. 运动、营养与健康. 广州: 华南理工大学出版社: 195.

林碧晖. 2021. 运动员的合理膳食与营养研究 ——《运动营养学》评述. 食品与机械, 37(2): 236.

史仍飞, 袁海平. 2015. 运动营养学. 北京: 北京体育大学出版社: 371.

王广兰, 汪学红. 2017. 运动营养学. 武汉: 华中科技大学出版社: 268.

张山佳. 2017. 运动生物化学与健康营养. 成都: 电子科技大学出版社: 145.

张友毅. 2011. 运动、营养与健康. 成都: 四川大学出版社: 233.

朱磊. 2020. 运动营养学. 北京: 科学出版社: 171.

Andreas M F, Anne-Marie L, Bente K. 2019. Dietary fuels in athletic performance. Annual Review of Nutrition, 39: 45-73.

Astorino T A, Roberson D W. 2010. Efficacy of acute caffeine ingestion for short-term high-intensity exercise performance: A systematic review. J Strength Conditioning Res, 24(1): 257-265.

Barbara S, Dominik P, Johannes B, et al. 2021. Nutrition for older athletes: Focus on sex-differences. Nutrients, 13(5): 1409.

Ben D. 2021. Youth athlete development and nutrition. Sports Medicine, 51: 3-12.

Burke L, Desbrow B, Spriet L. 2013. Caffeine for Sports Performance. Champagne, IL: Human Kinetics.

Carr A J, Hopkins W G, Gore C J. 2011. Effects of acute alkalosis and acidosis on performance: A meta-analysis. Sports Med, 41(10): 801-814.

Cui P, Li M, Yu M, et al. 2022. Advances in sports food: sports nutrition, food manufacture, opportunities and challenges. Food Research International, 157: 111258.

Jones A M. 2014. Influence of dietary nitrate on the physiological determinants of exercise performance: A critical review. Appl Physiol Nutr Metab, 39(9): 1019-1028.

Kathryn L B, Pamela R V H, Wendy J O, et al. 2021. Micronutrients and athletic performance: A review. Food and Chemical Toxicology, 158: 112618.

Laurens C, Bergouignan A, Moro C. 2020. Exercise-released myokines in the control of energy metabolism. Frontiers in Physiology, 11: 91.

Quesnele J J, Laframboise M A, Wong J J, et al. 2014. The effects of beta-alanine supplementation on performance: A systematic review of the literature. Int J Sport Nutr Exerc Metab, 24(1): 14-27.

Spriet L L. 2019. Performance nutrition for athletes. Sports Medicine, 49(1): 1-2.

Tarnopolsky M A. 2010. Caffeine and creatine use in sport. Ann Nutr Metab, 57(suppl 2): 1-8.

Wang J, Hussain T, Duan Y. 2022. Nutritional management for the energy metabolism in animals. Frontiers in Veterinary Science, 9: 900736.

本章思维导图

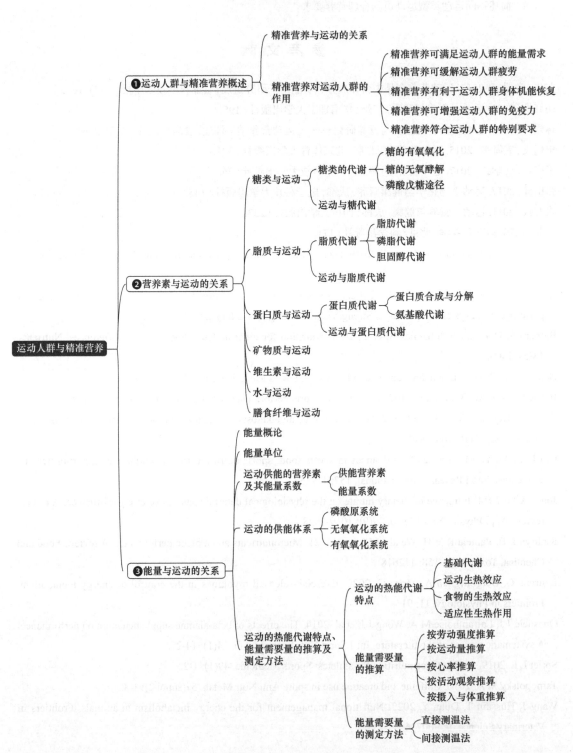

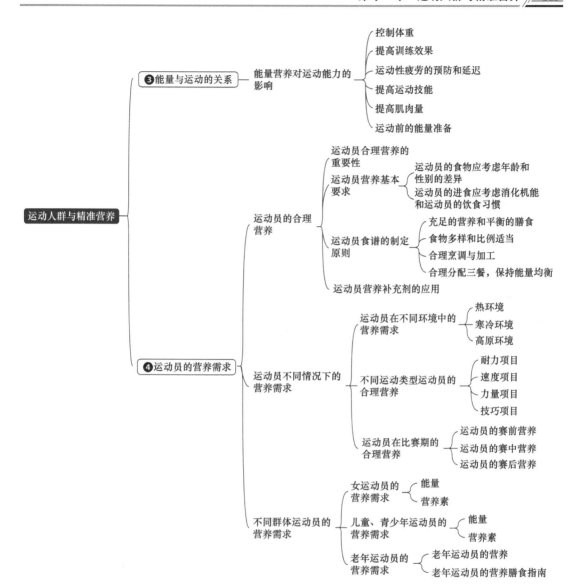

第十二章 精准营养与个性化制造

学习目标:

(1)学习了解食品中常见的营养组分在热加工过程中的变化,并熟练掌握各营养组分在食品热加工过程中的相互作用机制;

(2)明确食品热加工对淀粉、蛋白质、脂质等宏量营养素小肠消化性及大肠发酵特性的影响,更精准地把握热加工对食品营养消化的调控作用;

(3)掌握并理解食品热加工对谷物类主食、豆类食品、肉蛋奶食品及果蔬类食品营养消化特性的影响,了解提升食品营养价值的加工方式及手段;

(4)掌握食品智能制造的概念、分类,以及在食品工业中的发展概况;了解食品3D打印技术的定义、发展趋势,以及在不同领域个性化营养需求定制中的应用。

人民营养健康水平是一个国家或地方发达程度的重要标志,也是人类社会全体成员内在追求的永恒主题。根据不同群体的营养需求,制定科学合理的个性化饮食策略并进行精准加工是食品精准营养的重要核心。随着生物合成、人工智能、大数据和先进制造等技术的快速兴起,以及人们对食品营养健康的新需求,食品科学必将迎来大发展的"黄金期"。展望未来,以精准营养为目标,以工业化、自动化和智能化为发展方向的个性化营养健康食品制造产业将拥有无限广阔的前景。本章重点围绕食品中主要营养组分在热加工过程中的变化和相互作用机制及对其营养健康特性有影响的相关前沿知识进行介绍,并详细描述了热加工对食品营养健康特性的调控。在此基础上,系统概述了目前食品智能制造行业的发展概况、在精准营养个性化制造中的应用及未来发展趋势。

第一节 食品营养组分在热加工过程中的变化及相互作用

食品是人体日常生命活动所需热量及营养物质的主要来源。食品产业关系国计民生,其健康发展与国民营养健康息息相关。当前,我国食品产业正处于快速发展阶段,大众对高品质营养健康食品的需求与日俱增。深入理解食品在加工过程中营养组分的变化规律及相互作用机制,对于实现营养健康食品的理性设计及精准高效制造具有重要意义。

一、食品营养组分在热加工过程中的变化

食品主要由碳水化合物、蛋白质和脂质三大宏量营养素构成,是人体能量最主要的来源。维生素和矿物质是食品中的微量营养素,对人体的正常生长、发育和新陈代谢起着重要的作用。这些营养组分在食品加工过程中的变化决定着最终食品的品质及营养价值。因此,本部分系统介绍了食品中主要营养组分在加工过程中的变化,深入理解这些知识对于食品加工过程的品质控制和高效制造具有重要的理论意义。

(一)碳水化合物在热加工过程中的变化

淀粉不仅是食品中主要的碳水化合物,也是人体血糖碳水化合物的主要来源,为人体生

命活动提供所需能量。淀粉由直链淀粉和支链淀粉两种葡聚糖组成。直链淀粉是由α-1,4-糖苷键连接而成的线性聚合物，含有少量的α-1,6-糖苷键，平均分子量为$1×10^5～1×10^6$。支链淀粉是一种高分支度的葡聚糖，平均分子量约为10^8，主要由α-1,4-糖苷键连接，含有5%左右的α-1,6-糖苷键。淀粉具有复杂的多尺度结构，其中最大的宏观结构是完整的淀粉颗粒，其尺寸根据来源为1～100μm。小于这个宏观结构的下一个层次是非晶和半晶结构交替排列的生长环，宽度为80～550nm。之后是"小体"结构，主要位于非晶生长环和半晶生长环中，其尺寸为20～500nm。超分子螺旋的尺寸比"小体"小，其超螺旋的宽度约为18nm，间距约为10nm。超分子螺旋下的结构元素为结晶和非晶的片层结构，其周期性为9～11nm。淀粉结构的最小单元是其分子链结构。淀粉的多尺度结构可以通过多种仪器进行分析表征（图12-1）。

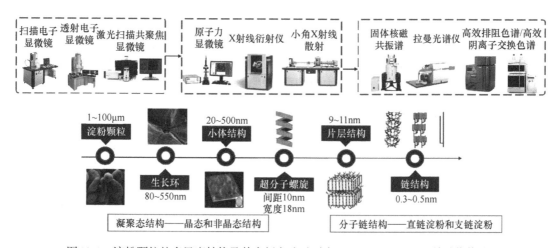

图12-1　淀粉颗粒的多尺度结构及其表征方法（引自Wang et al., 2015，并稍作修改）

淀粉类食品在食用前都要经历不同程度的热加工，导致淀粉凝聚态结构发生一系列转变甚至化学降解。在高水分含量下（>60%）加热，淀粉会发生凝胶化（淀粉晶体结构的熔融），以及凝胶化后淀粉短程有序性的破坏。淀粉凝胶化的本质是淀粉颗粒由有序结构到无序结构的不可逆转变，包括吸水、膨胀、晶体熔融、双螺旋解开、马耳他十字消失、颗粒形态破坏和直链淀粉浸出。通常，完全凝胶化的淀粉被认为已经不存在长程晶体有序结构，即检测不到天然淀粉内的晶体衍射峰或熔融峰，但仍可能存在一定程度的短程分子有序性，如未完全解开的双螺旋、独立双螺旋及小的双螺旋簇等结构。凝胶化淀粉中的短程有序性结构可以通过拉曼光谱和X射线衍射图谱进行表征，如拉曼光谱在480cm^{-1}、1131cm^{-1}和1080cm^{-1}的峰面积和强度，以及X射线衍射图谱在16.7°和20.7°（2θ）的半峰全宽（FWHM）。随着热加工过程中水分含量、加热温度和时间的增加，凝胶化淀粉中残留的短程分子有序性仍会被进一步破坏，导致淀粉链之间的间距增加。此外，在某些剧烈的加工条件下，如高温油炸、挤压蒸煮、微波、焙烤等，淀粉除发生凝胶化外，在高温和剪切力等作用下还会发生淀粉链的热降解并转化成不同分子量和聚合度的各种糊精等物质。

淀粉类食品热加工后往往都伴随有一个冷却降温的过程，其间凝胶化淀粉中分散的淀粉链会重新结合，形成部分有序结构，这一过程称为淀粉的回生。凝胶化淀粉回生过程仍然可以形成双螺旋和晶体结构，但其结构有序性比天然淀粉差。根据回生时间的长短，又可将其分为短期回生和长期回生。短期回生是指分散的直链淀粉重新聚集，一般在几分钟到几小时内发生，这决定了凝胶化后淀粉的初始质构特性，与加工食品的黏性、吸水能力等品质有关。长期回生是指解螺旋的支链淀粉外侧短链的重结晶，通常需要数天到数周的时间。支链淀粉回生形成的晶体结构被认为是面包和蛋糕老化变硬的决定因素。影响淀粉回生的因素很多，包括水分含量、淀粉来源、储存条件、添加物及凝胶化淀粉短程有序性等。其中，凝胶化过程中水分含量对其随后的回生起着至关重要的作用，水分含量过高或较低都不利于淀粉的回生。凝胶化过程中水分含量对淀粉回生的影响主要取决于凝胶化淀粉中残留的短程有序性。过高或过低的短程有序性结构都不利于淀粉的回生，过高的短程有序性结构会限制淀粉链的重排，而过低的短程有序性结构使高度分散的淀粉链难以聚集和重排。

除了淀粉，其他碳水化合物，如膳食纤维等在热加工过程中也会发生变化。例如，挤压蒸煮可在高温条件下破坏纤维分子之间的糖苷键，将大分子不溶性膳食纤维降解成小分子可溶性膳食纤维，导致可溶性膳食纤维含量增加。同时，热加工会破坏膳食纤维结晶区域的结构，使膳食纤维的相对结晶度降低。此外，热处理还使膳食纤维暴露出更多的亲水基团，从而能够有效改善其持水/持油力及膨胀力等功能特性。

（二）蛋白质在热加工过程中的变化

蛋白质是维持生命活动的物质基础，也是重要的营养素之一。作为食品的重要营养成分，蛋白质在热加工过程中的变化也对其功能性质和食品品质起着重要作用。蛋白质具有复杂的多级空间结构，一般根据其结构层次的不同将其分为一级、二级、三级和四级结构。通常，在热加工过程中，大多数蛋白质的结构（二级、三级或四级）会发生变化。例如，加热处理后蛋白质的内源性荧光强度明显增强，这是热加工使色氨酸残基的暴露量和色氨酸残基的周围环境极性增加，导致蛋白质三级结构不紧密的结果。热加工对蛋白质的二级结构也有一定的影响，主要与蛋白质来源、加工方式及条件等因素有关（表12-1）。此外，热加工使蛋白质发生变性，一方面，其分子构象舒展并暴露出其疏水基团，增加了表面疏水性，从而导致蛋白质溶解度降低；另一方面，热加工会诱导蛋白质间二硫键的形成，从而引起蛋白质之间的聚集。

表12-1　热加工过程中蛋白质二级结构的变化（引自Xiang et al.，2020；Li et al.，2021；并稍作修改）

样品	加工方式	蛋白质结构的变化			
		α螺旋	β折叠	β转角	无规卷曲
蛋清蛋白	烘焙	降低	增加	无变化	无变化
面筋蛋白	微波加热	增加	降低	增加	降低
大豆分离蛋白	水浴加热	增加	降低	增加	无变化
大豆分离蛋白	超声热处理	降低	降低	无变化	增加
β-伴大豆球蛋白	水浴加热	增加	降低	增加	降低

（三）脂质在热加工过程中的变化

脂质不仅是食品中三大营养素之一，还是人类从饮食中摄取能量的主要来源。食品中的脂质在高温热加工过程中也会发生一系列的变化，包括水解、氧化、异构化、热聚合和热分解等反应，这些变化会很大程度上影响食品的品质及营养价值，进而影响人体健康。

水解反应一般是指食品中的三酰基甘油酯在酶和热共同作用下水解生成二酰基甘油酯、单酰基甘油酯、甘油和游离脂肪酸的过程。水解反应的不断进行，导致游离脂肪酸含量逐渐增加，从而导致油脂酸价升高，降低油脂的品质。脂质氧化主要包括三种方式：自动氧化、光敏氧化和酶促氧化，其中自动氧化是一种连续的自由基链式反应，也是食品中最重要的脂质氧化过程，即游离脂肪酸被氧化生成不稳定的初级氧化产物——氢过氧化物，随后继续被氧化分解成醛、醇、酮等化合物，导致食品的风味发生变化。此外，在高温热加工过程中，食用油中顺式不饱和脂肪酸经持续或反复加热，C＝C键断裂、迁移与生成，最终导致反式脂肪酸的形成。食用油中反式脂肪酸的含量在高温加工下会随着温度的升高和时间的延长而逐渐增加，因此，在食品的加工过程中可以合理调控加工参数，避免或减少反式脂肪酸的形成。油脂的热聚合和热分解反应均在高温下发生，热聚合反应会导致油脂的黏度增加。在无氧的条件下，油脂的热分解会导致C＝C键断裂，最终分解生成丙烯醛，具有一定的刺激性气味。油脂在有氧的条件下，其分解产物主要为氢过氧化物和二聚物，导致食品的风味变劣。因此在食品的加工过程中应严格控制加热温度，避免过度分解造成食品质量的降低及营养价值的损失。

（四）维生素和矿物质在热加工过程中的变化

维生素虽然在体内不提供能量，但在维持人体正常的生长发育、生理功能等方面具有重要作用。维生素可以分为脂溶性维生素和水溶性维生素。在食品的加工过程中，最常见的就是维生素的损失。热烫是果蔬类食品加工的主要工序，在此过程中水溶性维生素浸出而导致食品中维生素的损失，但对脂溶性维生素的影响不大。然而，当使用油作为传热介质时，会导致部分脂溶性维生素损失。由于维生素对氧敏感，很容易被氧化破坏，其氧化速度与热加工温度和时间密切相关，因此随着热加工时间的延长，维生素氧化损失量增加。

矿物质对于维持人体生长发育及生理功能方面同样具有重要作用。但矿物质不能在人体内合成，只能从食物中获得。大多数矿物质在加工过程中的变化会以浸出或与其他物质结合形成不利于人体吸收的化学形态的形式发生，从而导致矿物质的损失及生物利用度的降低。具体变化主要涉及两方面：①热加工会影响矿物质的溶解度，因此经沸水蒸煮处理后，食品中部分矿物质含量降低。然而，不同的加工方式导致矿物质流失量不同，与煮制热加工相比，当食物经过蒸制时，其矿物质流失较少。②热加工过程中矿物质会与食品中的一些成分相互作用。例如，植酸可以通过静电相互作用与二价或三价矿物离子形成稳定的复合物，这些复合物不被消化吸收，因此导致矿物质的生物利用率下降。

二、主要食品营养组分在热加工过程中的相互作用

食品营养组分在加工过程中除了自身结构性质等变化，组分之间还会发生复杂的物理和化学相互作用。考虑到食品组分之间的化学反应复杂及反应产物的安全性等因素，本部分内容重点讨论主要营养组分在加工过程中以非共价键作用为主的物理相互作用。食品营养组分的相互作用会显著影响食品的品质和营养价值，尤其是食品中的宏量营养素。因此，本部分内容主要围绕食品中宏量营养素的非共价键相互作用进行介绍。

（一）淀粉-蛋白质相互作用

淀粉和蛋白质是两种热力学不相容的大分子，因此两者主要通过共价键和非共价键以分

子缠绕的方式发生相互作用。其中，淀粉与蛋白质之间的非共价相互作用主要包括静电相互作用、范德瓦耳斯力、氢键和疏水作用等。这些相互作用力存在于淀粉和蛋白质的不同链段和侧链之间，其主导力取决于淀粉和蛋白质的组成与结构。例如，玉米淀粉与乳清分离蛋白之间的相互作用主要是由氢键所驱动的，马铃薯淀粉-乳清分离蛋白之间的相互作用主要涉及疏水相互作用和氢键，而籼米淀粉-大豆分离蛋白之间的相互作用包括疏水相互作用、氢键和静电相互作用等。

淀粉-蛋白质相互作用能够很大程度上影响淀粉的凝胶化、回生等功能性质，主要与蛋白质自身结构和性质有关。对于大豆分离蛋白和乳清分离蛋白等亲水性蛋白质而言，可以通过氢键等非共价键与淀粉链相互作用加速淀粉颗粒吸水膨胀；而对于亲水性较差的酪蛋白，则通过疏水相互作用吸附在淀粉颗粒表面，阻碍淀粉与水的接触，从而延缓淀粉凝胶化进程。同时淀粉-蛋白质网络还能够作为物理屏障保护淀粉颗粒的完整性，从而增强大米淀粉的抗剪切能力和糊化黏度。此外，淀粉-蛋白质相互作用已被证明会影响淀粉回生，但不同蛋白质类型对淀粉回生的影响不同。例如，大豆7S球蛋白的添加可以延缓玉米淀粉凝胶的回生，大豆分离蛋白对玉米淀粉的回生几乎没有影响，然而添加大豆11S球蛋白会促进淀粉回生。

（二）淀粉-脂质相互作用

淀粉中的直链淀粉和脂质在热加工过程中会形成淀粉-脂质复合物。尽管支链淀粉也可以与脂质发生一定程度的相互作用，但由于其较短的支链长度及较大的空间位阻，支链淀粉与脂质复合的能力远小于直链淀粉。

淀粉-脂质复合物的形成通常涉及氢键、疏水相互作用、范德瓦耳斯力等非共价作用力。在脂质存在的情况下，直链淀粉通过分子内氢键作用形成左手单螺旋构象，其中，葡萄糖环上亚甲基和糖苷氧排列在螺旋内部构成疏水空腔，而羟基位于螺旋外表面。脂质的非极性疏水端在疏水相互作用力的驱动下部分或完全进入直链淀粉的螺旋空腔中形成淀粉-脂质复合物［图12-2A（1）］。复合物的单螺旋构象同样由多种非共价作用力共同维持。一方面，直链淀粉分子内氢键和范德瓦耳斯力共同稳定单螺旋结构［图12-2A（2）］，另一方面，直链淀粉螺旋空腔内氢原子和脂质亚甲基上氢原子之间通过范德瓦耳斯力来稳定复合物分子结构［图12-2A（3）］。

淀粉-脂质复合物分子能够通过分子间氢键及范德瓦耳斯力相互作用紧密堆积，排列形成片层晶体结构，其中复合物单螺旋垂直于晶层表面。根据复合物螺旋结构的热力学稳定性可将其分为Ⅰ型和Ⅱ型复合物。其中，Ⅰ型复合物在60℃左右快速成核形成部分有序的结构，在90~105℃具有吸热转变，Ⅱ型复合物需要更高的温度和更长的时间来形成，约在90℃的较高温度下形成，成核速率较慢，但形成的复合物更稳定［图12-2B（2）］。在适当条件下，复合物的片层晶体结构可以进一步组装为更大尺寸的微米级聚合体结构，在X射线衍射下，在7.5°、13°和20°（2θ）处出现典型的V型晶体衍射峰［图12-2B（3）］。

淀粉与脂质的相互作用主要发生在热加工过程的冷却阶段，热加工方式和条件、淀粉来源、脂质类型等是影响淀粉与脂质相互作用及复合物结构的主要因素。较高的复合温度与降温速率会促进淀粉-脂质复合物的形成，这可能是较高的温度导致淀粉链的流动性增大，可以使复合物充分堆积形成有序的晶体结构。而较快的降温速率导致直链淀粉快速重新聚集，使得更多的脂肪酸进入淀粉的螺旋空腔中，促进了复合物的形成。相比于玉米和小麦淀粉，马铃薯和苔麸淀粉颗粒表面光滑且无孔隙存在，因此在较短的热加工过程中较难与脂质形成复

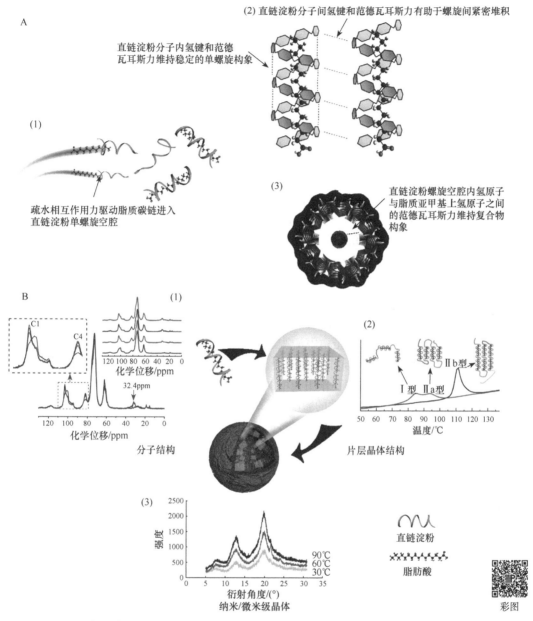

图12-2　直链淀粉-脂质复合物的相互作用机制（引自何子豪等，2021，并稍作修改）

ppm. 百万分之一

合物。此外，对于具有相同烷基链的脂肪酸及其单甘酯、二甘酯和三甘酯，单甘酯相比于脂肪酸更易与淀粉形成更多的复合物，这归因于单甘酯具有较好的溶解度和分散性；而淀粉-脂肪酸复合物比单甘酯复合物具有更加有序和稳定的结构，这是由于单甘酯较大的空间位阻不利于复合物的有序堆积。相比之下，二甘酯和三甘酯较差的水溶性导致其很难在普通热加工过程中与淀粉形成复合物。较短烷基链长度和较低不饱和度的脂肪酸更有利于形成淀粉-脂质复合物，但这些复合物的热稳定性随链长度的增加和不饱和度的降低而升高。

　　热加工过程中淀粉-脂质复合物的形成会显著影响体系的功能性质，主要包括淀粉凝胶化和回生进程、提高冷却期间糊黏度、降低凝胶强度及抑制淀粉消化性等。通过控制热加工过程中淀粉-脂质复合物的形成及外源性添加复合物来改善食品品质和营养价值是食品工业未来的重要发展方向。

（三）蛋白质-脂质相互作用

蛋白质可以通过共价键、静电相互作用、疏水相互作用及氢键等作用力与脂质发生相互作用形成蛋白质-脂质复合物。在热加工过程中，蛋白质与脂质的相互作用使蛋白质内源性荧光强度发生变化，从而改变蛋白质的构象。随着体系中蛋白质浓度增加，荧光强度逐渐增强，这是由于蛋白质与脂质之间的疏水相互作用增强，蛋白质发生更大程度的变性，因而暴露出更多的色氨酸残基。此外，蛋白质与脂质之间的相互作用会诱导蛋白质的结构发生变化，且不同类型蛋白质与脂质之间的相互作用对其二级结构的影响不同。例如，β-乳球蛋白与月桂酸相互作用会导致蛋白质β转角和无规卷曲比例降低，β折叠比例增加，而硬脂酸的加入会诱导豌豆蛋白中疏水基团的暴露，破坏氢键，促使热加工过程中α螺旋和β折叠转变为β转角和无规卷曲，从而导致豌豆蛋白的二级结构变得更加无序。在小麦面筋挤压过程中加入花生油可以促进蛋白质聚集，从而影响蛋白质中的巯基-二硫键交换，使蛋白质的构象发生变化。加工过程中产生的脂质氧化物也会和蛋白质发生相互作用，诱导蛋白质的交联、聚合。例如，脂质过氧化物丙烯醛能够使大豆蛋白中α螺旋含量减少，β转角含量增加。

热加工过程中蛋白质与脂质相互作用会改变蛋白质凝胶特性、乳化特性和起泡特性等。在一些情况下，蛋白质与脂质相互作用会增加蛋白质的凝胶网络强度，减弱蛋白质的起泡性，且不同类型的脂质对蛋白质起泡性的影响不同。此外，蛋白质特殊的两亲性结构（如乳蛋白和卵蛋白）可以通过降低油-水界面张力来促进乳液的形成，并可以在分散的液滴周围形成保护膜赋予其稳定性。

（四）淀粉-脂质-蛋白质相互作用

在食品热加工过程中，主要营养组分之间不仅能够发生二元相互作用，在一定的条件下还能够发生三元组分相互作用。近年来，热加工过程中淀粉、脂质及蛋白质三者间的相互作用逐渐成为食品科学领域关注的重点。了解食品加工过程中淀粉-脂质-蛋白质三者之间的相互作用对于加工食品品质和营养特性的精准调控具有重要意义。在食品热加工过程中，当淀粉与脂质和蛋白质共同存在时，三者会在范德瓦耳斯力、疏水相互作用和氢键的共同作用下形成淀粉-脂质-蛋白质三元复合物，其中直链淀粉和脂肪酸之间的疏水相互作用和范德瓦耳斯力，以及直链淀粉和蛋白质之间的氢键和范德瓦耳斯力是形成三元复合物的主要驱动力。由于直链淀粉-脂质复合物也是三元复合物的主要组成部分，淀粉-脂质-蛋白质三元复合物也具有较高的热力学稳定性及V型晶体结构。因此，三元复合物能够延缓淀粉凝胶化和回生进程，提高冷却期间的糊黏度，降低凝胶强度，以及抑制淀粉消化。

淀粉来源、脂质类型、蛋白质性质及热加工条件等都会影响淀粉-脂质-蛋白质复合物的形成。不同来源的淀粉所形成的复合物在冷却阶段出现不同的黏度峰值及最终黏度，最终形成三元复合物的结构也不尽相同。脂质结构是影响淀粉-脂质-蛋白质复合物形成的关键因素。具有较短链和较低不饱和度的脂肪酸更有利于三元复合物的形成，但复合物结构的稳定性逐渐降低，且脂肪酸结构对三元复合物结构有序性的影响小于二元复合物，主要是由于蛋白质的乳化特性在很大程度上促进了淀粉与脂质的结合。蛋白质性质也是影响淀粉-脂质-蛋白质复合物结构的重要因素之一，相比于明胶（等电点高于7.0），具有更低等电点和更好乳化性的乳清蛋白分离物能够与淀粉、脂质形成更有序的复合物。另外，加工条件（温度、pH等）也会影响三元复合物的形成。高温时直链淀粉和脂肪酸在体系中的分散性和移动性较好，两者的相互作用更充分，因此升高温度有利于形成更多的复合物。pH升高能够促进三元复合物的形成，这是由于较高的pH能够促进脂肪酸溶解及淀粉颗粒的溶胀。此外，在热加工过程中，淀粉、脂质、蛋白质三组分之间添加顺序也会影响复合物的形成，淀粉与蛋白质预先混合加热后再加脂肪酸可以促进三元复合物的形成。

第二节 食品加工对营养组分消化吸收的影响

一、热加工对主要食品营养组分消化性的影响

随着生活水平的提高，人们越来越关注食物的营养特性及其对人体健康的影响。除了营养素的均衡及摄入量，它们在体内消化吸收特性也是反映食物营养特性的重要指标。摄入人体的食物先后经历口腔、胃、小肠和大肠的消化过程（图12-3），最后不能被大肠发酵的食物残渣会以粪便的形式排出体外。食物在口腔中主要以机械消化（口腔咀嚼）为主，因为其在口腔中的停留时间很短，一般在口腔中的消化作用不大。食物的消化主要发生在胃和小肠中，而未被消化的食物残渣会进入大肠中进一步被肠道微生物分解利用。食物在食用前都要经过不同形式的热加工，理解热加工过程中主要食品营养组分变化及相互作用对其营养消化特性（尤其是小肠消化特性及大肠发酵特性）的影响对食品营养的精准调控具有重要的指导意义。由于矿物质和维生素可以直接被人体吸收，本部分将重点讨论加工对食品主要营养组分淀粉、蛋白质和脂肪等营养消化特性的影响。

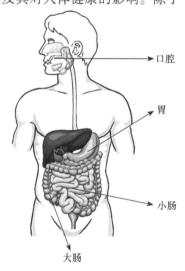

图12-3 食物在体内消化过程的简要示意图（引自Korompokis et al.，2021，并略作修改）

（一）食品加工对淀粉体外消化性的影响

淀粉作为我们日常饮食中主要的血糖碳水化合物来源，其酶解速率和程度与人体的营养健康密切相关。淀粉在口腔中会被唾液α-淀粉酶短暂地水解产生极少量的麦芽糖和其他低聚糖，随后通过食道进入胃中，由于胃中不存在水解淀粉的消化酶，淀粉在胃中停留一段时间后随着胃的蠕动进入小肠。淀粉在小肠中被胰淀粉酶进一步水解，产生少量的葡萄糖和大量的麦芽糖、麦芽三糖、麦芽四糖及环糊精等低聚糖。葡萄糖可以被直接吸收进入血液，而低聚糖则需要被小肠黏膜上的麦芽糖-糖化酶和蔗糖-异麦芽糖酶进一步水解为葡萄糖后被吸收。淀粉的消化性评价方法分为体内法（血糖生成指数）和体外法，由于体内法存在一定的个体差异及人类受试者伦理问题的局限性，因此体外法更被广泛地用于评价淀粉的消化性。目前，淀粉体外消化性多采用以Englyst方法为基础改进的一系列方法进行

评价，即通过测定淀粉被酶水解后释放的葡萄糖量，以此来计算并获得淀粉的水解速率和程度。下面重点讨论热加工对淀粉体外消化性的影响。

　　生淀粉很难被消化酶降解，而经过热加工后，淀粉的消化性会大幅度提升。热加工过程中淀粉凝聚态结构的变化是影响淀粉消化性的关键因素。烹饪加工对淀粉消化性的影响随着加热温度、水分含量及加热持续时间的改变而改变。在水分含量充足、温度较高的情况下，淀粉能够发生完全凝胶化。在高水分含量下，随着加热温度的增加，快速消化淀粉（RDS）的量逐渐增加，而慢速消化淀粉（SDS）和抗性淀粉（RS）的量逐渐下降。水分含量较低时，热加工只能使淀粉发生部分凝胶化，此时水分含量比加热持续时间对淀粉有序结构及消化性的影响更大。100℃蒸煮时，相同的水分含量下，加热时间从5min延长到30min对小麦及山药淀粉的有序结构及体外消化性的影响不大；而在相同的加热时间下，淀粉多尺度有序结构的破坏程度随着水分含量的增加而逐渐增大，体外消化性呈现出先增加后不变的变化趋势。表12-2列举了不同温度、不同水分及不同加热时间烹饪加工条件下对淀粉消化性的影响。通常来说，随着凝胶化程度的增加，淀粉的晶体凝聚态有序结构被逐渐破坏，导致其水解速率和程度不断增加。但也有研究表明，当淀粉凝胶化达到一定程度，继续破坏淀粉的有序结构，对淀粉的体外消化性影响不大。例如，凝胶化程度从16.9%增加到100%的小麦淀粉样品，其体外消化性并没有表现出明显的差异性。研究者通过多尺度结构表征手段结合激光共聚焦显微镜定量分析淀粉与消化酶的动态结合过程，揭示出影响淀粉消化性的关键限速步骤是淀粉与酶的接触/结合而非随后的催化水解。

表12-2　热加工对淀粉体外消化性的影响（引自Liu et al.，2022，并略作修改）

样品	加工方式	RDS/%	SDS/%	RS/%
小麦淀粉	天然淀粉	—		45.9
	烹饪加工（50~65℃，30%~60%）	—	—	11.9~12.7
小麦和山药淀粉	天然淀粉	3~12	28~39	49~69
	沸水蒸煮 （水分含量19%~65%，5~30min）	10~40	25~63	8~58
大米和莲子淀粉	天然淀粉	17~21	23~35	44~60
	烹饪加工（50~100℃，20min）	20~40	27~44	30~50
蜡质玉米淀粉	天然淀粉	32.4	49.2	18.4
	烹饪加工（50~80℃，5min，200r/min）	34~73.4	17.5~48	10~17.5
蜡质大米淀粉	天然淀粉	63.8	26	9.3
	烹饪加工（60~70℃，5min，160r/min）	86.3~90.1	1.3~4.2	7.7~8.6

　　除传统的水热处理加工外，挤压蒸煮同样可显著提高淀粉的体外消化率，这是由于挤压机筒中剪切作用和捏合作用的增加，淀粉颗粒失去了结构完整性，进而使其对酶攻击的敏感性增加，导致了淀粉更高的水解速率。但也有研究表明挤压处理后淀粉的消化性略有降低，这可能是挤压导致淀粉的无定型区排列更紧密，分子密度更高造成的。有研究以蜡质玉米、普通玉米和高直链玉米淀粉为研究对象，比较了传统蒸煮（100℃，30min）与挤压蒸煮对其体外消化性的影响。研究表明相比传统蒸煮，挤压蒸煮后蜡质玉米和普通玉米淀粉的体外消化性升高，而高直链玉米淀粉的消化性呈降低趋势。

（二）热加工对蛋白质体外消化性的影响

蛋白质作为食物主要营养成分之一，是人体能量和必需氨基酸的重要来源。蛋白质的营养价值不仅取决于其氨基酸的组成，还与其在胃肠道的消化性密切相关。蛋白质到达胃之后，胃蛋白酶会初步将其水解成大小不等的多肽片段。在小肠（十二指肠）中，胰蛋白酶、糜蛋白酶、羧肽酶等会共同参与多肽的消化，产生的氨基酸会直接通过小肠吸收进入血液。未被消化的肽段则顺着小肠上皮层，被刷状边缘酶（如氨基肽酶、羧肽酶、内肽酶和二肽酶）进一步消化成氨基酸进入血液。蛋白质消化性的测定方法同样分为体内法和体外法。与昂贵且耗时的体内法相比，体外法因更简单快速而被广泛应用。通常可以通过分析蛋白质消化样品中的肽和氨基酸的累积水平来评估蛋白质的体外消化率。

热加工会引起蛋白质分子的变性及分子多级空间结构的改变，不仅蛋白质一级结构中二硫键、疏基含量会发生变化，包含α螺旋、β折叠、β转角、无规卷曲的二级结构及蛋白质的三、四级空间结构也会发生一定程度的改变。这些结构的变化会影响蛋白质对酶消化的敏感性，导致其消化性发生改变。通常，烹饪加工导致的蛋白质变性会增加酶对蛋白质消化的敏感性，进而提高蛋白质的消化性；但对于有些蛋白质，热加工也会通过增加疏水性和二硫键的形成，使蛋白质发生聚集进而降低其对酶水解的敏感性；同时，热处理会导致蛋白质发生非酶促褐变或热交联等反应，进而降低其消化性。微波加热可以在一定程度上提高蛋白质的体外消化性。与烹饪加工不同，微波加热是利用非电离辐射对氢键造成一定程度的破坏，改变蛋白质的二级结构，进而提高蛋白质的体外消化性。

除上述热加工外，挤压烹煮同样会导致蛋白质变性，暴露酶作用位点，进而提高蛋白质的消化性。此外，挤出过程中机械剪切力也会对蛋白质的结构造成一定程度的破坏，进而提高蛋白质的消化率。热加工如蒸煮、微波加热、挤压烹煮等加工方式对一些典型豆类蛋白质体外消化率的影响见表12-3。

表12-3 热加工对豆类蛋白质体外消化率的影响（引自Sá et al., 2020，并略作修改）

植物蛋白质来源	加工方式	体外消化率/%
菜豆	微波加热（800W，2450MHz，1～3min）	81.8～85.8
豌豆	生豌豆	73.5
	烹饪加工（100℃，40min）	78.3
	微波加热（2450MHz，12min）	75.5
豇豆	生豇豆	71.3
	烹饪加工（100℃，30min）	78.7
四季豆	天然豆	78.0
	微波加热（1200W，15min）	88.6
蚕豆	挤压加工（156℃，25%水分）	87.4

（三）热加工对脂质体外消化性的影响

甘油三酯是人类饮食中的主要脂质成分，占膳食总脂肪的95%，其脂肪酸组成及在体内的消化对于人体营养和健康至关重要。大多数膳食甘油三酯被胃和胰脂肪酶水解后，产生的短链和中链脂肪酸可以直接在小肠中吸收，而长链（＞12C）、超长链（≥20C）脂肪酸会被转运到肠细胞的内质网，重新合成甘油三酯，这些甘油三酯与胆固醇、脂蛋白和其他脂质一起组装成乳糜微粒，通过淋巴系统进行全身循环。

目前关于热加工对脂质消化性影响的研究大都集中于真实的食品体系。使用4种不同的烹饪方法（烘箱烹饪、煎炸、蒸煮、微波加热）对猪肉饼进行加工后，发现微波加热后样品中的总脂质消化率较高，而煎炸后脂质的消化率较低，这可能是由于微波是一种更均匀的加热过程，而煎炸是热量逐渐从表面传到核心的过程，加热效率相比微波加热更低，这种热传导的差异可能是造成体外消化率差异的主要原因。

（四）加工过程中宏量营养素互作对其消化性的影响

1. 淀粉与蛋白质互作对其消化性的影响　　淀粉和蛋白质作为食品的两大营养成分，在食品加工过程中会发生不同方式的相互作用，主要包括共价键、静电相互作用、氢键、范德瓦耳斯力和疏水相互作用等。淀粉与蛋白质互作可以在一定程度上降低淀粉的体外消化性。内源及外源蛋白质均通过影响酶水解进一步降低淀粉的体外消化性。其中，内源性蛋白质（清蛋白、球蛋白和麦谷蛋白等）会黏合在淀粉颗粒的周围，这不仅降低了淀粉颗粒的膨胀，同时也是淀粉消化的屏障，阻止了淀粉酶与底物的接触，因此降低了淀粉的消化率；而外源蛋白质主要通过包围或附着在淀粉颗粒表面，减少酶对淀粉的接触进而降低其消化性。白面粉中淀粉-蛋白质相互作用的发生被认为是降低血糖反应及消化率的主要原因。

通常，淀粉与蛋白质的互作能够在一定程度上增加蛋白质的消化性。有研究表明，1∶1（m/m）制备的谷蛋白-淀粉复合物在100℃加热后，其消化性显著高于没有添加淀粉的谷蛋白消化性。这可能是以下两方面的原因造成的：①淀粉与谷蛋白之间的相互作用减少了蛋白质之间二硫键的形成；②淀粉的添加降低了蛋白质之间的交联作用，其空间结构相比单一蛋白质更松散，使得更多蛋白质消化作用位点暴露，进而增加了其消化率。

2. 淀粉与脂质互作对其消化性的影响　　淀粉与脂质互作可以形成淀粉-脂质复合物，降低淀粉的消化性，其主要原因如下：①当直链淀粉由无规卷曲变为单螺旋复合物构象后，糖苷键的扭转角也随之发生变化，进而影响淀粉酶的结合作用；②淀粉-脂质复合物有序的晶体结构赋予了其良好的酶抗性。

加工过程中淀粉-脂质复合物形成的数量和结构有序性直接影响了其消化性的高低。较高聚合度的直链淀粉与脂质形成的复合物因具有较高的稳定性而导致其酶抗性较高；而较长烷基链（≥16C）的脂质与淀粉形成的复合物因具有较好的晶体结构而导致其消化率较低。此外，加工条件也是影响淀粉-脂质复合物消化性的重要因素。相比干热处理（烘焙和微波），水热处理（蒸煮）条件下得到的复合物消化特性更低，这可能是较高水分含量下分子的移动及相互作用增强，进而形成较多的复合物所致。

3. 蛋白质与脂质互作对其消化性的影响　　蛋白质与脂质在胃肠道中的相互作用可以影响彼此的消化特性。通常，脂质与蛋白质的相互作用可以在一定程度上降低脂质的分解程度，这是由于蛋白质的聚集阻碍了脂肪酶对油滴的可及性。且蛋白质聚集可能会诱导交联蛋白网络的产生，而这些网络可以对脂质液滴进行包裹，进而阻碍了脂肪酶与底物的接触。而奶昔中脂质的存在并没有对蛋白质在胃和小肠中的消化率产生显著的影响。这可能是由于油滴粒径较小，其存在并不能影响脂肪酶和蛋白酶对蛋白质底物的可及性。

4. 淀粉与蛋白质和脂质互作对其消化性的影响　　相比淀粉与脂质互作或淀粉与蛋白质互作形成的复合物，热加工过程中淀粉与脂质和蛋白质互作形成的淀粉-脂质-蛋白质三元复合物具有更强的酶抗性，这可能是三元复合物结构更有序及更大的空间位阻造成的。以小米粉为例，除去小米粉中蛋白质/脂质的任何一种都能显著提升淀粉的消化率和预估升糖指数（eGI）值，这与热加工导致小米粉中淀粉-脂质-蛋白质互作形成的三元复合物有直接的关系。相较于淀粉-脂质复合物，脂肪酸链长和不饱和度对三元复合物结构的影响较小，因此对其消化性的影响不大。

二、热加工对主要食品营养组分发酵特性的影响

（一）热加工对淀粉体外发酵特性的影响

能够逃脱胃和小肠消化而到达结肠被微生物发酵利用的淀粉及其分解产物称为"抗性淀粉"（resistant starch，RS）。根据来源不同，抗性淀粉一般可以分为以下5类：①RS1（物理包埋淀粉），是指由于物理屏障作用，被封闭在种子或植物细胞壁内的淀粉；②RS2（生淀粉），又称抗性淀粉颗粒，是指具有特殊构象或结晶结构，对酶具有高度抗性的淀粉，如生马铃薯、青香蕉、生豌豆淀粉等；③RS3（回生淀粉），是指淀粉颗粒加热凝胶化后在回生过程中重新聚集成有序的抗酶消化的淀粉；④RS4（化学改性淀粉），是指向淀粉分子引入特定的化学官能团而产生抗酶水解的一类抗性淀粉；⑤RS5，一般指淀粉-脂质复合物。目前有学者提出淀粉与不同配体形成的V型复合物（如淀粉-甘油、淀粉-氨基酸、淀粉-蛋白质、淀粉-多酚等）也具有一定的淀粉酶抗性，也可以被看作广义上的RS5。

由于结构的不同，不同类型的抗性淀粉体外发酵特性存在一定的差异，具体表现为对肠道菌群的影响和促进短链脂肪酸（SCFA）生成的不同。表12-4列举了以人体粪便作为接种物的不同类型抗性淀粉的体外发酵特性。总体来说，不同类型的抗性淀粉均表现出了缓慢的发酵速率，促进了特定有益菌的生长，同时能够显著增加SCFA的生成。

表12-4　以人体粪便作为接种物的不同类型抗性淀粉的体外发酵特性

（引自Qin et al.，2021；Wang et al.，2021；Warren et al.，2018；并略作修改）

RS类型	发酵速率	主要SCFA变化	主要肠道菌群丰度变化
RS1	缓慢	丁酸↑	布劳特氏菌属（*Blautia*）↑， 罗斯氏菌属（*Roseburia*）↑
RS2	缓慢	乙酸↑ 丁酸↑	双歧杆菌属（*Bifidobacterium*）↑， 布劳特氏菌属（*Blautia*）↑， 毛螺菌科（Lachnospiraceae）↑， 多尔氏菌属（*Dorea*）↓， 拟杆菌属（*Bacteroides*）↓
RS3	缓慢	乙酸↑ 丙酸↑ 丁酸↑	双歧杆菌属（*Bifidobacterium*）↑， 拟杆菌属（*Bacteroides*）↑， 奇异菌属（*Atopobium*）↑， 直肠真杆菌（*Eubacterium rectale*）↑， 布劳特氏菌属（*Blautia*）↑， 罗斯氏菌属（*Roseburia*）↑

续表

RS类型	发酵速率	主要SCFA变化	主要肠道菌群丰度变化
RS4	缓慢	乙酸↑ 丁酸↑	双歧杆菌属（Bifidobacterium）↑， 布劳特氏菌属（Blautia）↑， 梭菌目（Clostridiales）↑， 单形拟杆菌（Bacteroides uniformis）↑， 布氏瘤胃球菌（Ruminococcus bromii）↑
RS5	缓慢	丁酸↑	双歧杆菌属（Bifidobacterium）↑， 柯林斯菌属（Collinsella）↑， 罗姆布茨菌属（Romboutsia）↑， 巨单胞菌属（Megamonas）↑， 罗斯氏菌属（Roseburia）↑， 普氏菌属（Prevotella）↑

目前关于抗性淀粉发酵特性的研究大都集中于未经过热加工处理的抗性淀粉，而人们日常食用的淀粉类食品通常会经过一定程度的烹饪处理，导致抗性淀粉的结构被破坏，潜在地改变了其在肠道中的发酵特性。对于RS1~RS4型的抗性淀粉而言，热加工会导致其结构发生不同程度的破坏，增加其在小肠中的消化性，减少能够到达结肠的抗性淀粉量，进而改变其在结肠中的发酵特性。有研究利用肠道微生物生态系统模拟器（SHIME）比较了天然和加工（121℃，40min）后的高直链玉米淀粉（RS2）的发酵特性，发现加工后的高直链玉米淀粉能够增加近端和远端结肠的丁酸浓度，显著增加远端结肠中有益菌阿克曼氏菌科（Akkermansiaceae）的生长，表明能够到达结肠的、加工后的抗性淀粉依然能够有效地调控肠道健康。相比RS1~RS4，RS5在蒸煮处理（100℃，10min）后，其体外消化率呈现出降低趋势，这意味着加工后的RS5仍能够更多地到达结肠，更好地改善其在肠道中的发酵特性。

延伸阅读 12-1

食品加工对非淀粉多糖发酵特性的影响

除抗性淀粉外，果胶、半纤维素、木质素等一些非淀粉多糖也可以到达结肠被微生物利用。食品加工会在一定程度上导致非淀粉多糖结构的改变，进而影响其在结肠中的发酵特性。阿拉伯木聚糖是谷物中常见的非淀粉多糖，研究表明挤出加工后的小麦阿拉伯木聚糖促进了丁酸的产生及粪杆菌属（Faecalibacterium）的生长，同时抑制了普氏菌属（Prevotella）的生长。

植物细胞是天然形成的基质，以纤维为基础的细胞壁包含大量营养素。在食品加工过程中，随着高温和高压剪切等，细胞壁结构被破坏并释放出淀粉和蛋白质。完整的细胞壁限制了淀粉和蛋白质在上消化道的消化，可以更多地到达大肠被微生物发酵。而受损的细胞表现出明显不同的发酵行为。酶破坏的斑豆多孔细胞壁促进了丁酸的产生，以及布劳特氏菌属（Blautia）和罗斯氏菌属（Roseburia）等一些有益菌的生长，而完整的细胞与纯化的细胞壁多糖发酵过后的肠道菌群组成相似。与60℃处理的斑豆细胞（低渗透性）相比，100℃处理的斑豆细胞（高渗透性）更能促进包括罗斯氏菌属（Roseburia）、毛螺菌科（Lachnospiraceae）、拟杆菌属（Bacteroides）和粪球菌属（Coprococcus）等在内的一些有益菌的生长。

（二）热加工对蛋白质及脂质在大肠发酵特性的影响

除碳水化合物外，蛋白质同样也可以进入结肠被肠道微生物利用，进而影响肠道菌群和代谢产物的生成。通常来说，蛋白质发酵发生在远端结肠，产生包括氨、硫化氢、酚类化合物等一些潜在的有毒代谢物及支链脂肪酸等代谢产物。通常热加工会改变蛋白质在结肠中的发酵特性。将酪蛋白在180℃加热不同时间（1h、2h、4h）喂食大鼠后，其体内产生了更多的氨、酚和吲哚-3-醇等代谢产物，且盲肠内容物中的氨和丁酸、戊酸及异戊酸的水平也有一定程度的增加，表明热处理在一定程度上增加了蛋白质的发酵特性。芸豆子叶中分离出的蛋白质在180℃的烤箱中加热20min后，尽管具有较慢的发酵速率，但产生了较高浓度的支链脂肪酸，且显著促进了梭杆菌属（*Fusobacterium*）的生长。

与碳水化合物和蛋白质不同，通常大部分的脂质会在小肠中被消化吸收，仅有约5%的膳食脂肪能够到达结肠被微生物分解。其中，肠球菌属（*Enterococcus*）、乳杆菌属（*Lactobacillus*）、梭状芽孢杆菌属（*Clostridia*）和变形菌门（Proteobacteria）等将甘油三酯的主链作为电子吸收体，使其还原为1,3-丙二醇，进而被其他微生物代谢或转运至肝中降解，或直接代谢成丙酮酸被微生物进一步利用。目前，有关加工对脂肪在结肠中发酵特性影响的研究还未见报道。

第三节　热加工对食品体系营养特性的影响

食品加工的主要作用是杀灭致病菌和其他有害的微生物，破坏食品中不需要的成分或有害因子，改善食品的品质与特性，以及提高食品中营养成分的可利用率、可消化性等。传统上，食品加工是指通过烹饪、腌制和烟熏等方法来解决食品长时间储存和运输的问题。而挤压蒸煮、巴氏杀菌及其他热处理技术因可以改善食品的营养品质而被广泛使用。通常，食物加工会引起组分结构的变化，从而改变食品的感官、质地和营养品质。但是由于技术发展有限及人们对食品加工的复杂要求，食品加工过程中也会发生一些不良反应，导致食品营养价值损失。因此，食品加工对其营养价值的精准调控越来越受到各国政府、科研机构、国际组织的关注和重视。

一、热加工对谷物类食品营养特性的影响

（一）面包和馒头

面包和馒头是世界上消费最广的主食种类，作为重要的膳食碳水化合物来源，其可以为人类提供能量。面包和馒头的基本成分均为谷物面粉、水、酵母及膨松剂等，其在制备过程中涉及水分蒸发、体积膨胀、淀粉糊化、蛋白质变性及结皮等不同过程的变化。且经过不同热加工过程制备的面包和馒头，其最终消化特性和营养功能也不同。

由于面包和馒头高度多孔的结构及较高的淀粉凝胶化程度，其很容易在消化过程中被水解，导致具有较高的血糖反应。延长热加工过程中的烘焙时间及降低面团中的水分含量均可增加面包中抗性淀粉含量。例如，面团中水分含量从75%降至45%（基于面粉）显著增加了白面包中慢速消化淀粉含量，延长烘烤过程也明显有利于面包中抗性淀粉的形成。

采用蒸和烘焙的方法将相同的原料分别制成馒头和面包，发现馒头具有比面包更低的血糖反应，这一结论也在不同的研究中被证实。例如，与馒头相比，法棍面包的淀粉消化性和血糖反应更高，这可能是由于法棍面包在烘焙过程中形成的干而厚的表皮需要口腔中更大的咀嚼力和更长的咀嚼时间，使其在进入小肠前具有更小的颗粒尺寸，增加了其与消化酶的接触面积。与面包不同，馒头在食用前通常需要再加热处理。与新鲜馒头相比，冷藏（4℃）后经蒸汽和微波再加热均可降低馒头中快速消化淀粉的含量，并且随着储藏时间增加，馒头中淀粉的消化率逐渐降低，这是由于馒头在恒定的低温下冷藏诱导其直链淀粉分子回生，降低了对酶消化的敏感性。

此外，不同加工方式得到的面包表现出了不同的益生特性。其中，由小麦粉快速发酵制得的工业面包明显促进了拟杆菌门（Bacteroidetes）的增殖，而由5种谷物慢速发酵制得的塞尔塔面包显著增加了阿克曼氏菌属（Akkermansia）和黏菌属（Mucispirillum）的相对丰度。而由小麦粉加工而成的无面筋面包则可以增加健康人及乳糜泻患者肠道微生物群中的双歧杆菌属（Bifidobacterium）和梭状芽孢杆菌属（Clostridia）的数量。

（二）米饭

大米中含有人体所需的多种宏量营养素，包括淀粉、蛋白质、脂质等。淀粉是大米的主要营养成分，可提供人体日常50%左右的能量需求。大米食用前需经过一定程度的热加工，伴随着淀粉凝胶化、蛋白质变性等一系列变化。这些变化对于米饭口感、色泽等食用品质及淀粉在体内的消化吸收等营养品质具有重要的影响。

与生大米相比，热加工可显著提高大米中淀粉的消化性。大米经过挤压加工后淀粉消化率升高，并且随着挤压温度升高，大米粉中抗性淀粉的含量显著降低。米饭中淀粉消化性随蒸煮过程中水分含量的增加及蒸煮程度的增大而增加。与煮15min的米饭相比，煮5min的米饭膨胀程度更小，具有更低的血糖生成指数，而长时间蒸煮会产生明显较高的血糖反应；以水米比2:1煮糙米会水分含量不足而导致淀粉发生部分凝胶化，产生较高的抗性淀粉含量，而以3:1和4:1的比例煮大米会使淀粉发生更高程度的凝胶化，导致其血糖生成指数也更高。

与普通蒸煮方法制备的米饭相比，米饭经过烹炒后淀粉消化性更低，这可能是由于在炒制过程中形成了额外的淀粉-脂质复合物，从而降低其消化性。此外，烹饪过程中添加多酚和脂类等物质也能降低米饭中淀粉的消化率。例如，添加红葡萄多酚能够增加煮熟的白米饭的抗性淀粉含量，这与蒸煮过程中淀粉和酚类物质形成具有酶抗性的复合物有关。

（三）面条

面条是一种方便、易于烹饪、美味及营养丰富的产品。与生面条相比，煮熟后面条的水解速率和血糖生成指数更高，且其消化性随蒸煮时间的延长而逐渐升高，这是长时间高温处理导致蛋白质网络提供的物理屏障及面条的致密结构被破坏，增加了面条和酶的接触造成的。与蒸煮相比，挤压蒸煮后面粉中的淀粉体外消化性显著增高，这可能是由于挤压过程中强烈的机械处理，导致了淀粉更无序结构的形成，进而更利于酶消化。体内实验进一步验证了这一观点，与蒸煮（100℃，20min）面粉相比，在较高温度和剪切条件下（170℃，200r/min）进行挤压蒸煮的面粉在大鼠肠道内具有更高的淀粉消化性。

二、热加工对豆类食品营养特性的影响

豆类食品富含蛋白质、碳水化合物、膳食纤维及一些维生素和矿物质等，通常经过浸泡、烹饪、碾磨、烘烤、挤压和发芽等各种处理后食用。浸泡后烹饪是生产可食用豆类产品最常见的方式。

高水分含量下加热会导致蛋白质三级结构解折叠，使得蛋白质与酶充分接触，因此蒸煮大豆粉时提高水分含量会增加其蛋白质消化性。与普通蒸煮相比，高压蒸煮能更大程度上提高蛋白质的体外消化性。通过将浸泡后的豆类再经挤压蒸煮能够显著提高蛋白质的消化性，这可能是由于抗营养因子（植酸、单宁、酚类、胰蛋白酶和α-淀粉酶抑制剂）在挤压过程中减少，并且挤压蒸煮在降低胰蛋白酶和胰凝乳蛋白酶抑制活性方面有更高的效率。

除蛋白质外，大多数豆类中还含有相当高含量的淀粉，不同加工方式也会影响豆类食品中的淀粉消化率。在挤压烹煮过程中，随着挤压温度升高，豆类中淀粉消化性逐渐增大。与未加工豆类相比，蒸煮、挤压、微波烹饪等热处理能够显著增加豆类中快速消化淀粉和慢速消化淀粉含量，降低抗性淀粉含量，这是由于豆类中的淀粉在烹饪过程中发生凝胶化，淀粉晶体结构被破坏，使其更易被酶水解。

除消化特性外，热加工处理的豆类还可以不同程度地调节肠道菌群。通过喂食添加煮熟的黑豆饮食可改善高脂饮食小鼠的胰岛素抵抗，同时降低小鼠肠道中厚壁菌门（Firmicutes）与拟杆菌门（Bacteroidetes）比率。向大鼠饮食中添加熟黑豆会增加其大肠中梭状芽孢杆菌属（Clostridia）及粪便中丁酸盐的浓度。

三、热加工对肉、蛋、奶食品营养特性的影响

（一）肉类

肉及肉制品是优质蛋白质的重要来源，热处理可以改变胃肠消化过程中肉类营养物质的消化特性。通常，热加工处理可显著提高肉类的蛋白质消化性。与生样品相比，经烤箱烹饪（200℃，30min）后的鸡肉和猪肉的蛋白质消化性均明显增加。与低温短时间烹饪相比，高温长时间烹饪牛肉会降低其蛋白质消化性。例如，与短时间（15min）低温（60℃）烤制相比，经长时间（3h）煮沸（100℃）的牛肉在大鼠肠道中的蛋白质消化性降低。人体试验进一步验证了这一观点，与90℃条件下烹饪30min的肉类相比，在55℃烹饪5min的肉类在人体内具有更高的消化率。

热加工温度对肉类蛋白质的消化性有明显不同的影响机制。温度较低（70℃）时，蛋白质会发生构象变化，使更多的疏水区域暴露出来，增加了其被蛋白酶水解的能力。而温度较高（100℃）时，蛋白质会发生聚集和交联，从而降低其对消化酶的敏感性。例如，与生肉样品相比，猪肉在70℃加热时，蛋白质发生变性，进而可以增加其与酶的接触并提高蛋白质消化性；而猪肉在140℃以上加热时可诱导蛋白质发生强烈氧化和严重聚集，从而降低蛋白质的消化性。适当延长烹饪时间会增加肉类蛋白质的消化性，而长时间高温烹饪可能由于蛋白质发生聚集，猪肉蛋白质不易被酶消化。

不同的加工方式通常会导致肉类蛋白质的消化不同。与腌制相比，经煮制及烤制的肉类蛋白质消化率较低，这是由于在煮制和烤制样品中发生了过度的蛋白质氧化和聚集。与炸和

烤相比，水煮通常能更好地促进肉类的消化性。例如，水煮鱼片相较炸鱼片和烤鱼片具有更高的蛋白质消化率，且水煮兔肉也比油炸兔肉具有更高的消化性。猪肉经不同加工方式制成熟猪肉、乳化香肠、干腌猪肉和卤肉，其中乳化香肠具有最高的蛋白质消化性，而干腌猪肉和卤肉的蛋白质消化性较低，这是由于经长时间的腌制和干燥，以及长时间高温处理，肉中蛋白质发生脱水、氧化和聚集，降低了肉中蛋白质对酶水解的敏感性。

（二）乳类

常见的牛乳灭菌方式包括巴氏杀菌、微波灭菌、超高温处理等，不同灭菌方式对牛奶中蛋白质及脂质消化性的影响不同。与生牛乳和巴氏杀菌乳相比，经过超高温处理的牛乳具有更高的蛋白质消化率。而巴氏杀菌并未导致牛乳蛋白质消化率发生显著变化。

与巴氏杀菌相比，超高温处理可提高牛乳中蛋白质消化率，这可能是较高的处理温度导致牛奶中具有更多、更小颗粒的凝结物，从而有利于蛋白酶和凝结物接触，并且超高温处理可使蛋白质发生变性和去折叠，从而暴露出蛋白酶水解的识别位点。但干热处理（130℃）会使牛乳中蛋白质消化率降低，这可能是牛奶中蛋白质在高温条件下聚集所致。热诱导会导致蛋白质的去折叠和水解位点的暴露，使其消化性增加，但这一现象可能会被抗酶水解的蛋白质聚集体的形成所抵消。因此，蛋白质可消化性是蛋白质去折叠的积极影响和蛋白质聚集的消极影响之间的平衡。

乳脂类是婴儿和成人的重要能量和营养来源。原料乳中脂肪球的结构、聚集状态和界面性质会因热加工条件的改变而改变，进而影响乳中脂质消化性。与原料乳相比，均质牛奶因具有更小的脂肪球颗粒而具有较高的消化速率，但消化程度无差异性。而均质牛奶经热处理后会降低其脂质消化性，这可能是由于热处理改变了脂肪球周围的界面结构（如由于蛋白质变性和交联），从而使脂肪酶分子更难吸附；此外，热处理可能促进了更大程度的脂肪球絮凝，从而限制了脂肪酶吸附到脂肪球表面的能力。

（三）蛋类

鸡蛋和蛋制品是动物性蛋白质的重要来源，不同热加工技术可通过影响蛋白质的结构及功能特性进而影响蛋及蛋制品的消化特性。

热加工通常能提高鸡蛋蛋清中蛋白质消化性。例如，与生鸡蛋相比，在100℃条件下加热的蛋清，其蛋白质消化率显著提高。人体试验也表明，熟鸡蛋蛋白相较于生鸡蛋蛋白在人体回肠中具有明显更高的消化率（90.9%±0.8%）。但也有研究表明，相较于100℃热处理，在65℃煮30min的鸡蛋具有更高的蛋白质消化率，这是由于100℃的热处理诱导蛋白质发生聚集，减少了可用于消化酶水解的识别位点。

蒸煮时间对鸡蛋蛋白质消化率的影响取决于蒸煮时间的长短。例如，以煮熟的鸡蛋为对照，在1.5h内鸡蛋蛋白质消化率随蒸煮时间的延长呈增加趋势，而在2～3h蒸煮时间内，鸡蛋蛋白质消化率显著低于对照样品。

与高强度巴氏杀菌相比，低强度巴氏杀菌更有利于提高鸡蛋中蛋白质消化率。例如，与生鸡蛋相比，在60℃、62℃、64℃条件下巴氏杀菌4min的鸡蛋在胃中的蛋白质消化率提高，而更高温度（66℃）和时间（7min和10min）的组合会降低鸡蛋中蛋白质的消化率。

四、热加工对果蔬类食品营养特性的影响

热处理可以通过灭活微生物和酶延长蔬菜和水果的保质期，但同时热处理也会导致最终产品的营养损失。水果和蔬菜经热处理后会降低其总多酚及维生素C的含量。与新鲜草莓汁相比，经热处理（90℃，60s）的草莓汁具有更低的总酚及维生素C含量。但也有研究表明，热处理只能降低维生素C的含量，对于总酚和总黄酮的含量没有影响。例如，经热处理（88℃，30min）番茄中维生素C含量下降，但其总酚和总黄酮含量不变，并且热处理提高了番茄中的总抗氧化活性和生物可利用的番茄红素的含量。

此外，杀菌、真空油炸、干燥和蒸煮等都会降低果蔬中维生素C含量，并且温度越高、处理时间越长，维生素C含量下降越明显。

第四节　食品智能制造

智能制造（intelligent manufacturing，IM）是指由智能机器和人类专家共同组成的人机一体化智能系统，它在制造过程中能进行诸如分析、推理、判断、构思和决策等智能活动。在新一代前沿技术与装备的不断渗透和驱动下，食品正在向高技术、全营养、智能化和可持续方向快速发展。食品智能制造充分利用互联网技术、数据库技术、嵌入式技术、无线传感器网络、机器学习等多种技术融合实现制造智能化、远程化测控，通过人、设备与产品实现了实时连通、相互识别和有效交流，从而构建一个高度灵活的数字化智能模式，保障食品个性化制造的高效、精准和便捷。

当前世界食品行业正步入以营养健康为标签的高质量发展阶段，食品消费也逐渐由生存型消费向健康型、享受型消费转变，由吃饱、吃好向保障食品安全、健康、满足食品消费多样化转变。因此，食品智能制造与精准营养的相关研究已经越来越受到各国政府、科研机构、国际组织的重视和关注。以精准营养为目标，以工业化、自动化、智能化为发展方向的个性化营养健康食品智造产业在未来将有无限广阔的前景和巨大的发展机遇。

一、食品智能制造概述

食品智能制造是围绕感知、决策、控制及执行一体化特征，结合传统食品加工基础理论知识与技术，从食品数字化设计、生产智能管控、生产装备智能化等方面突破食品加工智能化和信息化的研究与应用。

（一）食品数字化设计

食物的结构是天然营养组分结构及其在加工/烹饪过程中发生变化后结构的总和，与最终食品的品质与营养密切相关。因此，食品设计即对食品结构进行专门的构思和制造，以达到特定的结构、理化性质及功能。在数字化社会的大背景下，食品行业已经开始逐步通过数字技术与实体食品企业的深度融合来形成数字化食品产业并推进其可持续发展。食品的数字化设计是根据人体营养需求，以及食品加工过程中物理、化学和生物变化的基本理论，建立复杂食品体系或者加工过程中组分、结构、品质与加工工艺参量之间的关联模型。借助食品的数字化设计，人们可以将加工过程的热量、动量、能量平衡等参数与食品从微观到宏观的结

构、感官、质构和理化特性相互连通，实现食品产业链全元素的连接与整合，最终达到数字化食品的设计与制造。

在食物结构设计方面，通常可以用Arrhenius、Williams-Landel-Ferry（WLF）、Einstein等动力学方程进行拟合建模。无网格的3D粒子空间架构、有限元等数学概念已被广泛应用于食品结构变形、多相现象和复杂物理性质等方面的动态模拟。基于化工生产过程中的"三传一反"原理（动量传递、能量传递、质量传递和化学反应），能够对食品加工过程中的变化进行模拟仿真预测。目前常见的模拟仿真软件有COMSOL、ABAQUS、ANSYS等，能很大程度上解决实验手段及条件的限制。相比于昂贵且耗时的实验手段，模拟仿真技术可以更加经济、快速、便捷地确定各种最优参数，进而对制造过程进行优化，达到品质最优、能耗最低、效率最高等目的。

在特定食物功能设计方面，食品数字化设计技术主要利用建模来构建食物结构与食物特性之间的函数，将合适准确的结构描述符输入模型系统，以预测食物的功能特性。由于食品的多元性和复杂性，目前仍没有较好的模型来揭示组分间的分子链聚集态与聚集组装行为，以及从食品组分微观结构变化函数映射到整体品质变化的方法。从结构图像（显微镜、光谱、核磁共振成像等）中获得结构数字信息是对食物结构参数化的最直接方法。近年来随着人工智能技术的不断扩展及应用，其不仅能够通过机器和深度学习分析并抽取食物复杂的异构特征，更重要的是能够揭示食物不同结构特征与结构相关功能性质之间的复杂关系。意大利面作为广泛消费且具有营养健康特性的食物，已经通过人工智能技术构建模拟和预测其物理化学特性的数学模型，特别是描述烹饪时发生的结构及功能变化。

（二）食品生产智能管控

生产智能管控是指对产品生产进行集成管理和控制，实现生产过程高度自动化，主要包括智能单元排产及调度、生产过程智能管控、实时监控、智能数据采集等关键技术，即具有自感知、自学习、自决策、自执行、自适应等功能的新型生产方式。

食品生产的智能化管控中"互联网＋"及人工智能等信息化技术的使用促进了食品工业生产中例行或管理任务实现自动化，通过实时对生产线各个环节、各个设备运行中的设备参数、工艺、中间产品特征数据进行采集，实现多维度的动态数据分析，实现对生产过程工艺优化、质量管控、设备管理与维护等功能。近年来，基于人工智能开发出的多种智能生产管控系统（专家系统、智能决策支持系统等）已经被广泛应用于食品的生产、品控、物流运输及安全管理等多个领域。在食品生产和餐饮业中使用人工智能和机器学习通过最大限度地减少制造过程中的人为错误，并在较小程度上减少剩余的大量产品，将业务提升到一个新的水平已经成为一种趋势。它可以降低包装和运输成本，增加客户满意度，快速服务，实现语音搜索及更个性化的订单。

延伸阅读 12-2

娃哈哈集团"智能制造"发展及应用

2015年7月21日，工业和信息化部公布的2015年智能制造试点示范项目名单中，娃哈哈集团成为46个入选项目之一。娃哈哈集团之所以能够入选首批智能制造示范项目名单，归因于该企业将信息技术与工业制造技术深度融合。娃哈哈集团的项目采用了实时数据库技术、智能化在线控制生产车间、物联网及智能机器人物流管理系统等技术，将自动化、数字化和智能化融为一体，使之在食品饮料生产过程中得以充分应用。具体来讲，智能制造在娃哈哈集团的食品生产过程中主要体现在在线控制和物流管理两大方面。在线控制方面，将在线传感器与企业资源计划（ERP）管理系统深度融合，实现生产线的全程监测与调整优化，可以进一步提升食品安全管控能力。物流管理方面，将物联网与智能机器人技术应用于整个物流管理系统中，从生产线自动接单、安排生产、自动传输，到产品入库管理及安排发货等各环节，均实现了智能物流机器人技术的应用。

（三）生产装备智能化集成

智能制造装备是指具有感知、分析、推理、决策、控制功能的制造装备的统称，是先进制造技术、信息技术和智能技术的集成和深度融合，体现了制造业的智能化、数字化和网络化的发展要求。智能制造装备的水平已成为当今衡量一个国家工业化水平的重要标志，也是实现"中国制造"向"中国智造"转变的重要途径和突破点。

工业物联网技术通过将具有感知、监控能力的传感器和控制器融入食品智能制造装备中，继而实时采集数据和智能分析，旨在实现将食品装备从大数据分析、数字化制造、智能感知到人机交互、自行重构、智能诊断的融合。机器人是食品智能装备制造的核心技术，不仅是实现人工操控向机器人操控的转变，更体现为人类生产方式的转变，它能够有效提升食品产业的生产效率和产品质量，是现代化生产管理方式的重要体现。

未来，食品智能制造装备将呈现出自动化、集成化、信息化、绿色化的发展趋势。自动化体现在装备能根据用户要求完成制造过程的自动化，并对制造对象和制造环境具有高度适应性，实现制造过程的优化；集成化体现在食品生产工艺技术、硬件、软件与应用技术的集成及设备在纳米、新能源等跨学科高技术中的集成；信息化体现在将传感技术、计算机技术、软件技术"嵌入"装备中，实现装备的性能提升和"智能"；绿色化主要体现在从设计、制造、包装、运输、使用到报废处理的全生命周期中，对环境负面影响极小，使企业经济效益和社会效益协调优化。随着仿生技术、传感技术、微电子技术及人工智能技术等的不断发展，具有自我运动规划和执行、多轴联动的新一代柔性制造系统，将更能适应食品加工复杂工序的需要。

二、食品智能制造与精准营养

随着人们生活水平的提高及食品产业的发展，精准营养产品个性化定制成为食品行业的新驱动力。根据不同群体或个性的营养需求，开发适合不同人群消费的主食产品，提供精准营养的个性化饮食，特别是对于孕妇、乳母、婴幼儿、老人及慢性病患者等特殊人群的膳食显得尤为重要。因此，需要建立大数据体系，包括个性化健康大数据与营养需求大数据库、大食物营养大数据、实时在线营养与健康监测系统和智能化精准营养管理系统，最终通过个性化制造生产营养健康的产品。3D打印技术是实现精准营养食品智能制造的关键核心之一，其最大的一个优势是营养成分可控，可以无缝整合营养物质，制造个性化食品，满足不同情况下人们对食物的需求。

基于精准营养的食品3D打印技术是国际营养健康领域的重要研发趋势。食品3D打印技术打破了以往食品的生产模式，可以根据消费者的需求进行个性化设计，并增强食品的营养及附加值。因此，其可在传统营养理论的基础上，加强精准化营养技术手段、精准化营养需求和精准化营养智能制造研究与突破，最终实现人类营养健康的目标。

（一）食品3D打印技术概述

食品3D打印技术是以数字化3D模型为基础，利用现在相应的挤出技术、激光烧结技术、喷墨技术等，把食品的液体、半固体或者固体的原料，经过逐层粘接，形成食品所需要的一种物理结构。作为一种新兴的食品加工技术，它集成了数字化技术和食品加工技术等多种技术，生产的食品具有个性化、营养、安全、形状多样等优点。3D打印技术能够根据配方和营养成分的不同对食品营养组分进行优化，方便、快捷地制造出满足不同人群需求的各种健康食品（如低糖、低盐和高维生素等），改善食品品质和营养价值。例如，德国一家公司推出一款"Smooth food"的3D打印食品，其将液化并凝结成胶状物的食材打印出各式各样的食物，容易咀嚼和吞咽，很可能成为老人护理行业的革新者。

音频12-1　　　　"食品3D打印"的拓展内容可扫码听音频讲解（音频12-1）。

食品3D打印技术的发展优势在于：①能够以高度灵活和智能化的方式完成传统加工过程中的多个烦琐工序，从而在未来能够替代传统加工生产线，降低能耗和生产成本，优化生产模式；②极大地丰富和扩展食品资源与种类，满足不同人群的个性化营养需求（老年人、儿童、孕妇、运动员和航天员等）；③进一步推动"互联网＋"和食品工业的高度融合，创造更大的社会和经济效益。

食品3D打印技术目前主要包括挤出型3D打印技术、粉体凝结型打印技术、喷墨打印技术等，其中挤出型3D打印技术是目前食品领域研究较多且应用最为广泛的3D打印技术。该技术是一种基于熔融沉积成型技术的增材制造手段，利用喷嘴将食品物料挤出，根据预先设定的路径移动，通过层层堆叠得到个性化3D打印食品。物料挤出型3D打印机主要由挤出装置、物料筒、挤出喷嘴和载物板等组件构成。根据不同挤出原理，挤出型3D打印机可分为螺杆挤压型、空气挤压型和活塞挤压型。挤出型3D打印首先根据加工需要构建出三维立体模型，随后将其输入搭配3D打印机系统并设定相关操作参数，结合物料物化和加工特性制定工艺流程。食品3D打印材料的物化特性及其在挤出过程中的变化是影响3D打印食品品质的重要因素。因此，食品3D打印材料不仅应具备良好的流动性、机械强度及稳定性以保证挤出及堆叠过程的正常进行，还需具有优异的固化特性来实现物料从流动态到固态的转变及产品的成型。

食品质地和营养是可以根据设计而改变的，食品3D打印技术主要用于创造具有个性化结构、质地和成分的新型食品。一方面可以在不同条件下通过控制传统食品的结构和组成来设计食品的机械特性；另一方面可以创造食品新的结构和功能，比如创造食品非均质地结构、设计断裂特性和模拟感官特性等；最终通过技术手段来实现具有特殊营养组成、质地结构和口感及健康功能的个性化食品制造。

（二）食品3D打印技术与精准营养

食品3D打印技术在个性化精准营养食品制造中表现出独特的优势，可以为人们提供绿色安全的食物来源、实现空间站的食物供给、实现每个家庭的个性化定制。在个性化营养膳食大数据模型的基础上,将物联网、机器学习算法等技术相结合,设计基于3D打印的集成智能化控制软件系统,开发食品3D打印技术与装备,最终实现不同群体或个体营养食品的个性化定制服务。

随着食品3D打印技术的不断突破和进步,其已经被广泛应用于精准营养的个性化定制及为特殊环境人群提供营养需求等领域。基于3D打印技术对主食加工过程品质和营养进行精准调控是目前食品领域和营养学领域的研究热点。淀粉作为主食的最主要营养成分,其热挤压3D打印的研究还处于起步阶段。通常情况下,淀粉需要进行预糊化并制成凝胶后才能用于热挤压3D打印。当淀粉凝胶在打印机加热筒中进行热剪切处理时,会改变其结构进而调整其流变性能和可打印性。另外,通过3D打印来改变淀粉结构,特别是晶态和非晶态结构来调节淀粉消化率,将为创造满足不同人群的健康食品提供新的思路。打印前淀粉糊化程度对打印后淀粉产品的结构和体外消化率会有影响,表现为淀粉消化性随着糊化程度的升高而增大,这与淀粉打印过程中晶态和非晶态结构变化及淀粉链的解旋/缠绕行为有关。

我国目前在食品3D打印技术、设备及其精准营养应用方面走在世界的前列。研究领域已经覆盖了淀粉类、藻类、果蔬类、蛋白质类和鱼类等可食用材料的3D打印,通过计算机模拟,打印材料与处理和打印过程优化实现了20多种可食用材料的精准打印;根据用户需求,通过富含益生菌、虫草花粉、花青素和维生素D等组分食材的保护性打印,制造出20多款具有良好功能的个性化食品;研制出小、中、大型自动化、智能化的食品3D打印装备,首创了以双螺旋相向挤出料筒与打印头分离轻量化设计技术,使食品3D打印速度和生产效率分别提高了5%和8%;构建了具有针对性、精准性、个性化的营养与食材及膳食食谱数据库,收集相关数据22 000余条;与物联网技术、基因检测等相结合,设计出一套基于3D打印技术的集成控制软件系统,供肥胖、糖尿病和高血压等患者个性化定制3D打印的食品种类达20余种。

食品3D打印技术在航天空间站及深海潜艇领域等具有非常大的应用潜力,一方面其能够根据人员的营养和能量需求进行个性化食品定制,可以根据食谱的配方,利用携带的原料打印出各式各样新鲜又美味的食品。不仅如此,食品3D打印机还能够从食物和营养的角度最大限度地满足宇航员心理和生理需求,保障宇航员的身体健康和高效工作。另一方面,食品3D打印原料简易,容易保存,并且碳水化合物、蛋白质及微量元素在无水分的粉末状态下,可以极大程度地延长保存时间。美国国家航空航天局在2013年联合 Systems & Materials Research Corporation 公司展开太空食品打印项目的研究,开发出一种能够打印出比萨、营养面糊及各种其他食品的3D打印机,供航天员太空使用。2019年10月,以色列食品公司 Aleph Farms 与俄罗斯3D Bioprinting Solutions 公司合作通过模仿奶牛的自然肌肉组织再生过程,在国际空间站首次利用生物3D打印技术制造太空人造牛肉。

（三）3D打印技术面临的挑战与发展机遇

食品3D打印从兴起到现在,打印技术越来越趋于成熟。各种食品3D打印方式应运而生,能满足不同的打印需求,为食品加工行业带来了新的发展机遇。然而,食品3D打印技术仍存在打印精度和打印速率低等技术弊端,很大程度上制约了其在食品工业中的规模化应用,以及食品品质和营养的个性化精准制造。此外,随着人们生活品质的提高,消费者对食品的色、香、味等感官特性和营养品质提出了更高要求,迫切需要开发出更加先进的打印技术来满足消费者需求。

在未来发展方面，将3D打印技术应用在更多新兴食品领域及与食品新兴技术进行交叉融合将是重大的发展趋势。例如，采用多喷头式3D打印技术可以将肌肉干细胞、细胞支架和其他组织等浆料打印至预设位置，通过在适宜条件下分化培养，最大程度模拟还原肉的品质结构。将食品微胶囊技术应用于食品3D打印活细胞中，能够有效阻隔组分与环境间的接触，降低打印过程中关键组分氧化变性、变色及风味物质的挥发。此外，如何克服目前3D打印精度和速率低的技术瓶颈也是未来的关注焦点。要实现高品质的快速打印，不仅需要进一步了解原料的物化特性及在加工过程中的变化，确保高速打印中的堆叠品质，还需要进一步提升电机的性能、框架稳定性和整机的协调性以抵消高速打印过程中惯性力造成的影响。最后，4D打印产品在3D打印的基础上增加时间维度，促使打印浆料的结构、功能性质等随着时间的变化而发生改变，近几年逐渐在食品领域得到了一些应用，是实现营养价值和感官品质个性化制造的必经之路和重要趋势。

思 考 题

1. 简述淀粉在热加工过程中的变化。
2. 简述淀粉-脂质复合物的形成机制。
3. 淀粉的消化性随着其有序结构破坏程度的增加而如何变化？
4. 食品中常用的加工方式有哪些？分别有哪些优缺点？
5. 分别设计一种改善淀粉及蛋白质消化性的加工工艺。
6. 食品智能制造主要包括哪三大方面？
7. 挤压型3D打印技术的主要组件有哪些？包括哪些操作步骤？根据打印原理分为哪几类？

参 考 文 献

何子豪, 晁琛, 孙蓉, 等. 2021. 热加工过程中淀粉与脂质互作对食品营养健康特性的影响. 未来食品科学, 1(4): 26-43.

李兆丰, 孔昊存, 刘延峰, 等. 2022. 未来食品: 机遇与挑战. 中国食品学报, 22(4): 1-4.

刘东红, 周建伟, 吕瑞玲, 等. 2020. 食品智能制造技术研究进展. 食品与生物技术学报, 39(7): 1-6.

刘检华. 2016. 智能制造与工业4.0、数字化制造的异同. 国防制造技术, 3: 29-31.

闫博文, 赵子龙, 杨化宇, 等. 2021. 挤出型食品3D打印技术研究进展. 未来食品科学, 1(1): 1-8.

Amaral O, Guerreiro C S, Gomes A, et al. 2016. Resistant starch production in wheat bread: effect of ingredients, baking conditions and storage. European Food Research and Technology, 242(10): 1747-1753.

Chen W, Chao C, Yu J, et al. 2021. Effect of protein-fatty acid interactions on the formation of starch-lipid-protein complexes. Food Chemistry, 364: 130390.

Korompokis K, Verbeke K, Delcour J A. 2021. Structural factors governing starch digestion and glycemic responses and how they can be modified by enzymatic approaches: A review and a guide. Comprehensive Reviews in Food Science and Food Safety, 20(6): 5965-5991.

Li T, Bu G, Xi G. 2021. Effects of heat treatment on the antigenicity, antigen epitopes, and structural properties of β-conglycinin. Food Chemistry, 346: 128962.

Liu X, Huang S, Chao C, et al. 2022. Changes of starch during thermal processing of foods: Current status and future directions. Trends in Food Science & Technology, 119: 320-337.

Liu X, Luan H, Yu J, et al. 2020. A method for characterizing short-range molecular order in amorphous starch. Carbohydrate Polymers, 242: 116405.

Mengucci C, Ferranti P, Romano A, et al. 2022. Food structure, function and artificial intelligence. Trends in Food Science & Technology, 123: 251-263.

Oliphant K, Allen-Vercoe E. 2019. Macronutrient metabolism by the human gut microbiome: major fermentation by-products and their impact on host health. Microbiome, 7(1): 1-15.

Qin R, Wang J, Chao C, et al. 2021. RS5 produced more butyric acid through regulating the microbial community of human gut microbiota. Journal of Agricultural and Food Chemistry, 69(10): 3209-3218.

Rosa-Millán J, Chuck-Hernandez C, Serna-Saldívar S O. 2015. Molecular structure characteristics, functional parameters and *in vitro* protein digestion of pressure-cooked soya bean flours with different amounts of water. International Journal of Food Science and Technology, 50(11): 2490-2497.

Sá A G A, Moreno Y M F, Carciofi B A M. 2020. Food processing for the improvement of plant proteins digestibility. Critical Reviews in Food Science and Nutrition, 60(20): 3367-3386.

van der Sman R, van der Goot A. 2009. The science of food structuring. Soft Matter, 5: 501-510.

Wang J, Zhao S, Min G, et al. 2021. Starch-protein interplay varies the multi-scale structures of starch undergoing thermal processing. International Journal of Biological Macromolecules, 175: 179-187.

Wang S, Chao C, Cai J, et al. 2020. Starch-lipid and starch-lipid-protein complexes: A comprehensive review. Comprehensive Reviews in Food Science and Food Safety, 19(3): 1056-1079.

Wang S, de Paepe K, van de Wiele T, et al. 2021. Starch microspheres entrapped with chitosan delay *in vitro* fecal fermentation and regulate human gut microbiota composition. Journal of Agricultural and Food Chemistry, 69(41): 12323-12332.

Wang S, Li C, Copeland L, et al. 2015. Starch retrogradation: a comprehensive review. Comprehensive Reviews in Food Science and Food Safety, 14(5):568-585.

Wang S, Sun Y, Wang J, et al. 2016. Molecular disassembly of rice and lotus starches during thermal processing and its effect on starch digestibility. Food &Function, 7(2): 1188-1195.

Warren F J, Fukuma N M, Mikkelsen D, et al. 2018. Food starch structure impacts gut microbiome composition. Msphere, 3(3): e00086-18.

Xiang S, Zou H, Liu Y, et al. 2020. Effects of microwave heating on the protein structure, digestion properties and Maillard products of gluten. Journal of Food Science and Technology, 57(6): 2139-2149.

Ye X, Sui Z. 2016. Physicochemical properties and starch digestibility of Chinese noodles in relation to optimal cooking time. International Journal of Biological Macromolecules, 84: 428-433.

Yin Y, Zhou L, Pereira J, et al. 2020. Insights into digestibility and peptide profiling of beef muscle proteins with different cooking methods. Journal of Agricultural and Food Chemistry, 68(48): 14243-14251.

本章思维导图

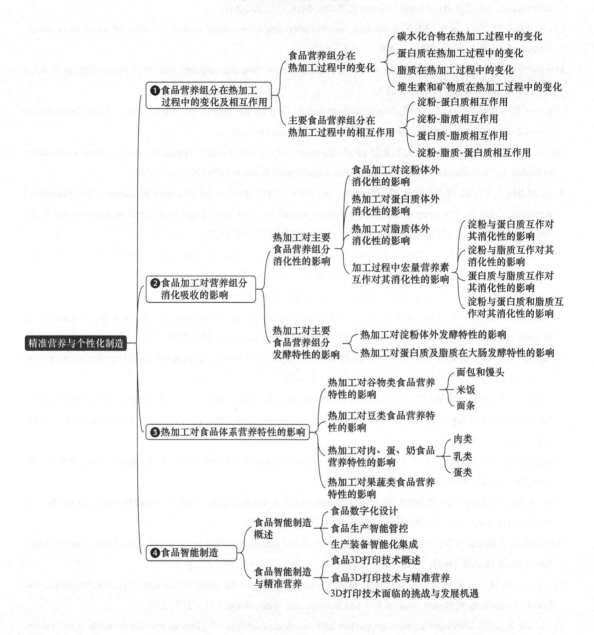

第十三章 食品功能因子靶向递送与精准营养

学习目标：
（1）了解食品功能因子稳态化靶向递送对健康产业的重要意义；
（2）明确食品功能因子稳态化、靶向递送与响应性释放的作用；
（3）学习刺激响应型、长循环及细胞穿透型载体的设计理念；
（4）掌握食品功能因子靶向递送在精准营养干预中的应用。

食品功能因子具有重要的生理功能，对维持机体健康意义重大。然而，食品功能因子存在稳定性差和生物利用度低等缺点，制约了其在改善机体健康和提供精准营养干预中的应用。设计和发展食品功能因子稳态化及靶向递送技术，不仅可以减轻外界劣化因素对食品功能因子的影响，维持其正常的生理作用，而且对于定向控制载运、保护其在靶向位点发挥健康作用，具有非常重要的理论价值和应用前景。研究如何利用食品功能因子稳态化与靶向递送，实现精准营养健康干预，对于缓解亚健康和疾病症状，维持生命健康具有重要意义。

第一节 食品功能因子的稳态化靶向递送

一、食品功能因子

食品功能因子是通过激活酶的活性或其他途径调节人体机能的物质，是功能食品中真正起生理作用的成分。食品功能因子包括活性多肽、蛋白质、功能脂质、活性多糖、寡糖、萜烯类、多酚类、类胡萝卜素、类黄酮、益生菌、矿物质、维生素等（Fernandes et al.，2019；Xiong et al.，2019）。这些功能因子在改善食品质量，调节机体生理功能，预防疾病及调控人体健康方面起到重要作用。

二、食品功能因子与精准营养

根据2016年国际营养遗传学/营养基因组学学会的最新定义，精准营养被划分为三层，即简单的分层营养、个性化营养及定向基因型指导的营养。食品功能因子种类繁多，化学成分和功能各异（Jibril Abubakar，2021），不仅可为人体提供基本营养，还能提供额外的健康益处（Galanakis，2021）。

三、食品功能因子稳态化、靶向递送与响应性释放

然而，食品功能因子多存在溶解性不好、稳定性差和生物利用度低等缺点，是食品产业化应用中的瓶颈问题。例如，活性肽和蛋白质在胃肠道中易水解，低pH条件会对它们的结构和活性造成严重破坏（Kremsmayr et al.，2022）；光、氧、热均会加速不饱和功能脂质氧化，影响其营养活性，降低其稳定性和保质期（Grosshagauer et al.，2019）；天然类胡萝卜素、类黄酮、多酚、萜烯、维生素、烯丙基硫化物等的稳定性同样易受到温度、氧气、pH、光照、湿度、酶、金属离子等因素的影响（Cao et al.，2021；Ghareaghajlou et al.，2021；

Maqsoudlou et al.，2022）。通过食品功能因子稳态化分子包埋，可以保持食品功能因子在加工、贮藏及摄入体内后的稳定性，以保护其在靶向位点发挥作用，是一项非常有意义、有挑战性的任务。

稳态化后食品功能因子在靶器官和靶细胞中的吸收效率仍然较低，受控和靶向递送对提升食品功能因子的生物利用度具有重要作用。良好的载体能避免所载运的功能因子在极端胃肠道条件下过早释放，使功能因子在递送过程中的结构和生物活性保持稳定，并可以有选择性地聚集到目标组织部位，在特定的微环境逐渐释放功能因子。靶向功能通常是通过将特定配体附着在载体表面来实现的，配体可通过识别相关受体，引导载体靶向至特定部位，实现功能因子的靶向递送和可控释放，对提高功能因子的生物利用度具有重要作用。

为了使功能因子在特定作用部位以受控方式释放，可通过内源性或外源性刺激反应实现。响应条件可包括酶、pH、谷胱甘肽（GSH）、活性氧（ROS）和温度等内部因素，以及光、超声、磁场、电场及机械触发等外部因素（Boostani and Jafari，2021）。例如，GSH是一种存在于细胞内的低分子量的硫醇，载体中的二硫键在GSH的刺激下发生断裂，可以使活性成分从载体中释放出来（Tie et al.，2022）。活性成分的释放速率可受到多种因素的影响，如化合物的溶解度、扩散性、环境浓度梯度、分配系数、分子量等，食品成分和载体系统之间的相互作用也是控制释放速率的关键参数（Boostani and Jafari，2020）。

食品功能因子稳态化靶向递送可增强功能因子在体内的生物效能，为营养吸收、疾病靶向干预和精准营养提供重要支撑，在功能食品研发领域具有重要的研究价值和产业化应用前景。

第二节　食品功能因子靶向载体设计与营养递送

食品功能因子靶向载体设计包括：①细胞外微环境靶向；②细胞膜靶向；③细胞器靶向。按照载体在体内的递送和释放方式可以分为：①刺激响应型载体；②长循环载体；③细胞穿透型载体。

一、靶向载体的设计

（一）细胞外微环境靶向

细胞微环境中存在不同细胞间基质、细胞生长因子、细胞趋化因子、代谢物等蛋白质和多糖等，参与细胞生长、代谢、迁移等行为，这些物质可作为载体的靶点，使功能因子随载体到达细胞微环境的特定位置，实现食品功能因子的精准递送。通过定点靶向细胞外微环境来调节细胞外微环境对功能因子的摄取，从而对细胞的生长起到调控作用。

细胞外基质中的胶原蛋白、非胶原蛋白、弹性蛋白、蛋白聚糖和氨基聚糖等成分在功能因子的递送中都扮演着重要的角色。例如，透明质酸是细胞外基质的成分之一，片段化透明质酸可以通过多种细胞类型刺激一系列基因的表达，调节炎症反应和组织修复，细胞表面透明质酸可以防止来自环境的损伤，促进组织再生和修复。通过靶向透明质酸，利用其与细胞和蛋白质的相互作用可以有效地限制炎症及各种疾病的发生（Liang et al.，2016）。利用透明质酸制备相似结构的载体，装载食品功能因子来稳定细胞外基质组分，可调节细胞外基质的合成和分解，有效地维持细胞微环境稳态。

（二）细胞膜靶向

细胞膜是细胞与外界的一道屏障，它主要由脂类、多糖、核酸等物质组成，参与细胞间的信号传递、能量传递与物质交换，为胞内组织提供一个稳定的环境。细胞膜是食品功能因子进入细胞的必经之路，合理利用细胞膜的结构特点与转运方式对功能因子及相关信息的传递具有重要意义。细胞膜上的一些蛋白质，如跨膜糖蛋白 CD44 在巨噬细胞表面会过表达，可作为靶向递送体系的受体，由于透明质酸可以特异性结合 CD44 受体，利用透明质酸作为壁材制备纳米载体，可通过 CD44 受体介导的内吞作用促进巨噬细胞对纳米载体的主动摄取（Lee et al.，2020；Vafaei et al.，2016），因此，细胞膜靶向载体的制备为食品功能因子的精准递送提供了新思路。

细胞膜仿生技术是一种通过模拟细胞膜特性制备仿生细胞膜的方法，将天然细胞膜与人工材料相结合，从而提高其生物相容性，同时在体内实现长效循环和靶向递送。红细胞是体内最常见的无核细胞，其容易从供体中被分离出来，并作为载体来装载功能因子，从而减少功能因子的扩散，逃避体内免疫组织的清除，使功能因子快速进入细胞内部（Liu et al.，2019；Zhang，2016）。

（三）细胞器靶向

细胞器是真核细胞都具有的结构，在细胞生长、分化中扮演重要角色。各种细胞器的结构组成各不相同，为某些特定物质的结合提供了靶点。例如，利用转录反式激活因子（TAT）肽修饰载体，可以将负载的功能因子有效转移至细胞质中，随后进入细胞核（Song et al.，2019）。

线粒体在为细胞提供能量的同时参与细胞信息传递、生长、凋亡等过程。线粒体周围镶嵌多种蛋白质、多糖、磷脂、酶等结构，为特异性靶向提供了场所，靶向线粒体的营养物质递送途径有两种：一种是将功能因子通过载体进行分子包埋，再将线粒体靶向信号肽和载体进行结合递送至线粒体中；另一种是将功能因子与线粒体靶向信号肽键合，再进行载体稳态化包埋，利用靶蛋白递送至线粒体（石家愿，2021）。

内质网通过其发达的延伸结构，与质膜、线粒体、溶酶体等其他膜性结构建立连接位点，参与相关信息的传递。内质网靶向纳米颗粒基于纳米载体或生物活性分子自组装形成颗粒，以主动或被动方式靶向内质网，以维护内质网微环境平衡，同时还可以参与免疫、抗感染生物调节（赵妍和喻其林，2021）。

溶酶体是细胞内代谢的重要场所，在维持细胞内稳态、调节细胞凋亡等多种细胞生命活动中发挥重要作用，溶酶体功能紊乱会导致多种疾病的发生，如溶酶体贮积病、神经退行性疾病、阿尔茨海默病等。将分子靶向到溶酶体，需要使用细胞表面表达的受体，如叶酸、转铁蛋白、血管内皮生长因子和低密度脂蛋白，均具有较好的特异靶向性。甘露糖-6-磷酸是定点靶向溶酶体的主要物质（Ni et al.，2006），可以用来靶向递送功能因子，为溶酶体提供良好的环境，以维持细胞内各种代谢途径与信息传递。

功能因子的精准递送日益成为关注的焦点，将功能因子递送到细胞外微环境、细胞膜，甚至细胞器，可以更有效地维持细胞的平衡状态，保证细胞发挥正常功能。

二、载体的类型

（一）刺激响应型载体

基于刺激响应原理（如pH、温度、氧化剂、酶和辐射），载体能够与其所处的微环境进行相互作用，通过水解、质子化、氧化还原反应、异构化、载体分解等打破载体结构完整性，实现功能因子的响应性释放，从而利用细胞的内吞作用将功能因子摄取到靶组织中，在目标细胞器中实现选择性积累。这对于提高食品功能因子的生物利用度有重要意义。刺激响应型载体目前分为单刺激（如pH、温度和氧化还原）、双刺激或多刺激响应型（如pH/氧化还原、pH/温度和pH/氧化还原/温度）。

以下介绍几种常见的刺激响应型载体。

（1）pH响应性是智能递送系统中最早探索的释放机制之一，带有羧酸等官能团的pH敏感高分子可以作为质子供体或受体，以响应环境的pH变化。这些高分子在生理pH下保持脱质子化，在酸性条件下变为质子化，进而导致高分子的结构变形和疏水性改变，从而加快载运物质的释放。藻酸盐是一种制备pH响应型载体最常见的壁材，基于pH的变化可影响藻酸盐凝胶的溶胀度，以及生物活性物质在胃肠道中的释放速率。基于海藻酸盐的羧基官能团，海藻酸盐聚合物对外界pH的变化具有明显的敏感性。藻酸盐的pH敏感功能特性可以使包封在以海藻酸盐为基础的传递系统中的生物活性成分更容易到达小肠并被人体吸收。

（2）热响应型载体是基于对温度变化可做出响应的材料制成的，热响应会破坏分子间化学键，改变载体的构象、结构、溶解度和亲水/疏水平衡，触发有效载荷的释放。一般来说，热响应型载体在生理温度下（37℃）可保持稳定，当温度高于40℃时可以触发胶囊崩解和生物活性分子的释放。热响应型载体适用于输送抗炎剂，在温度高于正常生理温度的炎症组织处产生局部效应，通过对目标部位施加热刺激来实现触发释放。

（3）活性氧响应型载运体系：由于代谢活动的增强，炎症环境中活性氧的产生会增加，患者黏膜损伤部位的活性氧水平是正常组织的10～100倍。而过量的活性氧会引起机体氧化应激反应，对蛋白质、脂质和DNA造成损伤，甚至促进结肠炎恶化为结肠癌。活性氧响应型载运体系不仅能够降低损伤部位活性氧的水平，还能够在损伤部位特异性释放功能成分，是一种治疗肠道炎症理想的药物递送系统。需要选择合适的活性氧响应材料。例如，丝素蛋白与壳聚糖共同作为壁材装载姜黄素，在H_2O_2的刺激下可释放姜黄素。此外，活性氧响应型载运体系可通过在多糖或蛋白质上化学修饰硫醚、二烯基醚、硼酸、硒化物/碲化物等来实现（Tao and He，2018）。在活性氧的诱导下，通过化学键的断裂或载运体系溶解性改变可以实现活性成分的释放。具有活性氧敏感基团的苯硼酸频哪醇酯作为疏水基团修饰在羧甲基壳聚糖上，会通过自组装形成胶束，在H_2O_2刺激下会快速释放活性物质（Qu et al.，2018）。

（4）酶响应型载运体系：不同的酶，如结肠微生物分泌的葡聚糖酶和β-甘露聚糖酶，分布在消化道中，结肠酶响应型载运体系有望将功能成分递送至结肠位点。可被结肠微生物酶降解的多糖，如壳聚糖、海藻酸钠和瓜尔胶，常用于口服结肠靶向递送系统。葡聚糖可通过碳酸酯键与双功能遥爪低聚酯交联构建纳米颗粒，在胃和小肠中能保护5-氟尿嘧啶，并在结肠葡聚糖酶的刺激下释放5-氟尿嘧啶（Arif et al.，2020）。此外，结肠炎症部位还存在许多酯酶，通过酯键共价连接的载运体系会发生酯酶响应降解。例如，壳聚糖修饰的脂质纳米颗粒会在含酯酶的人工肠液中快速释放活性成分，并对脂多糖诱导RAW264.7细胞促炎因子的表达存在抑制作用，从而保护结肠屏障的完整性（Chen et al.，2020）。因此，基于炎症部位pH、活性氧和结肠酶条件设计的刺激响应型载运体系，在结肠位点实现功能成分的释放中发挥着重要的作用。

（二）长循环载体

从细胞水平来说，巨噬细胞广泛分布于体内各个组织中并发挥着清除衰老细胞及外来微粒的作用，巨噬细胞对外来不明物质的清除在保护机体安全的同时，也阻碍了靶向递送载体的高效递送。从组织与脏器水平而言，肝对靶向递送载体发挥了主要的摄取与代谢功能。巨噬细胞对纳米载体的识别主要通过两方面因素介导：①巨噬细胞本身存在纳米载体受体（清道夫受体、半乳糖颗粒受体和甘露糖受体等）；②纳米载体在体内递送时，逐渐吸附血清蛋白形成蛋白冠，受到调理作用的影响，增强巨噬细胞的识别作用。尽管巨噬细胞被认为是参与载运体系代谢的第一要素，但是肝的其他细胞（肝窦内皮细胞和肝星状细胞）也在靶向递送载体的代谢过程中发挥了重要作用。

靶向载体被吞噬代谢是由于巨噬细胞将其认为是入侵机体的异物颗粒。因此，除了借助外源性化学修饰载体，也可以借助存在于生物体内的一些天然载体对所制备的载体进行伪装，这成为实现功能物质长循环的另一类方法。利用活细胞不被吞噬细胞吞噬的特性，将其直接作为载体是延长所负载功能物质半衰期的有效手段。细胞直接运载功能因子主要通过表面吸附、细胞内吞，然后到达靶部位来实现功能的。红细胞是体内细胞中相对容易得到且分离难度较小的细胞，因此对该细胞的研究较多。采用细胞膜包裹靶向载体是直接利用细胞作为载体的替代方法，在保留细胞膜在体内自我识别特性的同时，又可以实现载体自身装载量的提高及靶向递送的精准性。

活细胞装载及细胞膜包裹是借助细胞膜表面蛋白与体内巨噬细胞的自我识别来实现的，而巨噬细胞对是否是自身物质的识别主要是基于哺乳动物细胞表面的CD47蛋白与表达于巨噬细胞的信号调节蛋白α之间的相互作用。因此，可以通过在靶向递送载体表面修饰CD47蛋白来消除或降低巨噬细胞对纳米制剂的吞噬代谢作用。通过活细胞或细胞膜来构建长循环靶向递送载体是当下比较常见的方式。在该方法下，靶向递送载体的递送依赖于细胞/细胞膜的固有性质。通过基因或细胞工程技术对细胞进行定向改造，构建更为智能的仿生载体系统，有望扩大长循环靶向递送载体的应用潜力。

（三）细胞穿透型载体

细胞膜的磷脂双分子层结构对维持细胞的结构和功能起着非常重要的作用，它选择性地让一些小分子物质进出细胞，而一些外源性物质，尤其是亲水性大分子物质则不能够通过细胞膜进入细胞内部，这对运载食品功能因子进入细胞内构成了障碍。细胞穿透肽（CPP）的一个重要特点是能携带多种大小和性质不同的生物活性物质进入细胞，其作为载体具有的高转导效率和低毒性特点，已经得到了广泛关注和大量研究。细胞穿透肽分为组织特异性肽和非组织特异性肽，非组织特异性肽又分为阳离子肽、疏水肽和两性肽三种类型，但是其由于缺乏组织特异性、不良反应严重而限制了其运用。组织特异性细胞穿透肽能够携带分子物质特异性地进入靶细胞，通过噬菌体展示技术筛选获得，噬菌体展示是将包膜蛋白修饰后，携带不同长度肽的噬菌体暴露于靶向组织和细胞。

一般来说，细胞穿透肽可通过以下三种方式进入细胞：①直接穿膜进入细胞，此种方式是非能量和温度依赖性的。②内吞介导的内化模式，此种方式是能量依赖性的，内吞通路主要包括网格蛋白、胞膜窖及胞饮作用介导的内吞。③通过形成某种跨膜结构发生的转导模式，这种机制的穿膜机制是通过反相胶束结构形成的，与疏水性膜结合，然后进入细胞内。实际上，每一种细胞穿透肽的穿膜机制都不相同，即使同一个细胞穿透肽，其穿膜机制也与其所携带的基因和周围环境有关。

细胞穿透肽的发现与应用虽然时间不长，但其转导机制一直是研究热点，然而，目前对细胞穿透肽在食品功能因子方面的研究较少，基于细胞穿透肽的营养递送仍有许多问题要克服。首先，细胞穿透肽没有口服生物利用度方面的研究，目前所进行的研究都是通过局部注射或静脉给药。其次，阳离子和疏水性细胞穿透肽的组织特异性差、副作用大，通过筛选组织和细胞特异性穿透肽将能够解决这一问题。最后，任何新型载运体系的研发，肝肾毒性是必须考虑的问题，需要进行体内安全性评价。

第三节　食品功能因子对精准营养的促进作用

一、在精准干预结肠炎方面的应用

溃疡性结肠炎（ulcerative colitis，UC）又称慢性非特异性溃疡性结肠炎，与克罗恩病统称为炎症性肠病，主要涉及结肠、直肠黏膜及黏膜下层的糜烂性炎症，是一种反复发作的炎症疾病（Naeem et al.，2020）。临床主要表现为血性腹泻、腹痛和精神萎靡，长期的炎症可能导致营养不良，易反复发作，且有癌变倾向，被WHO列为现代难治病之一。醌类、萜类等食品功能因子通过多靶点机制，如抑制氧化应激水平的升高，炎症通路的激活和促炎因子的表达，增加有益肠道菌群的丰度和短链脂肪酸的水平，并改善肠道屏障的完整性和免疫功能，从而表现出较好缓解UC的作用（鲜静等，2021）。正常结肠的pH为6.0～6.5，但由微生物产生的乳酸会使IBD患者结肠处的pH略有下降，导致结肠处短链脂肪酸和其他因子的吸收发生变化（Zeeshan et al.，2019）。根据pH的不同，可基于化学键、静电相互作用和凝胶溶胀等响应策略制备具有pH刺激响应的载运体系。基于静电相互作用自组装的蛋白质-多糖载运体系负载活性成分，由于消化道中的pH差异可能会改变其电荷并影响活性物质的负载能力。例如，通过静电相互作用组装的姜黄素-壳聚糖/岩藻多糖纳米颗粒在pH 2.0时稳定，但在中性pH时姜黄素会快速从纳米载体中释放（Chen et al.，2018）。

结肠靶向载运体系可以促进食品功能因子的吸收和利用，根据靶向机制可以将载运体系分为被动和主动靶向。被动靶向是载体通过增强渗透和滞留效应向结肠的炎症部位缓慢扩散，这与炎症组织处的病理异常，如结肠屏障的损伤和免疫细胞的积聚密切相关。载运体系的尺寸是影响被动靶向的因素之一。通常，粒径小于10μm的颗粒容易优先通过并聚集到结肠炎部位，增加活性成分的局部浓度。较小尺寸的姜黄素纳米颗粒可通过增强渗透和滞留效应聚集到炎症部位，通过促进姜黄素的释放表现出更好的缓解UC疗效。然而，被动靶向只能促进载运体系在结肠炎组织处的积累，而靶向细胞的摄取率低，细胞内活性成分的释放率不足。这个问题极大地限制了被动靶向预防和缓解结肠炎的症状。主动靶向是指在载运体系表面修饰具有特异性识别炎症细胞的靶向分子，从而实现载运体系在炎症组织处的富集（Ahmad et al.，

2019）。常用于结肠靶向的配体包括透明质酸、硫酸软骨素和凝集素等，它们可以特异性地与结肠炎症部位过度表达的受体，如CD44等结合，靶向配体可通过小窝/网格蛋白介导的胞吞作用、吞噬作用或巨胞饮作用的跨膜转运增加载运体系的细胞摄取。利用炎症和正常组织部位的环境差异构建的多功能载运体系能有效提高功能成分的结肠靶向性，最大限度地发挥其生物利用度，对于营养干预结肠炎和结肠癌具有重要意义。

利用酪蛋白酸钠、壳聚糖-三苯基膦复合物和海藻酸钠，基于静电自组装的方式可以构建具有pH响应型虾青素载运体系（Zhang et al.，2022）。载运体系能够显著提升虾青素在水中的溶解分散性，微观形貌呈现类菜花状，改善了虾青素在低pH环境、紫外辐射和高温刺激下的理化稳定性。同时，降低虾青素在模拟胃液中的释放速率，促进虾青素在模拟肠液中逐步释放。虾青素载运体系安全、无毒副作用，并能够促进虾青素细胞内化，增强RAW264.7巨噬细胞划痕的愈合，显著改善小鼠结肠炎。

基于海洋多糖可以设计构建原花青素靶向载运体系，以硬脂酸修饰透明质酸为壁材，基于自组装可制备具有谷胱甘肽响应、细胞膜和线粒体双靶向的原花青素载运体系（Tie et al.，2022）。竞争抑制和线粒体共定位实验结果表明由于加入的游离透明质酸竞争细胞表面受体CD44，巨噬细胞对原花青素载运体系的摄取率降低，同时表现出良好的线粒体靶向能力。原花青素载运体系干预脂多糖诱导巨噬细胞后能有效改善总抗氧化能力的降低，代谢组学的结果进一步证明经原花青素载运体系干预后代谢紊乱得到缓解，证明该载运体系具有较强的抗氧化及抗炎效应。炎症性肠病小鼠活体实验结果证明，原花青素载运体系干预后小鼠炎症性肠病显著改善。

二、在精准干预非酒精性脂肪性肝病方面的应用

非酒精性脂肪性肝病是肝中的脂肪沉积，不包括过度饮酒、病毒性肝炎或某些药物导致的脂肪性肝病。非酒精性脂肪性肝病通常与代谢综合征有关，如肥胖、高血压、糖尿病、高脂血症和高甘油三酯血症。非酒精性脂肪性肝病可进展为肝硬化、肝细胞癌和肝功能衰竭等严重疾病。目前非酒精性脂肪性肝病的治疗方法包括改变生活饮食方式以减轻体重、降脂药物和胰岛素增敏药物。纳米颗粒作为药物载体已显示出治疗非酒精性脂肪性肝病的巨大潜力。纳米颗粒因其尺寸和表面特性而在提高药物的生物利用度、保护药物免于降解、增加胃肠道吸收和增加靶位点的细胞摄取方面提供了巨大的希望，纳米颗粒可被设计成在肝组织中蓄积，增加肝的细胞特异性摄取，减少肝以外的非特异性组织蓄积。肝包括肝细胞、库普弗细胞（Kupffer cell）和有孔的内皮细胞。肝的常驻巨噬细胞群可以吞噬外来颗粒。大多数纳米粒子通常被肝中的库普弗细胞吸收，这些细胞优先与带负电荷的纳米粒子相互作用。库普弗细胞负责免疫和炎症反应并调节肝病。肝细胞也与纳米颗粒相互作用，但程度低于库普弗细胞。与库普弗细胞相反，肝细胞对纳米颗粒的摄取随着正电位的增加而增加。肝窦内皮细胞是特殊的内皮细胞，形成血细胞和肝细胞之间的界面。肝窦内皮细胞具有孔隙并与基底层形成一种网状结构，导致纳米颗粒留在肝中。而星状细胞则是储存脂肪的细胞，在肝纤维化中起着至关重要的作用。

纳米乳液是非常精细的水包油分散体，其中液滴的尺寸为50～500nm，可以控制药物释放速率和靶标特异性，运用纳米乳液配制南瓜籽油，口服给药可改善大鼠的血脂异常、氧化应激和肝功能障碍。孜然醛是一种天然醛类有机化合物，自乳化纳米乳液中的孜然醛对大鼠的肝具有更好的保护作用，可以降低肿瘤坏死因子-α和白细胞介素6的水平，降低天冬氨酸氨基转移酶、丙氨酸氨基转移酶和丙二醛的水平。

柚皮素是一种黄酮苷元，具有许多潜在的生物效应，半衰期很短（仅30s），生物利用度差。纳米制剂可显著改善柚皮素的口服吸收，增强对非酒精性脂肪性肝病的保肝作用。黄芩苷是一种黄酮类化合物，已被证明具有保肝和抗炎作用。在一项研究中发现，黄芩苷包裹的纳米脂质体比游离黄芩苷更有效。包裹在脂质体中可提高黄芩苷的生物利用度，并有效缓解小鼠非酒精性脂肪性肝病。

姜黄素是一种多酚，具有多种生物效应，包括抗氧化和抗炎活性。尽管有许多治疗潜力，但低口服生物利用度是限制其疗效的一个因素。姜黄素的保肝作用之前已被广泛研究。然而，由于吸收效果差，其有益效果有限。使用脂质体、微球、乳液和胶束等纳米载体已被研究证实为提高姜黄素生物利用度的有前途的策略。有学者采用被动靶向机制，使用脂质体姜黄素靶向肝巨噬细胞。由于肝巨噬细胞在非酒精性脂肪性肝病等肝病中发挥重要作用，因此免疫调节化合物可以缓解这些疾病。结果表明，姜黄素脂质体可以抑制肝炎症并减少脂肪堆积。

白藜芦醇（RES）是一种在许多植物物种中发现的非黄酮类多酚，因其对癌症、衰老和高脂饮食的病理后果的保护作用而闻名。它还参与减少脂质积累、维持葡萄糖稳态、减轻肝中的胰岛素抵抗和缓解代谢紊乱。然而，白藜芦醇的水溶性低，在人体胃肠道中快速代谢，导致生物利用度差。药代动力学研究显示白藜芦醇在肝组织中几乎检测不到。因此，将肝中的白藜芦醇积累增加到有效的治疗浓度对于缓解非酒精性脂肪性肝病是必要的。

肝靶向递送系统不仅可以延长活性物质的血液循环时间，还可以将其专门输送到肝中，以减少副作用。肝选择性靶向的先决条件是肝靶向递送系统带有特定的配体，这些配体可以特异性识别肝细胞表面过表达的受体。例如，去唾液酸糖蛋白受体是最丰富的受体，在肝实质细胞中过度表达，而在非肝细胞中表达较少。已经表明，半乳糖基化配体与去唾液酸糖蛋白受体具有高亲和力。因此，以半乳糖基化肝靶向递送系统通过靶向肝细胞上的去唾液酸糖蛋白受体而成为有吸引力的肝递送系统。由于肝中外源性聚合物的积累可能导致炎症，因此使用可生物降解和生物相容的食品高分子更有优势。有学者使用涂有D-(＋)-半乳糖（Gal）共轭氧化淀粉（Gal-OS）聚合物的溶菌酶胶束制备了一种活性靶向白藜芦醇递送系统，可以有效减少肝脂质积累和胰岛素抵抗，改善非酒精性脂肪性肝病（Teng et al.，2019）。

三、在精准干预肥胖方面的应用

肥胖在全世界是一个主要的公共健康问题，肥胖会增加2型糖尿病的风险。肥胖的最大挑战之一是如何将食品功能因子等活性物质向脂肪组织特定传递。白色脂肪组织在肥胖的发展过程中起着至关重要的作用，可以作为肥胖干预的最佳靶点，棕色脂肪组织则是一个能量消耗器官。

白藜芦醇作为一种天然多酚化合物，被认为具有增加代谢作用，可通过减轻细胞内氧化应激和慢性炎症反应，刺激线粒体内脂肪酸氧化、抵抗脂肪酸合成，抑制前脂肪细胞向成熟脂肪细胞分化，促进白色脂肪组织褐变，可作为一种抗肥胖的潜在治疗活性物质。如何将白藜芦醇运送到体内靶点发挥减肥作用是一项挑战。为此，脂质体、脂质纳米粒子、纳米胶束、纳米乳液等递送载体被研发用于白藜芦醇的体内递送中，以延长循环时间、减缓降解速率、作用靶向位点，高效发挥白藜芦醇的抗肥胖生物活性。白藜芦醇经过纳米封装后，其口服生物利用度可提升8～19倍，经聚乙二醇的修饰可屏蔽单核吞噬细胞对纳米脂质载体的识别，延长白藜芦醇的体内循环时间和口服功效（Goktas et al.，2020）。此外，多孔聚乳酸-羟基乙酸酯支架和四面体框架核酸纳米颗粒能够改善白藜芦醇的理化稳定性，通过降低脂肪组织炎症部位单核细胞和淋巴细胞数量，上调细胞因子IL-10和IL-13的表达，实现对脂肪组织的炎性调控，减轻炎症引发的胰岛素抵抗（Murphy et al., 2018）。纳米技术在提高白藜芦醇生物利用度、溶解速度、控制药物释放速度的同时，更重要的是可以实现白藜芦醇在体内的靶向分布。

脂肪组织的生长依赖于血管生成，脂肪的可塑性需要不断改变微血管的数量和功能，以协调和优化脂肪组织的代谢率，脂肪血管靶向干预可作为一种有效的减肥方法。抑制素可作为白色脂肪组织的血管标志物，虽然该蛋白在各种细胞腔室中表达，但在饮食诱导的肥胖动物模型和人类白色脂肪组织的血管中，它作为细胞表面受体高度表达。据报道，环肽KGGRAKD和CKGGRAKDC能够与抑制素形成特异性结合，可作为白色脂肪组织的靶向配体修饰纳米递送材料，实现抗肥胖活性物质的白色脂肪组织靶向富集。环肽KGGRAKD和聚乙二醇修饰的靶向递送纳米脂质体，可以实现脂肪组织细胞对脂质体的高效摄取，并形成溶酶体逃逸（Hossen et al., 2010）。KGGRAKD肽靶向修饰聚乙二醇化纳米颗粒，使纳米颗粒能够穿过脂肪组织内皮屏障，累积于脂肪内皮细胞（Sakurai et al., 2015）。活性肽CKGGRAKDC靶向修饰量子点，可以选择性地累积于抑制素高表达的WAT血管系统中（Thovhogi et al., 2018）。此外，靶向肽GSWKYWFGEGGC可将脂肪基质干细胞为靶向位点递送促脂肪褐变活性物质，利用脂肪基质干细胞靶向肽GSWKYWFGEGGC修饰负载白藜芦醇的纳米颗粒，可诱导脂肪基质干细胞向米色脂肪细胞分化，导致脂肪量减少40%，并维持葡萄糖稳态及缓解慢性炎症反应（Zu et al., 2021）。以琥珀酰为连接剂，通过脂肪基质干细胞靶向肽GSWKYWFGEGGC修饰白藜芦醇，可以诱导白色脂肪组织发生褐变并显著降低小鼠体重和脂肪含量（Abbasi and Wang, 2022）。此外，对于3T3-L1脂肪细胞具有特异性亲和力的适配体Adipo-8，能够特异性结合脂肪细胞质膜相关蛋白（APMAP），可以辨别出小鼠白色脂肪组织，经激光共聚焦显微镜分析Adipo-8修饰的纳米载体能够高效累积于脂肪细胞内，细胞吸收利用率提升了118.7%，并能够逃逸溶酶体吞噬（Chen et al., 2022）。有关食品功能因子脂肪组织靶向递送的研究内容还比较有限，可根据脂肪组织靶向递送载体的设计思路实现对食品功能因子的靶向运输，高效发挥白藜芦醇、姜黄素、岩藻黄质等生物活性化合物的抗肥胖功效。

四、在精准干预胰岛素抵抗方面的应用

胰岛素抵抗被定义为胰岛素敏感组织（如肝、骨骼肌和脂肪炎）对正常循环胰岛素水平的不充分反应。胰岛素通过抑制糖异生和糖原分解来抑制肝的葡萄糖输出，增加肝糖原合成，增加骨骼肌的葡萄糖摄取和利用。2型糖尿病患者产生胰岛素，但细胞的胰岛素信号转导减弱，从而导致胰岛素抵抗，与肥胖密切相关。尽管胰岛素抵抗最近的治疗取得了进展，但仍然迫切需要找到治疗糖尿病的新方法。小RNA（miR-375）复合姜衍生物纳米颗粒，经小鼠口服逆转了高脂饮食介导的miR-375表达抑制，改变了高脂饮食喂养的小鼠肠上皮细胞释放的外泌体miRNA的组成，使外泌体miR-375显著增加，进而抑制芳基烃受体（AhR）的表达，减少肠道细菌在摄取外泌体时释放的AhR配体吲哚的产生，并通过下调AhR增加肝细胞的胰岛素反应（Kumar et al., 2021）。许多饮食来源的调节芳基烃受体（AhR）介导的信号通路的因素，已被证明可调节胰岛素反应。

白藜芦醇负载固体脂质纳米粒（SLN-RES），可以通过上调2型糖尿病大鼠SNARE蛋白

复合物来改善胰岛素抵抗（Mohseni et al.，2019）。口服SLN-RES可预防体重减轻，通过靶向脂肪和肌肉组织中Snap23、Stx4和Vamp2的表达，使血清氧化应激恢复正常水平，达到改善胰岛素抵抗的目的，降糖效果优于游离白藜芦醇。

巨噬细胞是先天免疫系统的细胞，存在于所有组织中，包括代谢器官，如肝和脂肪组织，是治疗胰岛素抵抗、非酒精性脂肪性肝病和动脉粥样硬化等疾病的理想靶点。Sharma等利用干扰RNA研究了脂肪组织巨噬细胞和脂肪细胞，敲除部分细胞因子，以治疗胰岛素抵抗。结合巨噬细胞和脂肪细胞靶向配体的壳聚糖纳米胶束转染抗肿瘤坏死因子-α（TNFα）短发夹RNA（shRNA）和单核细胞趋化蛋白-1（MCP-1）。增加胰岛素致敏脂肪因子脂联素浓度，胰岛素敏感性和葡萄糖耐量提高长达6周。

五、在精准干预心脑血管疾病方面的应用

心脑血管疾病包括高血压、心律失常、心肌缺血、心力衰竭、动脉粥样硬化和脑卒中等，其患病率、死亡率及复发率均较高。在全球范围内，心脑血管疾病已成为近半个世纪以来严重威胁人类生命健康的"第一杀手"。富含胆固醇的动脉斑块是动脉粥样硬化的特征，这是心脏病的一个重要原因。

姜黄素作为姜黄中的一种强效多酚，显示出显著的抗动脉粥样硬化活性。然而，姜黄素的生物利用度低、水溶性差等缺陷限制了其在预防心脑血管疾病方面的应用，这些问题可以通过靶向动脉粥样硬化斑块位点的纳米药物输送系统进行改善。例如，姜黄素和胡椒素靶向动脉粥样硬化斑块的聚合物纳米共输送系统，可以维持巨噬细胞的细胞活力在80%以上。姜黄素和胡椒素靶向递送系统减少胆固醇含量的能力显著增强，巨噬细胞介导的泡沫细胞生成量减少，成倍下调了动脉粥样硬化相关基因 $NF-\kappa B$、$CCL2/MCP-1$、$CD-36$ 和 $STAT-3$ 的表达，说明食品功能因子靶向递送对干预动脉粥样硬化有重要意义（Pillai et al.，2021）。

槲皮素是一种强抗氧化剂，属于类黄酮，通过含氧环上羟基的糖苷键与单糖或寡糖结合，以槲皮素苷的形式存在，广泛存在于葡萄、浆果、苹果、樱桃、柑橘类水果、红酒、红茶、洋葱和番茄中，具有重要的心脏保护作用，包括抗氧化、抗炎、抗动脉粥样硬化和抗高血压效果。槲皮素对血脂异常、内皮功能障碍和血小板聚集有预防作用，产生抗炎作用抑制环氧酶和脂氧酶的影响，降低前列腺素和C反应蛋白活性。然而，槲皮素因其较差的水溶性，作为治疗靶点的能力是有限的。以将槲皮素纳米化的方式所形成的含槲皮素的聚乳酸纳米囊化物具有较高的水溶性和耐水性药物的持续释放等优点，使槲皮素具有更好的生物利用度和稳定性。通过电液雾化法制备的聚乳酸负载槲皮素的纳米颗粒系统在预防动脉粥样硬化和其他相关心血管疾病方面具有广阔的应用前景（Pechanova et al.，2020）。

六、在延缓衰老方面的应用

延缓衰老一直是人们研究的热点，端粒损耗、基因组不稳定、表观遗传学改变、线粒体功能障碍、细胞衰老、干细胞耗竭、营养失调、蛋白质稳态丧失和细胞间通信改变是衰老的九大特征。MitoQ是一种线粒体靶向型的抗氧化剂，利用三苯基膦修饰抗氧化剂辅酶Q10，靶向输送到线粒体内部，可以减少线粒体中ROS的产生，改善线粒体功能，缓解与氧化应激相关的衰老。心力衰竭可以减少线粒体肌膜下和原纤维间区域的含量，进一步降低组织呼吸，而MitoQ可以恢复线粒体膜电位，改善组织呼吸。在老年小鼠中，补充MitoQ可以通过减少

线粒体ROS产生，从而改善血管内皮功能并抑制动脉硬化。此外，MitoQ处理还可升高小鼠肾小管细胞中LC3、PINK、Parkin和Nrf2的水平，下调Keap1水平，该结果表明MitoQ通过Nrf2/Keap1和PINK/Parkin途径调节线粒体自噬（Xiao et al.，2016）。MitoQ的保护机制与线粒体自噬和Nrf2/PINK通路有关。线粒体自噬有助于清除受损的线粒体并减少细胞衰老，而PINK/Parkin是线粒体自噬的重要途径。

SS31肽是一种靶向线粒体的细胞渗透性抗氧化肽，可减少线粒体ROS的产生，缓解线粒体功能障碍。在缺血再灌注损伤诱导的急性肾损伤（AKI）的研究中，SS31肽可保护细胞免受氧化应激诱导的线粒体功能障碍和细胞凋亡，促进ATP的产生，并保护肾损伤（Lee et al.，2018）。SS31肽还可上调H9C2细胞中SIRT1/SIRT3的表达和ATP水平，并抑制氧化应激。然而，当通过靶向siRNA抑制SIRT1/SIRT3表达时，SS31肽的保护作用消失（Cho et al.，2007）。此外，SS31肽的保护作用也可能与CD36和NF-κB的下调有关。CD36是一种糖基化表面受体，存在于各种细胞的质膜和线粒体中，可以调节氧化应激和ROS的产生。研究表明，SS31肽可以抑制NF-κB，下调CD36，减少ROS的产生，抑制氧化应激，改善小鼠的肾功能，改善高糖诱导的HK-2细胞损伤。总之，SS31肽通过上调SIRT1/SIRT3，抑制NF-κB通路，下调CD36，从而降低氧化应激和保护线粒体。综上所述，SS31肽减少氧化应激和保护线粒体的机制可能与SIRT1/SIRT3、NF-κB通路和CD36有关。

SKQ1是一种含有质体醌的抗氧化剂，靶向线粒体，其抗氧化作用要优于MitoQ。SKQ1已被证明可以延长小鼠的寿命，抑制一些与年龄相关的疾病的发展，如白内障和视网膜病变，有效防止紫外线造成的损伤，并促进眼科手术后角膜伤口的愈合。

褪黑激素是一种甲氧基吲哚，其生理功能是传达关于光明和黑暗的昼夜节律信息。研究表明，褪黑激素对各种肿瘤细胞具有显著的凋亡、血管生成、肿瘤抑制和抗增殖作用（Jih-Ing et al.，2016）。同时，与其他细胞器相比，褪黑激素也被证明具有清除线粒体氧自由基的能力。褪黑激素可以降低线粒体氧化应激，抑制吲哚美辛诱导的线粒体凋亡途径激活，并防止线粒体膜电位崩溃。此外，它还可以抑制帕金森病模型中的氧化应激，减少线粒体断裂和神经元死亡，对心肌梗死具有保护作用，改善线粒体完整性并减少ROS的产生。褪黑激素可能抑制Nrf2的泛素化，从而减少其被蛋白酶体降解。另外，有研究表明褪黑激素可以激活sirtuin，由于sirtuin途径参与自由基调节，褪黑激素可以通过激活sirtuin来缓解线粒体氧化应激。因此，褪黑激素缓解氧化应激和保护线粒体的机制可能与Keap1/Nrf2/ARE通路和SIRT1激活有关。

第四节　食品功能因子靶向递送对实现精准营养的重要意义

食品功能因子稳态化靶向载运与精准营养干预关系密切。精准营养的主要科学问题之一是明确食物营养对疾病的干预作用，解决定向健康营养调控的难题。鉴于功能因子是功能食品中真正起生理作用的成分，可以通过激活酶的活性或其他途径来调节人体机能。利用食品功能因子稳态化与靶向载运控释进行精准营养干预，缓解亚健康和疾病症状，对于生命健康具有重要意义。

图13-1显示的是食品功能因子稳态化靶向载运与精准营养健康干预关系示意图，在对个体营养分析的基础上，结合营养基因组学、代谢组学、微生物组学及食品组学对个体体质差

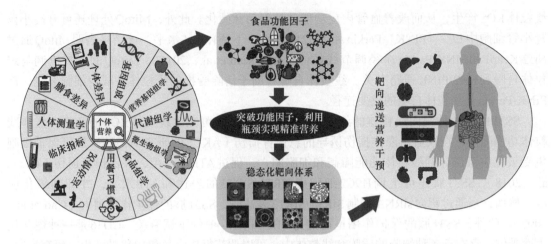

图13-1　食品功能因子稳态化靶向载运与精准营养健康干预（引自谭明乾等，2022）

异、基因差异、膳食差异、临床指标、人体生化参数等进行深入分析，综合个人运动情况、用餐习惯及方式等个性化数据，筛选合适的食品功能因子，经稳态化与靶向载运体系提升其生物利用度，进行健康定向调节，达到精准营养健康干预的目的。

　　膳食结构与营养平衡对于人体健康具有重要作用，不合理的膳食与慢性疾病高发密切相关。精准营养旨在针对个体背景特征进行安全、高效的营养干预，以达到维持人体健康，预防和控制疾病的目的。食品中的功能因子是实现精准营养的重要物质基础，也是营养调控的重要手段，构建稳态化靶向递送体系有助于调节食品功能因子的稳定性并提高其生物利用度。食品功能因子的稳态化靶向递送和可控释放，对慢性疾病具有重要的营养干预作用，有助于推动精准营养与健康产业的不断发展，为增进人类健康福祉提供重要技术支撑。

思 考 题

1. 食品功能因子稳态化、靶向递送对健康产业的重要意义是什么？
2. 食品功能因子稳态化、靶向递送与响应性释放的作用分别是什么？
3. 食品功能因子靶向载体设计主要有哪些类型？列举其中的一类加以说明。
4. 食品功能因子靶向递送对精准营养的促进作用主要体现在哪些方面？

参 考 文 献

石家愿. 2021. 靶向线粒体的蛋白质无载体递送及应用. 武汉：华中师范大学博士学位论文.

谭明乾，崔国馨，于潇婷，等. 2022. 食品功能因子稳态化靶向递送与精准营养. 中国食品学报，22: 1-20.

鲜静，张晨，钟雪梅，等. 2021. 中药活性成分口服结肠靶向纳米系统治疗溃疡性结肠炎的研究进展. 中草药，52: 1816-1826.

赵妍，喻其林. 2021. 内质网靶向纳米药物的研究进展. 生物工程学报，37: 418-428.

Abbasi M, Wang S. 2022. Browning subcutaneous white adipose tissue using transdermal delivery of asc-targeting peptide and resveratrol conjugate. Current Developments in Nutrition, 6: 1042.

Ahmad A, Khan F, Mishra R, et al. 2019. Precision cancer nanotherapy: Evolving role of multifunctional nanoparticles for cancer active targeting. Journal of Medicinal Chemistry, 62: 10475-10496.

Arif M, Chi Z, Liu Y J, et al. 2020. Preparation, characterization, and *in vitro* drug release behavior of thiolated alginate nanoparticles loaded budesonide as a potential drug delivery system toward inflammatory bowel diseases. Journal of Biomaterials Science-Polymer Edition, 31: 2299-2317.

Boostani S, Jafari S M. 2020. Controlled release of nanoencapsulated food ingredients. Release and Bioavailability of Nanoencapsulated Food Ingredients, 5: 27-78.

Boostani S, Jafari S M. 2021. A comprehensive review on the controlled release of encapsulated food ingredients; fundamental concepts to design and applications. Trends in Food Science & Technology, 109: 303-321.

Cao H, Saroglu O, Karadag A, et al. 2021. Available technologies on improving the stability of polyphenols in food processing. Food Frontiers, 2: 109-139.

Chen C, Lin Y, Wu S, et al. 2018. Mutlifunctional nanoparticles prepared from arginine-modified chitosan and thiolated fucoidan for oral delivery of hydrophobic and hydrophilic drugs. Carbohydrate Polymers, 193: 163-172.

Chen S, Song Y, Wang C, et al. 2020. Chitosan-modified lipid nanodrug delivery system for the targeted and responsive treatment of ulcerative colitis. Carbohydrate Polymers, 230: 1-27.

Chen X, He X, Gao R, et al. 2022. Aptamer-functionalized binary-drug delivery system for synergetic obesity therapy. ACS Nano, 16: 1036-1050.

Cho S, Szeto H H, Kim E, et al. 2007. A novel cell-permeable antioxidant peptide, ss31, attenuates ischemic brain injury by down-regulating CD36. Journal of Biological Chemistry, 282: 4634.

Chuang J I, Pan I L, Hsieh C Y, et al. 2016. Melatonin prevents the dynamin-related protein 1-dependent mitochondrial fission and oxidative insult in the cortical neurons after 1-methyl-4-phenylpyridinium treatment. Journal of Pineal Research, 61: 230-240.

Fernandes S S, Coelho M S, Salas-Mellado M D L M. 2019. Bioactive Compounds as Ingredients of Functional Foods. London: Woodhead Publishing.

Galanakis C M. 2021. Functionality of food components and emerging technologies. Foods, 10: 128.

Ghareaghajlou N, Hallaj-Nezhadi S, Ghasempour Z. 2021. Red cabbage anthocyanins: Stability, extraction, biological activities and applications in food systems. Food Chemistry, 365: 130482.

Goktas Z, Zu Y, Abbasi M, et al. 2020. Recent advances in nanoencapsulation of phytochemicals to combat obesity and its comorbidities. Journal of Agricultural and Food Chemistry, 68: 8119-8131.

Grosshagauer S, Steinschaden R, Pignitter M. 2019. Strategies to increase the oxidative stability of cold pressed oils. LWT-Food Science and Technology, 106: 72-77.

Hossen M N, Kajimoto K, Akita H, et al. 2010. Ligand-based targeted delivery of a peptide modified nanocarrier to endothelial cells in adipose tissue. Journal of Controlled Release, 147: 261-268.

Jibril H, Abubakar S A. 2021. Basis for classification of functional foods: A review. B Bayero Journal of Pure and Applied Sciences, 13: 138-144.

Kremsmayr T, Aljnabi A, Blanco-Canosa J B, et al. 2022. On the utility of chemical strategies to improve peptide gut stability. Journal of Medicinal Chemistry, 65: 6191-6206.

Kumar A, Ren Y, Sundaram K, et al. 2021. miR-375 prevents high-fat diet-induced insulin resistance and obesity by targeting the aryl hydrocarbon receptor and bacterial tryptophanase(tnaA) gene. Theranostics, 11: 4061-4077.

Lee F Y, Shao P L, Wallace C, et al. 2018. Combined therapy with SS31 and mitochondria mitigates myocardial ischemia-reperfusion injury in rats. International Journal of Molecular Sciences, 19: 2782.

Lee S Y, Kang M S, Jeong W Y, et al. 2020. Hyaluronic acid-based theranostic nanomedicines for targeted cancer therapy. Cancers, 12: 1-17.

Liang J, Jiang D, Noble P W. 2016. Hyaluronan as a therapeutic target in human diseases. Advanced Drug Delivery Reviews, 97: 186-203.

Liu Y, Luo J, Chen X, et al. 2019. Cell membrane coating technology: A promising strategy for biomedical applications. Nano-Micro Letters, 11: 100.

Maqsoudlou A, Assadpour E, Mohebodini H, et al. 2022. The influence of nanodelivery systems on the antioxidant activity of natural bioactive compounds. Critical Reviews in Food Science and Nutrition, 62: 3208-3231.

Mohseni R, ArabSadeghabadi Z, Ziamajidi N, et al. 2019. Oral administration of resveratrol-loaded solid lipid nanoparticle improves insulin resistance through targeting expression of SNARE proteins in adipose and muscle tissue in rats with type 2 diabetes. Nanoscale Research Letters, 14: 227.

Murphy K P, Hendley M A, Isely C, et al. 2018. Resveratrol delivery from porous poly(lactide- co-glycolide) scaffolds promotes an anti-inflammatory environment within visceral adipose tissue. ACS Applied Materials & Interfaces, 10: 43363-43374.

Naeem M, Awan U A, Subhan F, et al. 2020. Advances in colon-targeted nano-drug delivery systems: challenges and solutions. Archives of Pharmacal Research, 43: 153-169.

Ni X, Canuel M, Morales C R. 2006. The sorting and trafficking of lysosomal proteins. Histology and Histopathology, 21: 899-913.

Pechanova O, Dayar E, Cebova M. 2020. Therapeutic potential of polyphenols-loaded polymeric nanoparticles in cardiovascular system. Molecules, 25: 3322.

Pillai S C, Borah A, Le M N T, et al. 2021. Co-delivery of curcumin and bioperine via PLGA nanoparticles to prevent atherosclerotic foam cell formation. Pharmaceutics, 13: 1420.

Qu C, Li J, Zhou Y, et al. 2018. Targeted delivery of doxorubicin via CD147-mediated ROS/pH dual-sensitive nanomicelles for the efficient therapy of hepatocellular carcinoma. The AAPS Journal, 20: 1-14.

Sakurai Y, Kajimoto K, Harashima H. 2015. Anti-angiogenic nanotherapy via active targeting systems to tumors and adipose tissue vasculature. Biomaterials Science, 3: 1253-1265.

Sharma D, Arora S, Banerjee A, et al. 2021. Improved insulin sensitivity in obese-diabetic mice via chitosan nanomicelles mediated silencing of pro-inflammatory adipocytokines. Nanomedicine: Nanotechnology, Biology and Medicine, 33: 102357.

Song Y, Li X, Cong S, et al. 2019. Nuclear-targeted of TAT peptide-conjugated carbon dots for both one-and two-photon fluorescence imaging. Colloids and Surfaces B: Biointerfaces, 180: 449-456.

Tao W, He Z. 2018. ROS-responsive drug delivery systems for biomedical applications. Asian Journal of Pharmaceutical Sciences, 13: 101-112.

Teng W, Zhao L, Yang S, et al. 2019. The hepatic-targeted, resveratrol loaded nanoparticles for relief of high fat diet-induced nonalcoholic fatty liver disease. Journal of Controlled Release, 307: 139-149.

Thovhogi N, Sibuyi N R S, Onani M O, et al. 2018. Peptide-functionalized quantum dots for potential applications in the imaging and treatment of obesity. International Journal of Nanomedicine, 13: 2551-2559.

Tie S, Su W, Chen Y, et al. 2022. Dual targeting procyanidin nanoparticles with glutathione response for colitis treatment. Chemical Engineering Journal, 441: 136095.

Vafaei S Y, Esmaeili M, Amini M, et al. 2016. Self assembled hyaluronic acid nanoparticles as a potential carrier for targeting the inflamed intestinal mucosa. Carbohydrate Polymers, 144: 371-381.

Xiao L, Xu X, Zhang F, et al. 2016. The mitochondria-targeted antioxidant MitoQ ameliorated tubular injury mediated by mitophagy in diabetic kidney disease via Nrf2/PINK1. Redox Biology, 11: 297-311.

Xiong Y, Zhang P, Warner R D, et al. 2019. Sorghum grain: From genotype, nutrition, and phenolic profile to its health benefits and food applications. Comprehensive Reviews in Food Science and Food Safety, 18: 2025-2046.

Zeeshan M, Ali H, Khan S, et al. 2019. Advances in orally-delivered pH-sensitive nanocarrier systems; an optimistic approach for the treatment of inflammatory bowel disease. International Journal of Pharmaceutics, 558: 201-214.

Zhang H. 2016. Erythrocytes in nanomedicine: an optimal blend of natural and synthetic materials. Biomaterials Science, 4: 1024-1031.

Zhang X, Zhao X, Tie S, et al. 2022. A smart cauliflower-like carrier for astaxanthin delivery to relieve colon inflammation. Journal of Controlled Release, 342: 372-387.

Zu Y, Zhao L, Hao L, et al. 2021. Browning white adipose tissue using adipose stromal cell-targeted resveratrol-loaded nanoparticles for combating obesity. Journal of Controlled Release, 333: 339-351.

本章思维导图

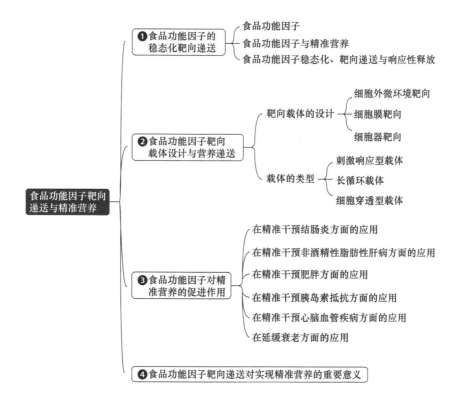

第十四章 精准营养与组学技术

学习目标：
（1）了解不同组学技术在精准营养中的应用；
（2）掌握膳食营养摄入、体力活动、生物标志物等的精准检测技术及深度表型分析；
（3）掌握多维数据的整合与大数据分析；
（4）了解精准营养的特点和产业现状。

精准营养的基本前提是每个人都是独立不同的，人们具有不同的遗传背景、新陈代谢、生活方式和健康状况等。精准营养就是在充分了解个体饮食与代谢等多方面关系的基础上，为个体提供个性化的饮食建议以提高健康状况。精准营养的基础是能够准确测量和关联各生物信息，这些信息包括饮食、生活方式、表型组、基因组、代谢组和微生物组等（图14-1）（McClements，2019）。基因、肠道菌群等影响人们对食物的代谢吸收，而食物也会影响个体的基因表达和肠道菌群等，这些都会影响个体健康。因此，精准营养需要借助先进的前沿技术精确构建各生物信息的关系，从而为人体提供合理的个性化营养建议。

本章主要介绍精准营养的组学研究等内容和相关技术及其研发转化。

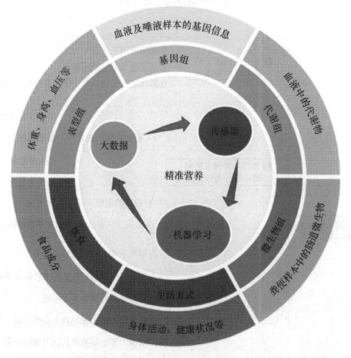

彩图

图14-1 精准营养涉及的主要方面（引自 Liu et al.，2023）

第一节　组学与精准营养

精准营养干预的实施离不开对个体遗传、代谢、生理和环境等的精准衡量。高通量组学检测技术的发展，如基因组学、表观遗传学、代谢组学、转录组学、肠道微生物组学等，是个性化营养干预的前提与基础。基因组与表观基因组、转录组、代谢组、蛋白质组和肠道微生物组等的整合可以帮助人们识别个体的特征及对不同饮食干预的反应（图14-2），实现有针对性的精准健康饮食方案的制订。

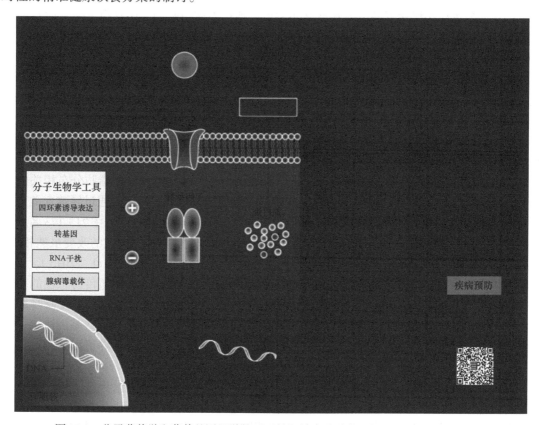

图14-2　分子营养学和营养基因组学的"巧妙"结合（引自Müller and Kersten，2003）

一、营养基因组学

纵观历史，人类世代的饮食习惯导致新陈代谢系统为满足身体的营养需求而产生适应性改变，并产生了巨大的基因多样性。其中包括人体如何代谢食物，以及人体的免疫系统如何对外来物质做出反应等。随着人类基因组计划的推动和新一代测序技术的发明与应用，营养基因组学（nutrigenomics）的研究帮助人们了解个体遗传特征如何导致人体对相同的食物、饮料或膳食补充剂的不同反应，同时更进一步明确人的基因-饮食的相互作用，从而预测个人对特定饮食的反应。

其实基于遗传数据的个体化饮食治疗并不是新鲜事物，已有多年应用历史，如苯丙酮尿症患者的饮食治疗，用于治疗乳糜泻的无麸质饮食，以及用于乳糖不耐症患者的无乳糖饮食等。苯丙酮尿症是苯丙氨酸代谢途径中的苯丙氨酸羟化酶（PAH）或四氢生物蝶呤（BH4）等代谢酶缺陷而导致的遗传性疾病，苯丙氨酸无法转变为酪氨酸，苯丙氨酸及其酮酸在体内蓄积，并从尿中排出。苯丙酮尿症会导致婴幼儿智力低下、出现神经精神症状、脑电图异常等。通过基因分析等早期诊断和及时的低苯丙氨酸饮食治疗，可以较好地控制疾病症状的发生，维持正常的智力发育，异常的脑电图也可得到恢复。这些已成功应用营养干预的大多属于单基因遗传性疾病，目前已经深入了解其病因、遗传变异对营养素代谢改变的影响。在此基础上设计相应的方案，通过精准营养干预可以非常有效地预防和控制这部分疾病的发生和发展。但大多数慢性疾病不是由单基因突变或单一遗传效应引起的，而是由大量不同基因变异及其复杂相互作用引起的。如何在基因组层面确定人体的单个营养素的最佳摄入量在很大程度上仍然是未知的。

　　营养基因组学随着测序成本和时间的急剧降低而飞速进展，这使得研究者能够在更大规模人群中探究遗传变异的影响。全基因组关联分析（genome wide association study，GWAS）是研究基因型-表型关系的一种非常有效的方法，主要通过发现基因组内DNA中与疾病发生发展显著相关的单核苷酸多态性（single nucleotide polymorphism，SNP）位点，以促进由多种因素引起的复杂疾病的病因学研究和干预。自从FTO基因（与脂肪代谢和肥胖相关）被发现以来，到目前为止，利用全基因组关联分析已经发现上千个与肥胖和身体脂肪分布相关的变异（Locke et al.，2015）。针对97名苏格兰儿童的早期研究表明，FTO变异通过导致食欲亢进或偏爱高能量食物而使人易肥胖（Cecil et al.，2008）。然而，经对56项研究中213 173名成人的系统评价和荟萃分析发现，FTO基因与总能量摄入及宏量营养素摄入模式的改变虽然相关，但这些差异很小，并且不确定这些关联是否独立于饮食误报（Livingstone et al.，2015）。营养基因组学研究也正尝试鉴定基因组内更多与饮食相关的基因，并探究构成遗传易感性的基础和机制。例如，咖啡豆含有对健康有益的植物化学物质，但并不是每个人都能忍受咖啡因的副作用。Cornelis等（2015）经研究发现了与咖啡摄入量特别相关的基因。这些基因决定了咖啡因代谢的速度，还与抗炎作用和某些慢性疾病的风险降低有关。精准营养可以使用这样的遗传数据来确定一个人是否会从喝更多或更少的咖啡中受益。

　　研究者也正在尝试根据营养基因组学结果，实施可持续化的个体化营养干预。一项欧洲的1600多人多中心的随机对照试验（Food4Me）表明，根据研究者开发的整合饮食、表型和基因型信息的算法，个性化营养方法可以提供比遵守标准饮食指南更大的健康收益。然而，依赖咨询的个性化营养方法与使用基因型和表型信息的个性化方法之间没有显著差异（Ordovas et al.，2018）。尽管如此，人类复杂的生物学使得人们很难对饮食在体内的反应进行简单的理解，基因表达与个体的遗传和环境之间有复杂的相互作用，不同的遗传背景使表型的预测进一步复杂化。例如，载脂蛋白E（APOE）的基因有三种不同的表型，每种表型具有不同的心血管疾病风险概率，并且对饮食和生活方式因素的反应都不同（莫巧璇等，2021）。有研究指出，尽管大约97个遗传位点（基因变异）已被确定为有助于脂肪堆积，但这些突变总共解释了不到3%的BMI变异（Locke et al.，2015）。最近的一项研究开发了一种由210万个常见遗传变异组成的多基因遗传评分（polygenic genetic score，PGS）方法用来量化严重肥胖的遗传易感性，发现PGS与儿童早期体重的梯度差异具有显著关系（图14-3）（Khera et al.，2019）。因此，我们仍不能完全解释基因、营养与疾病易感性的关系，精准营养干预在普通人群中作为慢性病的治疗方法还任重而道远。

二、表观遗传学

新出现的证据也表明了表观遗传与饮食和人类健康之间的联系。DNA甲基化是调控基因表达和功能的重要表观遗传信号工具。已有证据表明，在人类的整个生命周期中，营养素可以通过刺激甲基化修饰影响基因表达（Evans et al.，2020）。膳食中的甲基营养素，特别是B族维生素钴胺（维生素 B_{12}）和叶酸（维生素 B_9）是一碳代谢的主要供体，通过S-腺苷-甲硫氨酸为甲基化提供甲基，是甲基化反应中普遍的甲基供体。最近研究表明，与糖尿病相关的*TXNIP*基因上的甲基化与饮食蛋白质摄入

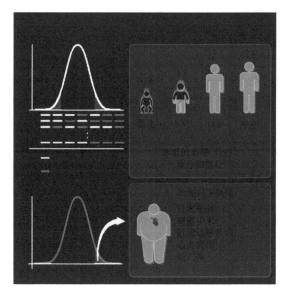

图14-3　体重和肥胖的全基因组多基因遗传评分
（引自Khera et al.，2019）

量显著相关，与胰岛素敏感性的变化有关，但与体重减轻无关（Li et al.，2022）。也有研究表明，外周血单核细胞中*LINE-1*基因的甲基化水平与饮食干预疗效相关，较高的甲基化水平预示着对低能量饮食的高反应，而其甲基化水平则与饮食中的总抗氧化能力密切相关（Garcia-Lacarte et al.，2016）。

microRNA（miRNA）是一类长度约22个核苷酸的非编码RNA，作为表观遗传调节剂，可以直接与靶mRNA结合来调节基因的表达（Mori et al.，2019）。miRNA可以被分泌到细胞外并转运到靶细胞，作为内分泌和旁分泌信使。来自随机对照试验的数据表明，饮食干预可以调节循环中的miRNA水平，脂肪、矿物质和维生素等各种营养素都与miRNA的表达有关（Kocic et al.，2019；Quintanilha et al.，2017）。例如，在一项对11名女性进行的随机对照试验中，高饱和脂肪膳食会影响餐后血浆miR-145-5p和miR-200水平（Quintanilha et al.，2020）。在另一项新发表的临床实验中，减肥饮食后血清中miR-122水平显著升高，miR-122水平升高与肝脂肪百分比减少相关（Wang et al.，2022）。然而，目前关于膳食-miRNA相互作用的研究仍然很少。

三、转录组学

转录组作为遗传/表观遗传信息和效应分子蛋白质之间的联系而发挥作用，它可以让人们更全面地了解生理和疾病过程。这种研究通常在实验动物中进行。例如，兰格（Lange）等（2015）使用转录组学（transcriptomics）研究5种膳食纤维对鼠结肠黏膜基因表达的影响。他们观察到抗性淀粉可以引起独特的转录反应。也有研究使用蛋白质组学和转录组学方法研究22名健康成人的结直肠黏膜活检样本中的基因表达与低硒（Se）暴露的联系，整合蛋白质组学和转录组学数据，结果表明机体硒状态与细胞对炎症和氧化应激的反应能力及肠癌风险相关（Méplan et al.，2016）。然而，由于取样困难等因素，不便于分析不同器官或组织的特异性转录组情况，对人类转录组与饮食因素之间反应的研究十分有限。

四、代谢组学

代谢物是代谢通路的中间产物或终端产物，能反映机体当时的生理状态。代谢组学（metabolomics）通过对机体体液或组织中代谢物的高通量分析，结合多元统计学，筛选差异显著的代谢标志物，进而从整体上深度分析疾病的病理学机制，为疾病的预防及治疗提供科学依据。代谢组学在机体健康状态监测中具有独特的优势。

疾病导致机体病理生理过程发生变化，引发代谢产物相应的改变，通过分析比较患者和健康人群的代谢产物，可寻找特定疾病的生物标志物，从而提供一种较好的疾病诊断方法。核磁共振、质谱分析技术的发展也推动了高通量代谢组学检测技术的应用，大量与疾病风险及膳食相关的代谢标志物被发现。用Meta分析总结发现，血清中亮氨酸、缬氨酸等支链氨基酸及酪氨酸、苯丙氨酸等芳香族氨基酸的浓度与2型糖尿病发病风险呈正相关（图14-4）（Guasch-Ferré et al.，2016）。诸如此类的代谢物会同时受到膳食及机体代谢状态的影响而发生变化，将来有可能成为营养干预的监测目标。

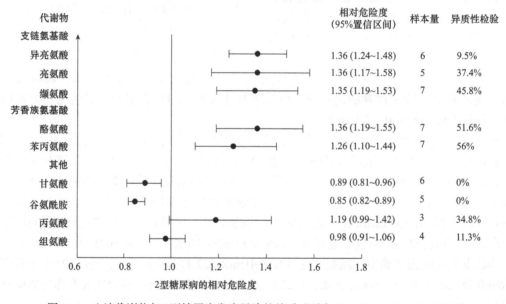

图14-4　血清代谢物与2型糖尿病发病风险的关系（引自Guasch-Ferré et al.，2016）

在代谢组学的另一个应用中，对代谢物的测量可以揭示一个人的长期饮食模式。食物中通常含有大量独特的代谢物，这些代谢物经过消化、吸收和进一步代谢处理后，在人体血液、唾液和尿液等体液中产生特征性代谢物。无论是经常吃水果和蔬菜，还是经常摄入肉类和饱和脂肪，代谢组学将观察一个人与饮食模式相关的代谢特征，并有助于确定其对特定饮食的反应。血液中的代谢物尤为重要，很大一部分血液代谢物与摄食情况直接相关。已有研究人员建立了不同饮食模式下的代谢物指纹图谱，如交替地中海饮食评分（alternate Mediterranean diet score，AMeD）（Bulló et al.，2021）和健康饮食指数（healthy eating index，HEI）（McCullough et al.，2019）等。代谢组学技术的应用将改变传统的饮食评估模式，提高所收集的数据质量和可靠性。如果能开发易于使用的技术，用于检测在家中自我收集的尿液等其他体液，对饮食暴露进行重复评估，可实现对饮食和营养素干预的精准微调。尽管代谢组学已成为联系饮食干预与疾病风险的纽带，但解释代谢组学的变化往往需要结合整个代谢通路，控制众多偏倚因素，同时需要更多具有可重复性的研究来验证。

五、微生物组学

精准营养还需要考虑微生物组，即人们体内数以万亿计的细菌的影响，它们在人体各种内部运作中起着关键作用。人们拥有的细菌类型和数量对每个人来说都是独一无二的，人们的饮食可以决定哪些类型的细菌生活在其消化道中。反之亦然，人们身体中的细菌可能决定其如何分解某些食物，以及哪些类型的食物对人们的身体最有益，甚至影响人们的饮食偏好。高通量测序技术的飞速发展使得基因组测序成本不断降低，对于肠道微生物组，二代测序的低成本使得大规模测序成为可能，通过二、三代测序及 Hi-C 测序辅助组装等方式，可以使基因组组装到近染色体水平，极大地促进了人们对肠道微生物的起源进化、群体遗传多样性、功能基因、致病机制、次级代谢产物等遗传及生物学特性的认识。这些发现有助于人们深入理解影响疾病和健康的肠道微生物类型，并实施改变微生物组的饮食模式，以支持这些特定肠道菌群的生长。

饮食在塑造微生物组成方面起着关键作用，肠道菌群的组成和代谢活动受到食物摄入的强烈影响。含糖饮料、高能量、高脂摄入与肠道菌群的多样性下降相关，而摄入咖啡、茶、红酒则可能增加菌群多样性（David et al., 2014）。在最近的个性化饮食研究中发现，根据植物性饮食指数定义的不同饮食模式的人显示出明显不同的微生物群特征（Berry et al., 2020）。

另外，肠道微生物在消化食物和摄取营养方面发挥着重要作用，并产生出可能对人类健康产生重要影响的代谢物。在一项饮食干预研究中，膳食纤维增加了产生短链脂肪酸的菌株丰度，在一定程度上解释了肠道微生物对糖尿病的有益影响（Zhao et al., 2018）。也有研究表明，当肠道中普氏菌（*Prevotella copri*）富集时，宿主进食膳食纤维后可出现显著的血糖代谢改善，将菌群移植到无菌小鼠中，结果也进一步验证了菌群丰度与血糖代谢改善的相关性（Kovatcheva-Datchary et al., 2015）。

现有的证据表明，肠道微生物群与循环代谢物存在很强的相关性，微生物对宿主健康的影响可能主要是通过代谢物介导的（Pedersen et al., 2016）。在一项单核苷酸多态性与肥胖表型关系的研究中，研究者引入了与肠道菌群代谢物短链脂肪酸和脂多糖相关的基因（*FFAR2*、*FFAR3*、*ANGPTL4*、*CD36*、*SLC16A1*、*SLC16A3*、*SLC16A4*、*SLC5A8* 和 *TLR4*），证明了肠道菌群代谢物的运输、识别、代谢等过程与肥胖发生的关联（Wang et al., 2019）。在一项 491 名健康人队列中，通过与代谢组数据（包括血清中的 1251 种代谢物）关联，发现饮食和微生物组对血液代谢物的预测能力最强，共同解释了 50% 以上的代谢物变异（Bar et al., 2020）。

肠道微生物被誉为人类第二基因组，微生物与健康之间关系的研究取得了一定的成功。然而，与人类基因组研究结果高度一致不同的是，微生物组研究的结果相当不稳定。尽管人类微生物群的物种组成已经得到了深入的探索，但将特定微生物与宿主表型联系起来的详细机制研究仍处于初级阶段。如何建立饮食-肠道微生物组-宿主的相互作用网络及其因果关系仍然具有挑战，特别是在前瞻性研究和随机对照试验中。

第二节　精准检测与深度表型分析

精准营养的发展很大程度上取决于精准的程度,如何高效精准地获取个体有关营养素吸收与代谢的信息是精准营养的关键。近年来,组学技术的广泛应用为健康代谢与疾病发展提供了更全面的证据,而可穿戴设备的介入可使个体化数据的获取和监控变得更加精确、便捷。基于这些现代化技术手段,可对个体的膳食摄入量及频率、体力活动、生物标志物等进行精准检测及深度表型分析,并综合个体多方面的信息给出个性化的营养干预,以满足精准营养的精确性。

一、膳食营养摄入的评估

传统膳食调查方法(王超和赵耀,2013)分为前瞻性和回顾性两大类,前者主要是指膳食记录法,通常是一段时间内,采用称重、测量及计算份饭大小等手段来记录真实摄入量;而后者则主要是以问卷的方式对食物摄入进行归纳量化,大都存在操作复杂且数据可靠性较差等局限性。因此,针对传统研究方式的不足,结合现代技术,出现了一系列能够客观评估食物和能量摄入的检测方法。

(一)远程食物摄影法

为了测量人们在自然环境中生活时的能量和营养摄入量,马丁(Martin)等(2008)开发了一种实时远程测量自由生活个体食物摄入量的新方法——远程食物摄影法(remote food photography method,RFPM)。如图14-5所示,RFPM采用生态瞬时评估(ecological momentary assessment,EMA)的方式来减少缺失数据并提高数据质量,依靠通信和其他技术,提示受试者拍摄进食前后食物的图像并实时发送到服务器,通过一个"食物拍照应用程序"的计算机程序接收、管理并存储,基于算法估算出受试者的能量及营养摄入量。同时,食物拍照应用程序还可追踪受试者对提示的响应,当数据采集出现问题时,快速识别并自动发送

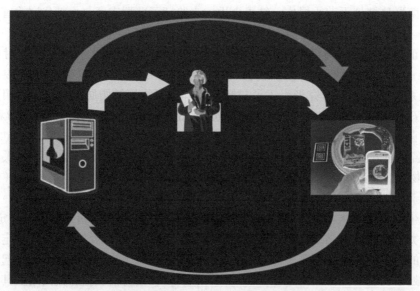

彩图

图14-5　远程食物摄影法示例(引自Martin et al.,2012)

报告，进一步精确化受试者的食物摄入量（Martin et al.，2012）。

这种方式确实能够快速、便捷且准确地量化人们在自由生活下的膳食营养摄入，但在较为复杂的膳食模式下，难以做到对相关食物资料（食物种类及每种食物所含能量）的准确量化，导致在复杂膳食模式下人群的应用具有局限性。

（二）通用饮食监测器

Kissileff 等（1980）首次提出通用饮食监测器（universal eating monitor，UEM）的概念，通过隐藏式电子秤对食物库进行连续称重，并与计算机连接传输数据，可准确记录一道相对单一成分膳食中的消耗量及消耗速度，主要应用于实验环境中，研究降食欲类药物与膳食行为控制（如进食速度的减慢）之间的关联。经过监测器装置和算法的不断改进和优化，UEM被设计成为一种嵌入饭桌型电子秤，能够准确量化个体在特定时间内的食物摄入，可监测多项不同的饮食行为参数，包括总体摄入量、进食速度及食物与饮料比例等（Mattfeld et al.，2016），客观评估受试者的膳食营养摄入量。

由于需要对受试者的食物选择及进食行为进行严格限制，此监测器的应用范围受限，目前仍主要应用在实验室研究中，但改进后有可能应用到精准营养领域。

（三）自动摄入监测仪

目前，可穿戴设备的兴起，使膳食摄入的实时监控更便捷。自动摄入监测仪（automatic ingestion monitor，AIM）主要是指一种新型的可穿戴式传感器系统，通过集成颌面传感器、手势传感器和加速度计三种传感器模式，客观监测用户在自由生活中的进食行为，进而得到可靠的饮食行为测量数据（Fontana et al.，2014）。相比于以"用户主动"参与评估膳食摄入量的方式，AIM能够连续捕捉图像（包括食物和非食物），无须用户的主动参与，最大限度地减少了主动拍摄食物的负担，但由于输入设备的持续捕获，将会产生大型数据集，对后台存储设备的要求较高。此外，对非膳食图像的拍摄可能会引入用户的隐私问题和潜在的伦理问题。

经过不断的探索和研究，Doulah 等（2020）推出了AIM-2（AIM version 2）。如图 14-6 所示，AIM-2含有一个传感器模块，由微型相机、广角对焦镜头、加速度计和柔性传感器组成，并通过热收缩管连接到眼镜框架。其原理则是采用传感器捕捉颌面肌肉的牵拉运动，当

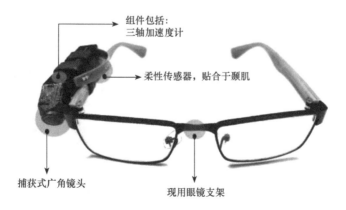

图14-6　自动摄入监测仪AIM-2（引自 Doulah et al.，2020）

检测到运动时触发拍摄指令，再进行图像输入，监测用户的进食行为。简单来说，AIM-2是一种基于传感器验证进食行为的食物摄入监测系统。

二、体力活动的精准检测

体力活动（physical activity）被广泛定义为：任何由骨骼肌收缩产生的使能量消耗高于基础水平的身体活动（Piercy et al., 2018）。体力活动水平可根据频率（特定时间段进行体力活动的次数）、持续时间（进行一次体力活动的时间）和强度（进行体力活动时生理努力程度）进行初步定量分类（Butte et al., 2012）。一般来说，人体的能量消耗（energy expenditure, EE）通常包括基础代谢、静息代谢、睡眠代谢、食物热效应和体力活动等（Institute of Medicine, 2005）。因此，对体力活动的评估是基于人体能量消耗的测量。体力活动常用的测定方式有双标水法、量热法、问卷调查法等，均存在成本高、不适合大样本调查的局限性。

目前，可穿戴式监测器可通过一系列传感器实现体力活动的定量评估。例如，计步器、电子负载传感器（主要监测水平运动的速度与距离）、加速度计（主要监测体力活动的频率、持续时间和强度）、心率监测仪及多传感器系统等。以市面上Actigraph GT3X-Plus人体运动能耗监测仪为例，采用三轴加速度计和心率监测仪相结合的复杂传感器模式，可精确感应躯体的运动状况，定量监测体力活动（魏铭一等，2022）。

三、生物标志物的精准检测

精准营养的一个重要前提是要对个体的健康状况进行评估，从而了解个体的营养需求。生物标志物是反映个体是否处于疾病状态或存在健康风险的依据，范围广泛，包括核酸、蛋白质、酶等活性分子或特定细胞等特异性生化实体（图14-7）（Jayanthi et al., 2017；Xie, 2022）。因此，通过检测个体的相关生物标志物可实现个性化健康评估。常用的生物标志物检测方式主要分为两类：通过检测遗传物质或通过抗原/抗体的免疫反应确认靶标物质（武丰龙等，2022）。然而，这种单一传统的检测方式常受限于敏感性和准确性，并且很难实时反映指标的动态变

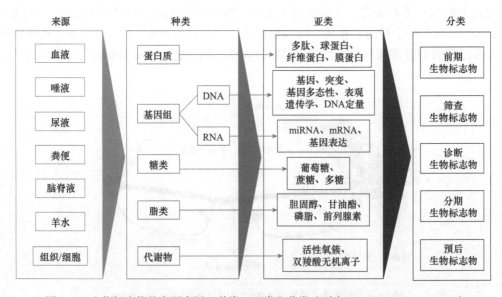

图14-7 生物标志物的主要来源、种类、亚类和分类（引自Nahavandi et al., 2014）

化。目前，随着各领域多项技术障碍和瓶颈的突破，生物标志物的检测手段也趋于多元化。

（一）干血斑技术及全自动分析平台

干血斑（dried blood spot）技术是一种微创、简单的全血采集技术，通过将全血滴在特制滤纸片上，待样品材料干燥后，即可实现样本中相关标志物的定量检测（Malsagova et al.，2020）。与传统侵入性采样方式相比，干血斑技术所需样品量小，样本采集难度低，同时干燥后的生物样本可显著降低感染血源性病原体的风险（古锟山和王继芬，2022）。目前，干血斑技术已被广泛应用于临床代谢疾病诊断、治疗性药物监测、人群营养与健康评估等多个领域。

样品采集后，干血斑全自动分析平台通过机械臂和夹取工具对干血斑进行精确定位，并采用集成条码阅读器设备准确识别，应用自动化内标模块集成连接的液相色谱-质谱（LC-MS）联用技术，能够在短时间内精确分析样本中的相应成分，实现个体营养和健康状况的综合评估。另外，基于这类全自动分析平台，将有利于发现更加有预测性的生物标志物，进一步实现个体化营养的精确监测。

（二）微流控芯片技术

微流控芯片（microfluidic chip）通过将生化检测反应集成到微芯片（一种厘米大小且含有多通道网络的纸基载体）上，实现样本采集端和检测端的结合，能够快速、准确地检测分析物（刘恩言和丁一，2022）。近年来，微流控芯片通过与核酸、免疫学分析检测技术相结合，被广泛应用于临床感染性等相关疾病的即时检测、脑神经研究、食品安全控制领域。另外，随着材料科学、微电子学、微纳米加工技术等交叉学科的突破性发展，微流控芯片技术也得到了迅速发展，特别是集成生物传感器方面，通过将检测信号转化为数字信号，实现即时检测结果的信息可视化，其主要的优势是样本与试剂容耗小、分析时间短、灵敏度高等，有利于低消耗、高通量的大规模检测（武丰龙等，2022）。因此，微流控芯片技术在个体营养生物标志物的检测与评估方面具有巨大潜力。

如图14-8所示，托伦特-罗德里格斯（Torrente-Rodríguez）等（2020）研发出一款集成微

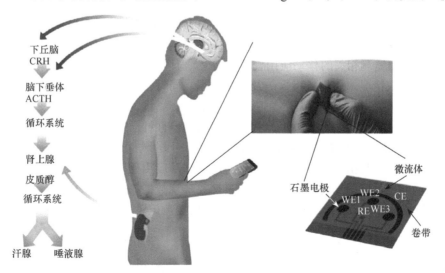

图14-8　集成微流控芯片技术的可穿戴生物传感器（引自 Bandodkar et al.，2020）

CRH. 促肾上腺皮质激素释放激素；ACTH. 促肾上腺皮质激素

流控芯片、免疫检测及电子传输技术的可穿戴生物传感器，能通过实时监测受试者汗液中皮质醇［一种控制身体"战斗或逃跑"的激素（Bandodkar et al.，2020）］水平，实时评估压力水平，进而实现健康风险的即时干预。这类非侵入性、自动化的生理监测器在很大程度上提升了评估或诊断效率，在人群的健康评估中也具有广泛前景。

第三节　数据整合与大数据分析

精准营养的实现离不开数据整合与大数据分析。数据整合需要科学地整合食物的营养素和人体的各生理指标等信息，然后通过大数据分析为个体提供科学的营养建议和营养干预，进而实现对疾病的预防和控制。精准营养需要对多渠道数据进行整合，主要涉及传统信息渠道数据（如问卷调查、常规临床指标检测）、新型信息渠道数据（电子病历、移动应用程序和可穿戴设备）和多组学检测分析数据，数据量巨大，关系复杂。目前我们在数据整合和大数据分析方面面临着巨大挑战。

一、数据整合

（一）传统信息收集渠道

1. 问卷调查　　这是一种古老的数据收集方法，是指预先将想进行调查的与食品营养相关的问题设计成调查问卷，然后将调查问卷发放给受访者，要求其进行作答并回收调查问卷的数据采集方式。通过对调查问卷的系统分析，得到与营养状况相关的数据。

2. 常规临床指标检测　　采用常规临床检查的方式对个体的健康状况和营养状况进行分析，进而得到身体的各项指标数据。

（二）新型信息收集渠道

1. 电子病历　　传统病历是纸质的，为了方便对患者进行诊疗，医生将患者的个人信息记录在病历本上。而电子病历摒弃了传统病历的纸质媒介，改为使用电子产品，以互联网为媒介对患者的个人信息进行记录，从而实现了信息的网络化与共享化。

2. 移动应用程序　　随着可移动设备的发展，各类应用程序开始进入人们的生活。其中有很多与营养健康监测相关的移动应用程序（APP），使用这些APP可以轻松记录使用者的饮食习惯、营养摄取情况（如热量摄入）及身体数据。同时，还能对自身的各项生理指标进行实时在线的监测，如对心率、血压、血脂和睡眠的监测。将这些数据收集起来可以对个体的健康及营养素摄入情况进行综合分析，并为个体提供合理的健康建议。

3. 可穿戴设备　　可穿戴设备是指可以穿戴在身上的数据记录设备，如手环、智能眼镜和智能手表等，主要是指硬件设备，区别于上述的移动应用程序。但可穿戴设备要发挥作用却离不开移动应用程序的支持，两者之间通过交互实现数据的共享、分析与记录。使用这些设备可对人体的营养素摄入等进行方便、快捷的实时监测记录。

（三）多组学检测分析

多组学检测分析是精准营养的重要技术手段。单一组学的检测分析难以对生物体的复杂生理过程及调控机制进行全面系统的解析，而多组学联合分析可以更好地对生理现象背后的潜在机制进行解析。多组学涉及基因组学、表观遗传学和代谢组学等。

二、大数据分析

大数据分析包括以下几个方面。

（1）可视化分析（visualization analysis）：可视化是数据分析的基本要求，同时也是数据分析中极为重要的一环。数据可视化让人们能够更直观地解读数据。

（2）数据挖掘算法（data mining algorithm）：数据挖掘是大数据分析的重中之重。基于大数据本身，如何对其进行分析并得出结论就需要通过数据挖掘来实现。

（3）预测性分析能力（predictive analytic capability）：大数据分析的优势体现在其预测能力上。基于数据本身，借助数据挖掘的手段，利用各种算法对数据进行系统、深刻的分析，以发现隐藏在数据背后的潜在规律，力求从数据的偶然性中寻找必然性，从而做出合理的预测。

（4）语义引擎（semantic engine）：数据的多样性及碎片化对大数据分析提出了新的难题。人们希望机器可以在不借助人类的帮助下，自己从资料中提取信息，因此语义引擎的概念应运而生。

（5）数据质量和数据管理（data quality and data management）：数据质量和数据管理相较于数据的分析而言同样重要。通过预先对分析的过程方法进行规范与约束，可以确保得到高质量的数据。

（6）数据存储和数据仓库（data storage and data warehouse）：数据仓库是指为了存储数据资料而建立起来的信息存储系统。信息既可以在本地存储，也可以在互联网上云存储。用户可以利用数据库实时地查看数据并调取数据。

大数据分析具有可视化和预测能力强的优点，能更好地揭示营养干预与疾病之间的内在联系，为精准营养的实现提供了基本保障。维持人体血糖水平的稳定在代谢性疾病的预防和控制中十分重要。泽维（Zeevi）等（2015）研发了一种大数据算法，利用该算法可以对人体的餐后血糖水平进行预测（图14-9）。实验选取了800名志愿者，研究了46 898次进食后人体的血糖数据，并对数据进行分析模拟。结果发现，即便是给予志愿者相同的食物，他们的血糖数据也有很大的差异，表明现阶段大众饮食建议的作用效果很可能是不明显的，甚至是微乎其微的。他们的大数据算法整合了多方面的数据信息，这些数据涉及餐后血糖、身体机能、肠道微生物群、饮食习惯和体力劳动。为了验证算法的有效性与真实性，对100名志愿者给予了个性化饮食，并检测他们餐后的血糖变化情况。结果表明，个性化的饮食能显著降低个体进食后血糖出现异常的概率。

普赖斯（Price）等（2017）对108个个体进行了长达9个月的跟踪研究，收集了他们的相关

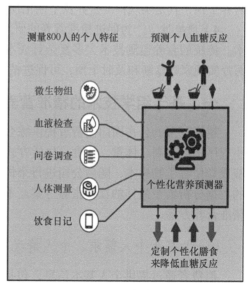

图14-9 个性化营养预测设备示意图
（引自Zeevi et al.，2015）

信息，包括他们的基因组、蛋白质组、微生物组、临床数据及个人行为信息。通过对这些信息的综合分析与整合，生成了一个关联网络（correlation network）。这个关联网络可以识别已知或者未知的生物标志物，并预测疾病与生物标志物之间的相关性。例如，分析发现 γ-谷氨酰酪氨酸与心血管类疾病的发生存在相关性，血浆中的胱氨酸含量与肠道炎症疾病呈负相关。塞维利亚-比利亚努埃瓦（Sevilla-Villanueva）等（2016）使用人工智能方法制作了一个视觉工具——轨迹图。通过投影不同时间点上的目标参数，轨迹图可以记录个体在营养干预期间的饮食情况等。通过对轨迹图的分析，得到个体对饮食干预的遵守情况和饮食干预的效果等。

第四节　基于组学技术的精准营养产业发展

随着对精准营养基础研究的深入，精准营养的研发及转化也逐渐起步，成为新的消费趋势。不同于多使用固定信息的传统营养和人群营养，精准营养的研发与转化需采用综合的、精确的、动态的、便捷的方法，依赖先进的分析技术，借助生物信息学、机器学习和人工智能将个人遗传信息、代谢组、微生物组、身体特征、生活方式及饮食等多种信息整合，从而为个人制订综合的营养建议（Livingstone et al.，2022）。

精准营养的研发与转化需关注其综合性、精确性、动态性和便捷性的特点。

1）综合性　精准营养整合了基因组学、表观遗传学、宏基因组、代谢组学、生理病理学、行为和社会文化等信息，为生物活性食品和营养素的代谢途径提供生理和遗传见解，改善和保持个人健康。

2）精确性　精确性包括两个方面，即检测方法、技术、设备的准确和检测结果分析的准确。精准营养的研发与转化的基础是获得准确的数据。准确地解读数据则是精准营养的研发与转化的重要环节。

3）动态性　精准营养是一个动态过程，因此需要对生物体进行持续动态监测和个性化营养干预，其是实现精准营养及个性化预防、诊断和治疗的保证。

4）便捷性　为促进精准营养的研发与转化，需借助更为简单便捷、成本更低的监测技术。传统的营养监测技术大多复杂且成本高昂，而穿戴传感设备、便携检测试剂盒通过远程医疗实现家庭诊断和及时干预，可促进精准营养的广泛应用。

一、基于组学技术的精准营养产业现状

越来越多的公司面向消费者提供综合的个人饮食方案。通常，消费者会通过公司平台或小程序提供身高、体重、饮食、生活方式和健康状况等基本信息，利用工具包收集唾液、血液或粪便等生物样本，随后公司进行个体基因组、代谢组、微生物组等的检测，并基于复杂的数据分析给予最佳的饮食指导方案。不同公司所收集的信息不同，因此提供了不同程度的精准营养方案。

（一）基于个人需求、个人情况问卷的精准营养

消费者通过提供个人基本信息，包括健康状况、饮食、生活方式、需求等，即可得到个体的饮食建议。例如，美国的 Persona、Care/of、Vitafive 等公司可根据问卷信息向消费者提供维生素、矿物质、蛋白粉、益生菌等营养补充剂。然而，由于个体对营养物质的吸收利用不

同，这类个性化定制产品很难实现真正意义上的精准营养。

（二）基于生物标志物的精准营养

生物标志物是客观可测量的生物特征，可用于预防、监测或诊断疾病。例如，血糖是监测糖尿病的标准生物标志物，血清肌酐是肾功能的生物标志物，前列腺特异性抗原（PSA）是前列腺癌的蛋白质生物标志物。选择和开发合适的生物标志物及其便捷检测技术可以为个体提供更为精准的营养建议（Xia et al.，2013）。

在精准医学和人群健康的背景下，促进样本采集并使个人能够参与该过程的工具对于补充先进的生物分析是必要的。2022年北京冬奥会用于检测兴奋剂的干血斑（dried blood spot，DBS）技术是一种微创的样本采集方法，通过血液得到相应的标志物，实时监测多种维生素、矿物质、小分子代谢物及大分子蛋白等。Gao等（2017）提出一种新的DBS高分辨多质谱全扫描（MS/MS^{ALL}）鸟枪法脂质组学工作流程，以更简单、高效的方法测定人体血脂（图14-10）。在单个DBS斑点中，鉴定并定量了1200多种脂质种类，可实时监测个人脂质稳态概况，实现对人体血脂更精准的评估。此外，可利用便捷的可穿戴设备进行生物标志物的检测。例如，澳大利亚的Nutromics公司设计推出的智能贴片，其可通过测量饮食中的生物标志物帮助用户管理2型糖尿病；研究人员还设计出了可检测盐、葡萄糖和乙醇摄入量的口腔内穿戴设备，并进行数据记录和监控。

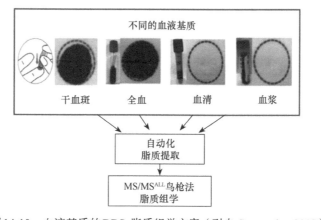

彩图

图14-10　血液基质的DBS-脂质组学方案（引自Gao et al.，2017）

美国Inside Tracker公司与健康解决方案公司Dynacare达成协议，通过Dynacare Plus应用程序向用户提供血液检测、专家分析等服务。血清生物标志物会随着时间的推移和生活方式的改变而变化，且血清中的生物标志物提供的信息容易追踪且便于操作。此外，通过对1032名健康成人血液生物标志物数据纵向分析，构建了一个个性化健康平台。同时可评估个体在使用平台期间的生物标志物变化，以及选择特定干预措施和相应生物标志物变化之间的关联。因此，Inside Tracker动态跟踪、收集用户血液，将自动化的力量与生物和行为个性化的概念相结合，开发了一个在线平台，根据一组血清生物标志物，为健康成人提供个性化定制的营养和生活方式建议（图14-11）（Westerman et al.，2018）。

Habit个性化营养服务公司通过向用户出售一个包含70余种生物标志物的试剂盒，并回收检测后给出精准的营养建议和指导意见，同时向用户提供定制化餐食，完整地解决了用户的

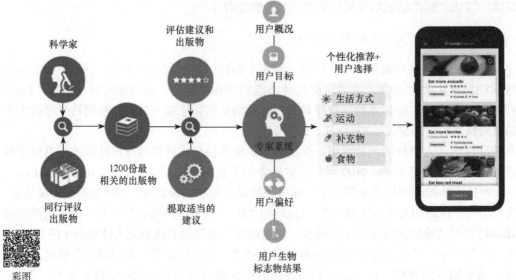

图 14-11　Inside Tracker 算法及平台的图形化描述（引自 Westerman et al.，2018）

Eat more avocado. 多吃牛油果；3 times/week. 3 次/周；Improves. 改善；Testosterone. 睾酮；Vitamin D. 维生素 D；Iron. 铁；
Eat more berries. 多吃浆果；5 times/week. 5 次/周；DHEAS. 硫酸多氢表雄酮；Eat less red meat. 少吃红肉

需求，形成了一个精准营养闭环。

（三）基于基因检测的精准营养

随着基因组医学的进步，直接面向消费者的基因检测已在精准营养中得到运用：根据个体的基因组成和饮食摄入制定靶向疗法或定制化营养建议以预防、治疗和管理多种疾病（Guasch-Ferré et al.，2018）。

Telo Years 公司是 2009 年诺贝尔生理学或医学奖得主创立的公司。该公司通过回收滴有用户血液的试剂盒来检测用户的 DNA 和端粒，不仅可以揭示一个人 DNA 中编码的细胞年龄，还可以衡量发生与衰老相关疾病（如心脏病、癌症等）的风险，通过提供一对一的指导服务与个性化营养建议，指导用户通过自身行动来保持端粒长度、减缓衰老速度。

（四）基于肠道菌群的精准营养

除了基因、代谢等因素，肠道菌群是导致个体对营养素的理论需求和实际摄入后产生的效果存在较大差异的主要因素之一。肠道菌群的组成与改变能够影响膳食对机体的作用，因此通过对肠道菌群的检测、干预与控制，能够实现精准化营养的目标（田韵仪等，2019）。

一项发表于 *Cell* 杂志上的研究表明，不同个体内的不同肠道菌群对单一或复杂饮食的反应不同。通过设计一种机器学习算法整合实验中测量的血液参数、饮食习惯和肠道微生物群等信息，以准确预测不同人群对膳食的个性化餐后血糖反应。基于该算法的个体饮食干预可降低餐后血糖并改善肠道微生物组成（Zeevi et al.，2015）。依靠这项研究，以色列公司 Day Two 通过测试盒收集用户的粪便样品以对用户的肠道微生物进行测序解读，为用户制订健康、控制血糖平稳的个性化食谱。

二、基于组学技术的精准营养产业展望

目前的精准营养多是基于少数生物标志物的检测开展的，所关注的营养信息或个体健康指标有限。而基于基因组等组学分析的精准营养，数据库和数据分析方法等都有待改善，以提高营养建议的准确性。精准营养市场潜力巨大，未来应注重检测技术开发，开发精度更高的便捷、可持续的检测技术，注重数据收集、数据库建立及复杂数据的分析，通过人工智能和机器学习等实现数据的准确解读，以为人们提供更精确的健康状况及饮食、生活方式的建议。

思 考 题

1. 实现精准营养需要依赖哪些组学技术？
2. 如何对膳食营养摄入、体力活动、生物标志物、组学等多维数据进行精准整合与分析？
3. 目前精准营养产业发展情况与面临的问题有哪些？

参 考 文 献

古锟山, 王继芬. 2022. 干血点技术在滥用药物分析中的应用研究进展. 分析试验室, 41(4): 475-486.

刘恩言, 丁一. 2022. 微流控芯片在牙周领域中的应用及展望. 口腔医学研究, 38(10): 926-929.

莫巧璇, 黄声淳, 吕微风. 2021. *ApoE*基因型多态性与血脂水平相关性研究及风险评估. 国际检验医学杂志, 42(13): 1593-1597.

田韵仪, 董志忠, 郑钜圣. 2019. 肠道微生物、精准营养与健康. 生物产业技术, (6): 13-25.

王超, 赵耀. 2013. 膳食调查方法比较. 首都公共卫生, (1): 27-29.

魏铭一, 刘宇飞, 贺池斓. 2022. 基于Actigraph GT3X-Plus人体运动能耗监测仪在运动营养中的应用初探//中国营养学会. 中国营养学会第十五届全国营养科学大会论文汇编. 武汉.

武丰龙, 崔艳英, 张志锋, 等. 2022. 生物标志物检测方法的研究进展. 轻工学报, 37(5): 50-60.

Bandodkar A J, Ghaffari R, Rogers J A. 2020. Don't sweat it: the quest for wearable stress sensors. Matter, 2(4): 795-797.

Bar N, Korem T, Weissbrod O, et al. 2020. A reference map of potential determinants for the human serum metabolome. Nature, 588(7836): 135-140.

Berry S E, Valdes A M, Drew D A, et al. 2020. Human postprandial responses to food and potential for precision nutrition. Nature Medicine, 26(6): 964-973.

Bulló M, Papandreou C, Ruiz-Canela M, et al. 2021. Plasma metabolomic profiles of glycemic index, glycemic load, and carbohydrate quality index in the PREDIMED study. The Journal of Nutrition, 151(1): 50-58.

Butte N F, Ekelund U, Westerterp K R. 2012. Assessing physical activity using wearable monitors: measures of physical activity. Med Sci Sports Exerc, 44(1 Suppl 1): S5-S12.

Cecil J E, Tavendale R, Watt P, et al. 2008. An obesity-associated *FTO* gene variant and increased energy intake in children. New England Journal of Medicine, 359(24): 2558-2566.

Cornelis M C, Byrne E M, Esko T, et al. 2015. Genome-wide meta-analysis identifies six novel loci associated with habitual coffee consumption. Molecular Psychiatry, 20(5): 647-656.

David L A, Maurice C F, Carmody R N, et al. 2014. Diet rapidly and reproducibly alters the human gut microbiome. Nature, 505(7484): 559-563.

Doulah A, Ghosh T, Hossain D, et al. 2020. "Automatic ingestion monitor version 2" –a novel wearable device for automatic food intake detection and passive capture of food images. IEEE Journal of Biomedical and Health Informatics, 25(2): 568-576.

Evans L W, Stratton M S, Ferguson B S. 2020. Dietary natural products as epigenetic modifiers in aging-associated inflammation and disease. Natural Product Reports, 37(5): 653-676.

Fontana J M, Farooq M, Sazonov E. 2014. Automatic ingestion monitor: a novel wearable device for monitoring of ingestive behavior. IEEE Transactions on Biomedical Engineering, 61(6): 1772-1779.

Gao F, McDaniel J, Chen E Y, et al. 2017. Dynamic and temporal assessment of human dried blood spot MS/MSALL shotgun lipidomics analysis. Nutrition & Metabolism, 14(1): 1-12.

Garcia-Lacarte M, Milagro F I, Zulet M A, et al. 2016. LINE-1 methylation levels, a biomarker of weight loss in obese subjects, are influenced by dietary antioxidant capacity. Redox Report, 21(2): 67-74.

Guasch-Ferré M, Hruby A, Toledo E, et al. 2016. Metabolomics in prediabetes and diabetes: a systematic review and meta-analysis. Diabetes Care, 39(5): 833-846.

Guasch-Ferré M, Dashti H S, Merino J. 2018. Nutritional genomics and direct-to-consumer genetic testing: an overview. Advances in Nutrition, 9(2): 128-135.

Institute of Medicine. 2005. Dietary Reference Intakes for Energy, Carbohydrate, Fiber, Fat, Fatty Acids, Cholesterol, Protein, and Amino Acids. Washington, DC: The National Academies Press: 112-116.

Jayanthi V S A, Das A B, Saxena U. 2017. Recent advances in biosensor development for the detection of cancer biomarkers. Biosensors and Bioelectronics, 91: 15-23.

Khera A V, Chaffin M, Wade K H, et al. 2019. Polygenic prediction of weight and obesity trajectories from birth to adulthood. Cell, 177(3): 587-596, e589.

Kissileff H R, Klingsberg G, van Itallie T B. 1980. Universal eating monitor for continuous recording of solid or liquid consumption in man. American Journal of Physiology-Regulatory, Integrative and Comparative Physiology, 238(1): R14-R22.

Kocic H, Damiani G, Stamenkovic B, et al. 2019. Dietary compounds as potential modulators of microRNA expression in psoriasis. Therapeutic Advances in Chronic Disease, DOI: 10.1177/2040622319864805.

Kovatcheva-Datchary P, Nilsson A, Akrami R, et al. 2015. Dietary fiber-induced improvement in glucose metabolism is associated with increased abundance of *Prevotella*. Cell Metabolism, 22(6): 971-982.

Lange K, Hugenholtz F, Jonathan M C, et al. 2015. Comparison of the effects of five dietary fibers on mucosal transcriptional profiles, and luminal microbiota composition and SCFA concentrations in murine colon. Molecular Nutrition & Food Research, 59(8): 1590-1602.

Li X, Shao X, Bazzano L A, et al. 2022. Blood DNA methylation at TXNIP and glycemic changes in response to weight-loss diet interventions: The POUNDS lost trial. International Journal of Obesity, 46(6): 1122-1127.

Liu F, Li M, Wang Q, et al. 2023. Future foods: Alternative proteins, food architecture, sustainable packaging, and precision nutrition. Critical Reviews in Food Science and Nutrition, 63(23): 6423-6444.

Livingstone K M, Celis-Morales C, Lara J, et al. 2015. Associations between FTO genotype and total energy and macronutrient intake in adults: a systematic review and meta-analysis. Obesity Reviews, 16(8): 666-678.

Livingstone K M, Ramos-Lopez O, Pérusse L, et al. 2022. Precision nutrition: A review of current approaches and future endeavors. Trends in Food Science&Technology, 128: 253-264.

Locke A E, Kahali B, Berndt S I, et al. 2015. Genetic studies of body mass index yield new insights for obesity biology. Nature, 518(7538): 197-206.

Malsagova K, Kopylov A, Stepanov A, et al. 2020. Dried blood spot in laboratory: directions and prospects. Diagnostics, 10(4): 248.

Martin C K, Correa J B, Han H, et al. 2012. Validity of the remote food photography method(RFPM) for estimating energy and nutrient intake in near real-time. Obesity, 20(4): 891-899.

Martin C K, Han H, Coulon S M, et al. 2008. A novel method to remotely measure food intake of free-living individuals in real time: the remote food photography method. British Journal of Nutrition, 101(3): 446-456.

Mattfeld R S, Muth E R, Hoover A. 2016. Measuring the consumption of individual solid and liquid bites using a table-embedded scale during unrestricted eating. IEEE Journal of Biomedical and Health Informatics, 21(6): 1711-1718.

McClements D J. 2019. Future Foods: How Modern Science Is Transforming the Way We Eat. Champéry: Springer Scientific.

McCullough M L, Maliniak M L, Stevens V L, et al. 2019. Metabolomic markers of healthy dietary patterns in US postmenopausal women. The American Journal of Clinical Nutrition, 109(5): 1439-1451.

Méplan C, Johnson I, Polley A, et al. 2016. Transcriptomics and proteomics show that selenium affects inflammation, cytoskeleton, and cancer pathways in human rectal biopsies. The FASEB Journal, 30(8): 2812-2825.

Mori M A, Ludwig R G, Garcia-Martin R, et al. 2019. Extracellular miRNAs: from biomarkers to mediators of physiology and disease. Cell Metabolism, 30(4): 656-673.

Müller M, Kersten S. 2003. Nutrigenomics: goals and strategies. Nature Reviews Genetics, 4(4): 315-322.

Nahavandi S, Baratchi S, Soffe R, et al. 2014. Microfluidic platforms for biomarker analysis. Lab on a Chip, 14(9): 1496-1514.

Ordovas J M, Ferguson L R, Tai E S, et al. 2018. Personalised nutrition and health. The BMJ, 361: bmj. k 2173.

Pedersen H K, Gudmundsdottir V, Nielsen H B, et al. 2016. Human gut microbes impact host serum metabolome and insulin sensitivity. Nature, 535(7612): 376-381.

Piercy K L, Troiano R P, Ballard R M, et al. 2018. The physical activity guidelines for Americans. Jama, 320(19): 2020-2028.

Price N D, Magis A T, Earls J C, et al. 2017. A wellness study of 108 individuals using personal, dense, dynamic data clouds. Nature Biotechnology, 35(8): 747-756.

Quintanilha B J, Reis B Z, Duarte G B S, et al. 2017. Nutrimiromics: role of microRNAs and nutrition in modulating inflammation and chronic diseases. Nutrients, 9(11): 1168.

Quintanilha B J, Ferreira L R P, Ferreira F M, et al. 2020. Circulating plasma microRNAs dysregulation and metabolic endotoxemia induced by a high-fat high-saturated diet. Clinical Nutrition, 39(2): 554-562.

Sevilla-Villanueva B, Gibert K, Sànchez-Marrè M, et al. 2016. Evaluation of adherence to nutritional intervention through trajectory analysis. IEEE Journal of Biomedical and Health Informatics, 21(3): 628-634.

Torrente-Rodríguez R M, Tu J, Yang Y, et al. 2020. Investigation of cortisol dynamics in human sweat using a graphene-based wireless mHealth system. Matter, 2(4): 921-937.

Wang A A, Harrison K, Musaad S, et al. 2019. Genetic risk scores demonstrate the cumulative association of single nucleotide polymorphisms in gut microbiome-related genes with obesity phenotypes in preschool age children. Pediatric Obesity, 14(9): e12530.

Wang M, Xue Q, Li X, et al. 2022. Circulating levels of microRNA-122 and hepatic fat change in response to weight-loss interventions: CENTRAL trial. The Journal of Clinical Endocrinology & Metabolism, 107(5): e1899-e1906.

Westerman K, Reaver A, Roy C, et al. 2018. Longitudinal analysis of biomarker data from a personalized nutrition platform in healthy subjects. Scientific Reports, 8(1): 1-10.

Xia J, Broadhurst D I, Wilson M, et al. 2013. Translational biomarker discovery in clinical metabolomics: an introductory tutorial. Metabolomics, 9(2): 280-299.

Xie V. 2022. Effective biomarker measurement is key for biotherapeutic development. Bioanalysis, 14(8): 451-453.

Zeevi D, Korem T, Zmora N, et al. 2015. Personalized nutrition by prediction of glycemic responses. Cell, 163(5): 1079-1094.

Zhao L, Zhang F, Ding X, et al. 2018. Gut bacteria selectively promoted by dietary fibers alleviate type 2 diabetes. Science, 359(6380): 1151-1156.

本章思维导图

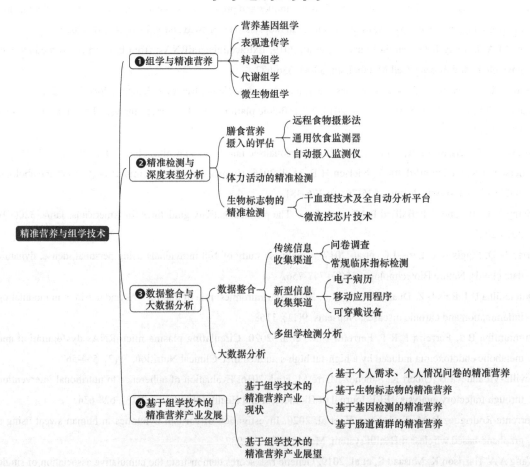

第十五章 精准营养展望

学习目标：
（1）了解精准营养发展面临的机遇；
（2）了解精准营养发展面临的挑战。

精准营养关注个体的营养需求差异，是促进人体健康、预防疾病的有效干预手段，能够提升人们的营养健康水平和生命质量，具有广阔的发展前景。随着经济条件和健康意识的提升，人们的营养消费需求开始从"大众化"向"个性化"转变，精准营养逐渐成为营养科学研究的前沿和热点，也成为食品与健康产业发展的重要方向。在科技驱动和政策引导下，精准营养产业迎来了发展新机遇，但同时精准营养的发展也面临着技术、伦理、法规标准等方面的新挑战。

第一节 精准营养发展面临的机遇

一、精准营养发展迎合了国民健康需求

营养失衡问题仍是全球高发的非传染性疾病之一，而且也对机体抵御各种疾病的结果有重要影响。与营养相关的重大慢性退行性疾病包括心、脑、肾等血管损伤性疾病，2型糖尿病，癌症，老年痴呆等，其患病率和死亡率近些年来快速攀升，已经严重影响国民健康及生活质量。《中国居民膳食指南科学研究报告（2021）》中指出不合理的膳食是中国人疾病发生和死亡的最主要因素，2017年中国居民310万人的死亡可以归因于膳食不合理。精准营养的介入能够极大地提高多种疾病有效控制和预防的效力，可有效提高生存质量、延长生存期。

基于平均人群的公共卫生建议对推进人类营养健康做出了重大贡献，但是它们的局限性也是不能忽视的。由于个体基因型、表型，以及生理特征和生活方式等多种因素的差异，不同个体对营养干预的应答有所不同，基于平均人群制订的营养干预方案已经难以满足人民的健康需求。随着经济发展和生活水平的提高，特别是经历了新冠肺炎疫情的冲击，人们的营养消费意识不断提升，正逐渐从"大众化"向"个性化"转变，符合精准营养定位的产品和专属的健康解决方案越来越受到市场欢迎。

据市场研究公司Markets and Markets™的研究报告，全球个性化营养市场规模预计会由2020年的82亿美元增长到2025年的164亿美元，预测期内复合年增长率为15%，增长势头强劲。而且全球新冠肺炎疫情导致的国民健康意识增强也将加速精准营养市场规模的增长。

二、科技进步推动精准营养发展

如今，多组学、智能可穿戴设备、图形识别、影像学、临床快检、生物信息学、数据分析和人工智能等多种新技术和新理念助力于精准营养的发展。精准营养的发展很大程度上依赖于如何高效地获取个体营养素吸收与代谢等信息，包括基因组学、表观基因组学、转录组学、蛋白质组学、代谢组学、微生物组学和宏基因组学在内的组学技术可以在精准营养中单独或者共同使用，更好地了解健康代谢和疾病进展，为促进精准营养开展提供数据支持。但

同时，组学技术由于涉及某一领域的全面分析，产生的数据量往往是非常大的，对大数据集的处理方法也是需要解决的关键问题。大数据和人工智能算法的发展为精准营养数据处理提供了很大的帮助。此外，利用大数据可以整合食物营养科技资源，将食物成分、感官指标、生理指标进行综合评价，为精准营养中的筹算、分析、预测提供条件。通过精准化衡量与数据采集建立个体的营养健康数字档案，进一步通过云计算、大数据的应用开发，能够把实体人映射为"全息数字人"，将人体的健康营养映射为"营养代谢数字模型"，推动精准营养的实现。

近些年来，对肠道菌群和遗传因素影响生理状态的研究不断推进，也是精准营养发展的重要驱动力。新的研究不断揭示肠道菌群对宿主表型和疾病的进展及治疗手段疗效的影响，个体的肠道菌群组成已经成为一个精准营养常用的评价指标，同时利用膳食补充剂和菌群移植等方式改善个体的肠道菌群组成也是精准营养常用的干预手段。营养代谢通路的基因变异是很多遗传性疾病的起因，精准营养干预可以预防疾病对患者的健康损害，有效地改善患者的健康水平。例如，精准营养指导苯丙酮尿症患者在婴儿期使用特制的低苯丙氨酸奶粉，幼儿期添加辅食时以淀粉类、蔬菜和水果等低蛋白质食物为主，可有效避免临床症状的产生。

三、政策指引精准营养发展

"精准营养"已经成为国内外营养科学和健康产业的前沿与热点。2020年5月，美国国立卫生研究院（National Institutes of Health，NIH）发布了NIH首个营养科学十年战略计划——《2020～2030年NIH营养研究战略计划》（2020-2030 Strategic Plan for NIH Nutrition Research），提出了"精准营养为全民"（precision nutrition for all）的愿景。该计划围绕着精准营养的整体愿景提出了4个战略目标，包括：通过基础研究激发创新与新发现；研究饮食模式与行为对优化健康的作用；评价营养在生命周期中的作用；减轻临床背景下的疾病负担。

2017年，我国发布了《国民营养计划（2017—2030年）》，根据我国的实际情况，计划分三步开展实施：第一阶段，以全民健康为中心，解决当前的突出问题，初步实现营养健康科学化、标准化。第二阶段，针对国民生活水平进一步提高后对营养健康需求的多元化，借助云计算、大数据和互联网，推动发展健康产业和营养产业，提供现代精准、科学、便捷的营养健康，实现营养健康精准化和现代化。第三阶段，面向未来的国民营养健康需求，推进营养健康与科技革命、新生物学革命、人工智能、学习及计算机深度学习的融合创新发展，实现国民营养健康智慧化和个性化。2019年，我国出台了《健康中国行动（2019—2030年）》，针对妇幼、中小学生、劳动者、老年人等重点人群的特点实施健康促进活动。这些政策文件也都涉及了精准营养的推进实施。另外，我国"十四五"国家重点研发计划中的"食品营养与安全关键技术研发""生育健康及妇女儿童健康保障"等重点专项也涉及了精准营养的科技研发内容，项目的开展将为我国精准营养的发展提供科技支撑。党的二十大报告提出"推进健康中国建设""把保障人民健康放在优先发展的战略位置"，精准营养的发展正是面向人民健康需要，将为推进健康中国建设做出贡献。

第二节　精准营养发展面临的挑战

一、精准营养发展的技术挑战

精准营养是一个多学科交叉的高新科技领域，其产业发展对相关技术的突破与整合有很高的依赖性。精准营养产业面临的技术挑战包括多学科多层次大数据信息技术的整合运用；标准化的中国人营养健康评估体系和相关软件开发；营养代谢生物标记检测方法和试剂盒等的研发；对应的个体健康信息存储系统和云服务，远程营养咨询，以及通过移动终端APP、社交网站等工具进行宣传教育，互动和管理系统，多维多层次的数据挖掘与解读，更便捷的可穿戴设备等。

而同时，精准营养的基础研究仍需加强。基础研究是创新的源泉，通过基础研究的开展夯实精准营养的科学基础，解决精准营养领域的关键科学问题，是推动精准营养产业发展的根本动力。传统的营养学基础研究多关注于平均人群的营养素的消化、吸收、分布、代谢及生理功能活性和作用机制。精准营养领域的基础研究应关注影响个体对营养的吸收与代谢的因素、不同个体所需的营养干预的差异性等，从中发现规律性、揭示机制，从而为精准营养的开展提供科学依据。

精准营养作为一个多学科交互领域，多领域跨学科技术整合也是其发展的挑战。精准营养实现的过程包括精准化衡量与数据采集、数据分析与营养评价、营养定制与干预这三个基础步骤，相关技术涉及农业和食品科学、营养科学、流行病学、生物信息学、社会学、遗传学、大数据与机械学习等多个领域，因此，深入的学科交叉合作是精准营养发展的关键。

二、精准营养中的伦理学问题

精准营养在实施过程中，会获取个人的基因、生活方式、生理状态等信息，对这些信息的保存和解读不当都可能损害相关人员的权益。作为一种新的营养干预模式，精准营养在促进人类健康的同时，也带来了新的伦理道德挑战。

遗传信息是精准营养的重要观测指标，遗传信息的应用是伦理学问题的多发领域。首先是遗传信息的知情同意问题。尽管大部分基因检测前都会要求个人填写知情同意书，但是知情同意书具有局限性。通过全外显子测序或全基因组测序会产生海量的"意义未明的变异"，而由于对测序结果分析目前还不够成熟，更造成了"未知的未知"加剧，最终产生了大量意义不明的信息，为充分"知情权"的实现带来了巨大挑战。然而，有些遗传信息的披露也可能会使个体产生极大的心理困扰。

另外，精准营养中，个人健康状况、生活方式等信息被大量采集，这也引发了人们对隐私保护的担忧。而且在大数据时代，很多的个人数据被"脱敏"后公开，用于各类大数据研究。但当多组数据关联分析时，可能会完全暴露个人隐私。而随着相关应用的不断展开，人们的隐私安全威胁日益严峻。因此，如何平衡隐私保护和信息共享也是急需解决的伦理学问题。

对精准营养的研究不仅停留在科学技术维度，还需要有伦理学的思考，解决伦理学的问题才能使精准营养产业更好地服务国民。针对精准营养涉及的伦理学问题，还需要在伦理法律规范层面有更多前瞻性的研究，为精准营养构建伦理框架和法律监管体系。

三、精准营养标准体系有待完善

标准体系的构建是有效监管精准营养行业发展的基础。精准营养是一个新兴的产业领域，标准体系还有待完善。目前，国内外已经发布了一些特殊膳食用食品、膳食补充剂等精准营养相关食品的法规和标准。据统计，国外精准营养相关的标准中共有国际标准化组织（ISO）标准24项，世界卫生组织（WHO）标准2项，国际食品法典委员会（CAC）标准10项，团体指南2项，总计38项，其中涉及最多的人群为婴幼儿，占比达76%。

在我国，精准营养的相关食品涉及多个食品种类，包括保健食品、特殊医学用途配方食

表15-1　精准营养食品相关的部分国家标准

标准号	标准名称
GB 10765—2021	食品安全国家标准　婴儿配方食品
GB 10767—2010	食品安全国家标准　较大婴儿和幼儿配方食品
GB 10769—2010	食品安全国家标准　婴幼儿谷类辅助食品
GB 10770—2010	食品安全国家标准　婴幼儿罐装辅助食品
GB 29922—2013	食品安全国家标准　特殊医学用途配方食品通则
GB 29923—2013	食品安全国家标准　特殊医学用途配方食品良好生产规范
GB 13432—2013	食品安全国家标准　预包装特殊膳食用食品标签
GB 16740—2014	食品安全国家标准　保健食品
GB 22570—2014	食品安全国家标准　辅食营养补充品
GB 24154—2015	食品安全国家标准　运动营养食品通则
GB 31601—2015	食品安全国家标准　孕妇及乳母营养补充食品

品、婴幼儿配方食品、定制化餐品等，需依据相应法规标准进行监管。其中，精准营养食品相关的部分国家标准如表15-1所示。当前，我国精准营养的相关标准还需进一步补充完善，目前还缺乏精准营养术语与分类、功能声称及标签等基础通用标准。而且对于一些新兴产品形式（如定制化膳食营养补充剂），还缺少针对性的法规和标准。因此，应尽快完善精准营养的标准体系，将精准营养更好地纳入法律监管，以规范精准营养产业的有序发展。

思　考　题

精准营养发展面临的机遇和挑战有哪些?

参　考　文　献

郭英男, 郭倩颖, 柳鹏, 等. 2021. 精准营养的实践与挑战. 中国慢性病预防与控制, 29(11): 874-878.

国务院. 2017. 国民营养计划 (2017—2030 年). https://www.gov.cn/Zhengce/content/2017-07/13/content_5210134. htm [2023-05-20].

健康中国行动推进委员会. 2019. 健康中国行动 (2019—2030 年). https://www.gov.cn/xinwen/2019-07/15/ content_5409694.htm[2023-05-25].

李旭, 杨晓燕, 赵宇曦. 2019. 营养健康领域的大数据应用和数据安全策略研究. 电子世界, 13: 92-93.

林旭, 张旭光. 2021. 精准营养研究与产业转化趋势. 北京: 中国科学技术出版社.

吴希, 云振宇, 赵溪, 等. 精准营养食品定位及相关法规标准现状研究. 食品工业科技, 43(20): 18-28.

《中国居民膳食指南科学报告研究报告》工作组. 2021. 中国居民膳食指南科学研究报告(2021). 北京: 中国营养学会.

Cifuentes A. 2021. Personalized Nutrition and Omics. *In*: Chaudhary N, Kumar V, Sangwan P, et al. Amsterdam: Elsevier B. V. : 495-507.

Lu Y, Yuan X, Wang M, et al. 2022. Gut microbiota influence immunotherapy responses: mechanisms and therapeutic strategies. J Hematol Oncol, 15(1): 47.

本章思维导图

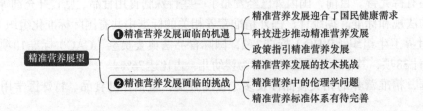